U0281695

精神分裂症

你和你家人需要知道的

[美] 富勒·托里／著

陈建 等／译

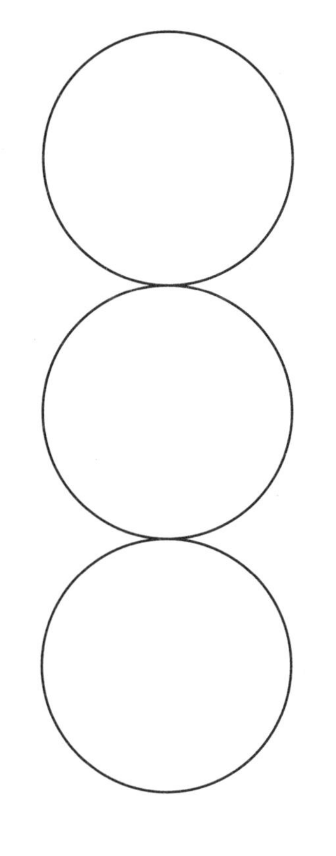

SURVIVING SCHIZOPHRENIA

A FAMILY MANUAL

E. FULLER TORREY

重庆大学出版社

鹿鸣心理

本书旨在让读者了解精神分裂症的发展过程和治疗途径。对精神分裂症症状的评估需要依赖专业人士，所以任何与精神分裂症相关的症状，不论是真实的还是表面的，要得到妥善的诊断和治疗，请咨询医生。本书案例中的人名和涉及身份识别的信息都作了改动，只保留了研究发现。

——富勒·托里

献词

你要知道，对我而言如果有选择的话，我绝不会选择精神病。

文森特·凡·高1889年在给他弟弟的一封信中如是写道。彼时凡·高正被限制在圣雷米精神病院。

第六版《精神分裂症：你和你家人需要知道的》献给以下为严重精神疾病患者治疗条件的改善作出杰出贡献的人们。

Gale Barshop

Matt and Penny Bowman

Liz Browning

John M. Davis, M.D.

Marjorie Findlay

Sylvan C. Herman

Carla and Brian Jacobs

Richard and Ann Madigan

Nancy Merola and the late Paul Merola

Judy Perlman

Sarah Peter

Hattie Segal

Stephen and Patty Segal

Jonathan Stanley

Vada and Ted Stanley

第六版的全部版税归治疗倡导中心[1]所有。

1　治疗倡导中心（Treatment Advocacy Center）成立于1998年，是位于美国马里兰州的一所国立非营利性机构，致力于推动及时而有效地治疗严重精神疾病，其附属的斯坦利医学研究机构（Stanley Medical Research Institute）较为著名。——译者注

中文版序言

《精神分裂症：你和你家人需要知道的》这本书能与中国读者见面，让我感到很兴奋，非常感谢陈建与其他译者认真细致的翻译。我曾多次访问中国，与北京、上海、武汉以及广州的研究者有过非常愉快的合作经历。实际上，在传染病研究中，中国研究者走在弓形虫研究的前沿——弓形虫是由猫和其他猫科动物携带的一种寄生虫，是可能导致精神分裂症的众多传染媒介之一。

出版这本书的重要性在于，它能帮助精神分裂症患者和家属了解精神分裂症。一个人越了解这种疾病，对待这种疾病就会越从容。精神分裂症是一种严重的脑部疾病，但也仅仅是一种脑部疾病，与多发性硬化症及帕金森症无异。病人不应该为患上疾病负责任，也不应该因此而感到羞耻，患有这种疾病就像患糖尿病、关节炎或是心脏病一样。60年前，也就是我妹妹患上精神分裂症那会儿，我们对该疾病的了解不多，幸运的是，现在我们已经知道很多了。

祝阅读愉快。

富勒·托里

2016年8月31日

第六版序言

能写这本书的第六版，我感到非常幸运。这本书中大部分有价值的内容都来自精神分裂症病人及他们的家庭，对此我充满感激。本书在英语国家的传播持续而广泛，并且被翻译成西班牙语、意大利语、俄语、中文[1]和日文，让我极其满意。

自本书第一版面世以来的30年间，很多东西发生了变化。令人欣慰的是，现在我们可以肯定精神分裂症是一种大脑疾病，而且也仅仅是一种大脑疾病。它不是由恶劣的家庭环境导致，而是由环境因素、传染或感染，以及易感基因等因素综合导致的。对精神分裂症的研究由来已久，本

1　本书第五版有繁体中文译本，在中国台湾出版。——译者注

书首次出版时，有关精神分裂症的研究报告每年只有不到1 000篇，每年的精神分裂症研究年会只有150人参加。而现在，每年约有5 000篇相关研究报告，研究会议每年能吸引1 500人参加。

然而令人沮丧的是，我们依然还没有明确有效的治疗方法。数百万患者每天都持续忍受着精神分裂症症状的折磨。比如说我的妹妹，她遭受了53年的折磨，于2010年去世。更糟糕的是，近年来美国为严重精神疾病患者提供的公共服务日益恶化。在将来某天回头来看，这些公共服务的缺失将会令人愤慨。无论是谁，只要没有为精神分裂症患者力争权益，都必将蒙羞。

在这一版《精神分裂症：你和你家人需要知道的》中，我彻底更新了有关治疗和研究的章节，并增加了当前比较热门的议题，比如“痊愈模型”、医疗保健改革、病感失认症、精神健康诉讼以及强制性门诊治疗。为了不让书本太过厚重，我对其余章节做了必要的删减。如我在第一版序言中所言，我希望这本书能够将精神分裂症带出“绝望的泥淖”，使其进入美国医学的主流。

致谢

这版《精神分裂症：你和你家人需要知道的》是与哈珀柯林斯出版社30年精诚合作的成果。1983年，卢·艾芙如迪克与卡罗·科恩不顾时人认为精神分裂症的书没销路的看法，同意以公共服务的名义出版本书。幸运的是，本书受到公众欢迎。这本书一路上得到特雷纳·基廷、克里斯汀·沃尔什、凯瑟琳·希尔、盖尔·温斯顿以及玛雅·齐夫的细心呵护。我非常感激他们的专业才智以及对我个人的支持。

我还要感谢那些为本书贡献想法、提供修正意见的人，包括约翰·戴维斯、费思·迪克逊、罗赞娜·艾斯波西托以及总结精神分裂症相关网站的杰夫。朱迪·米勒从第二版开始，每版都帮忙管理、帮助编辑，这次也不例外。最重要的是，我要继续感激我太太芭芭拉的理解和支持，没有她这本书不可能写成。

除了上述这些人，我还要感谢：

卡瓦纳允许引用《艾弗 · 格尼诗选》中的内容。

约瑟夫 · 柏克允许再次引用《玛丽 · 巴尔内斯：疯狂之旅的两种解读》中的节选内容。

马尔科姆 · 鲍尔斯和科学出版社允许再次引用《从疯狂中败退：致命精神疾病的结构》中的节选内容。

安德鲁 · 麦基和英国心理学会允许再次引用《英国医学心理学杂志》中一篇文章的节选内容。

《英国精神病学杂志》允许再次引用詹姆斯 · 查普曼一篇文章中的节选内容。

《异常和社会心理学杂志》允许再次引用一篇匿名文章中的节选内容。

锚出版社和双日出版社允许再次引用拉娜 · 杰弗逊《这些是我的姐妹》中的节选内容。

法兰西大学出版社允许再次引用玛格丽特 · 薛施蔼《精神分裂症女孩自传》中的节选内容。

诺顿和康帕尼允许再次引用詹姆斯 · 韦克斯勒《在黑暗中》中的节选内容。

全国精神分裂症团体允许再次引用H.R.罗琳《应对精神分裂症》中的节选内容。

帕特南和桑斯允许再次引用路易斯 · 威尔逊《陌生人，我的儿子》中的节选内容。

大学书籍出版社允许再次引用托马斯 · 亨内尔《目击者》中的节

选内容。

J. G. 霍尔和《柳叶刀》杂志允许引用一篇文章中的内容。

南希 · 埃尔蒙和科林 · 史密斯允许引用1986年艾伯塔精神分裂症会议中的演讲内容。

《心理学快报》和《精神分裂症快报》允许引用若干文章中的内容。

目录

第一章

精神分裂症患者的内心世界：内部视角

> 精神分裂症对我而言到底意味着什么？它意味着疲惫和困惑；意味着每个感受都要区分为真实和不真实，有时会意识不到边界在何处。它意味着困惑出现时尝试直接思考，意味着你因思维不时中断而在会议上窘迫万分。它意味着有时你在自己脑海里走来走去，或意味着你看着穿你衣服的女孩正按照你的意愿行动。它意味着你知道自己持续被“关注”，你的人生根本不可能成功，因为所有的法律都和你作对；你的终极毁灭近在眼前。
>
> 精神分裂症患者，引自亨利·罗琳的《应对精神分裂症》。

病魔来袭后，能让人们活下去的动力之一，是来自朋友和家人的同情。这从洪水等自然灾害以及癌症这类慢性疾病中可见一斑。患者亲属提供帮助，施以支持，对患者来说是极其重要的安慰和支持。爱默生说：“同情是一种支持性氛围，在这种氛围中，我们打开自己，轻松而彻底。”同情的先决条件之一是有能力换位思考，一个人必须有能力想象自己正身处洪水中，或是患了癌症。如果没有这种能力，一个人也许可以表现出抽象的怜悯，但不能给予真正的同情。

正因为换位思考很难，所以人们对精神分裂症患者的同情很少。精神分裂症的发病进程依然未知而神秘，对大多数人来说很可怕。罗伊·波特在《疯癫的社会史》中说道：“‘怪异’是‘疯癫’和‘健全’之间关联破裂（或失去联系）的典型关键特征。疯癫是一个陌生的世界。”

精神分裂症不像洪水，洪水来袭时你能想象个人的财物被大水冲走。它也不像癌症，消耗生命，面对癌症患者，你能想象肿瘤缓慢长大，无情地从一个器官扩散到另一个器官。精神分裂症是疯癫。那些患者行为怪异、话语奇怪、逃离人群，甚至可能会伤害我们。他们再也不是原来的那个人——他们疯了！我们不理解他们为什么说那些话做那些事，我们也不了解发病进程。不像持续恶化的肿瘤（我们可以理解），精神分裂症患者似乎失去了对其大脑的控制。我们怎么能同情被看不见的无名力量控制的人呢？我们怎么能同情疯子呢？

患病本身已经很不幸，得不到同情更是雪上加霜。作为健全人，我们应该问自己，如果大脑欺骗我们，如果有不为人知的声音对我们吼叫，如果我们失去体察情绪的能力，如果我们失去逻辑推理的能力，我们会是什么感觉。正如一名患者所言：“我最害怕的是我的大脑……这世上最可怕的事就是被自己的心智吓到，而心智决定了我们的存在，决定了我们的所作所为所感。”这对任何必须承受这一切的人都是巨大的负担。但是除了这些，如果我们的亲人朋友开始回避我们，或者忽视我们，假装没有听到我们说话，或假装没有注意到我们的举止。如果我们最在乎的至亲因我们的行为举止感到尴尬，我们是什么感觉？

因为对精神分裂症的了解很少，所以对它的同情就很少。因此有亲人或好朋友患精神分裂症的人，有责任尽可能地学习这个病是什么，了解患者正在经历些什么。这不是智力练习，不是满足个人好奇心，这是支持患者的途径。对于想要提供帮助的亲人和朋友来说，最重要的事情，可能就是去了解患者大脑的内部活动。一位母亲在听完儿子对幻觉的描述后，给我写信说："我看到了折磨他的那些幻觉图像，坦白说，我不时觉得毛骨悚然。这也使得我从我的悲痛中走出来，意识到对我儿子来说，这病是多么可怕。感谢上帝教给我对这痛苦的领悟，让我能更好地应对这一切。"

有了同情，精神分裂症只是个人悲剧；没有同情，它就变成了家庭灾难，因为没有什么东西能使家人团结在一起，没有抚平伤口的膏药。了解精神分裂症有助于让它不再神秘，把它从神秘国度带入理性的王国。当我们理解了精神分裂症，疯癫在我们眼中才可能从可怕变成可悲。对患者来说，这是一个巨大变化。

了解精神分裂症患者的最好方式是倾听。正因如此，我很依赖病人自己对疾病征兆和症状的描述。在英语文献中，分散着一些精彩的描述，我把其中最好的几个列在了本章末尾。但是作为阅读广泛的书籍之一，汉娜・格林的《我从未许你玫瑰花园》则对了解精神分裂症完全没有用处，具体解释见附录 A。这本书描述的病人不应该被诊断为精神分裂症，而应该是歇斯底里症（现在常被称为躯体化障碍）。

聆听精神分裂症患者描述他们的体验，观察他们的行为时，会注意到特定的异常情况：

1. 感觉扭曲。
2. 无力去分类和解释输入的感觉信息，因此也无力作出合理反应。
3. 错觉和幻觉。
4. 自我感觉扭曲。
5. 情绪变化。
6. 动作变化。
7. 行为变化。
8. 疾病意识降低。

没有哪个症状或征兆会在所有患者身上都出现；更何况，疾病的最终诊断依赖于总体的症状模式。有些人更多地表现出其中一种症状，其他人则表现出别的。相反，没有一种单一症状或征兆只出现在精神分裂症中。所有的症状和征兆都至少可以在别的脑部疾病中偶尔观察到，比如脑肿瘤和颞叶癫痫。

感觉扭曲

埃德加 · 爱伦 · 坡《泄密的心》（1843）一书中，主人公显然陷入了与精神分裂症类似的状态，朝着读者大喊大叫：“我没有指出你对疯癫的误解吗？它只不过是感觉过分敏锐罢了！” 作为研究人类心智灰暗角落的专家，坡直接触及了疯癫的核心主题。感觉扭曲是精神分裂症患者最明显的早期症状，根据一项研究，患者中约有三分之二都曾有过这种症状。研究者总结道：“知觉障碍是精神分裂症早期阶段最稳定的特征。”从精神分裂症发作中恢复的病人通常会说出有感觉扭曲的症状，而正在发病的急性或慢性精神分裂症患者则很少会描述这种症状。

与坡同时代的专家也注意到感觉扭曲是精神分裂症的标志。1862年，伊利诺伊州立精神病院院长写道：“疯癫不是使心智接受感觉的方式完全扭曲或改变。” 扭曲可以使感觉增强（更常见）或者钝化；所有的感觉形式都可以被影响。比如说，《泄密的心》一书中主人公主要体验到听觉的敏锐度增强：

> 真的！——害怕——刚才和现在，我都非常非常害怕！但是为什么你要说我疯了呢？这病让我感觉敏锐——并不是损害——不是弱化。尤其是听觉。我听得见空中、听得见地上的所有声音，我听得见地狱里的许多声音。我怎么会疯呢？倾听是多么健康——多么平静！还有观察。我可以告诉你全部情况。

另一个例子：

> 就在刚才，我注意到对我来说，噪声似乎比之前增强了。就好像有人把音量调大了一样……我通常在背景噪声中注意到它们——就是那种总是存在于你周边但你不会注意到的噪声。

视知觉的改变通常比听觉改变更为常见。一位病人这么描述道：

> 色彩似乎更明亮，几乎像发光的油画。除非我亲手触碰，否则我无法确定事物是否是实体。尽管我没有艺术头脑，但我好像比以前更注意颜色……不仅是物体的颜色，所有的细节都非常吸引人，比如说物体表面的斑纹，就会吸引我的注意力。

另一位病人同时体会到颜色的锐利，还有物体的变形：

> 所有事物都栩栩如生，尤其是红色；人们看起来犹如恶魔，有着黑色的轮廓和发亮的眼睛；所有的物体——椅子、建筑、路障——都仿佛有生命；它们似乎颇具威胁性，有着生灵般的外形。

在某些情况下，视觉扭曲会美化事物的外观：

> 许多东西都似乎在幻觉中发光。我曾在一家餐馆工作，餐馆看起来比实际模样更加高档。

其他情况下，扭曲使得物体看起来变丑，或是让人害怕：

> 人们看起来怪模怪样，就好像他们做过变形手术，或是拥有异常的骨骼结构。

颜色和纹理可能会互相混合：

> 我看到每一样物体都非常明亮、非常浓烈，和最细的线条一样纯粹，或是如水般光滑，但又很坚硬。过了一会儿，物体再次变得粗糙，变得灰暗。

有时听觉和视觉都会得到增强，就像下面这位年轻女士碰到的一样：

> 这些危险非但没有消失，反而越来越多。有一天，我正在上司办公室，那个房间突然变得巨大无比……我感到了极度的恐惧，像是迷了路，我环顾四周，不顾一切地求救。我听到一些人在说话，但我不明白那些词汇的意思。那些声音有如金属，缺少温度或色彩。有时，一个词汇会从其他词汇中分离出来，就好像用刀切断的一般，在我脑海中不断重复，可笑极了。

与感觉过度敏感密切相关的是信息洪流，就是说，患者不仅感觉变得更敏锐，而且他们能看见和听见所有的信息。一般情况下，大脑会过滤掉输入进来的大部分视觉和听觉信息，让我们能够专注于我们关心的东西。但是大部分精神分裂症患者的过滤机制似乎受到损伤，使得感觉信息的洪流能一瞬间涌入大脑。

下面是一位精神分裂症患者有关听觉信息洪流的描述：

> 尽管我没有对什么东西特别感兴趣，但每一样东西都似乎抓住了我的注意力。我刚才在和你讲话，但我能够听见隔壁房间和走廊里发出的噪声。我很难不去注意这些噪声，这让正常交谈变得困难。

还有视觉信息的例子：

> 发病后的间歇，我偶尔会感觉到视觉扭曲，还有多多少少的幻觉。有时候我会对光过分敏感。普通的色彩看起来特别明亮，阳光则强烈得耀眼。这种情况出现时，阅读几乎是不可能的，因为文字看起来太黑了。

视听觉问题同时出现也很常见：

> 我的关注点很奇怪。我能描述路人的面孔，我记得开车进温哥华时前面那辆车的车牌号，我们花了3.57加元给车加油，我们在加油站时，通风扇发出了18次响声。
> 别人只会看到一个“脱离了现实”的人，但实际上，我们却体验到如此多的现实，这常使我们晕头转向，有时甚至难以应对。

这些例子说明，如此多的信息涌入大脑，让病人很难专心集中注意力于某样东西上。一项研究中，超过一半曾患精神分裂症的病人报告他们出现过注意力及时间知觉损害的问题。一位病人如是说道：

> 交谈时我的脑子有时会不工作。我无法同时记住这么多信息。对方的话语左耳进右耳出，我很难理解对方说了什么，因为我没法长时间记得那些话。对我来说，这些对话只是飘浮在空中的字词，除非我能从对方的脸上猜出个所以然来。

因为感觉信息过载，精神分裂症患者进行社交常常是不可能的。一位年轻男士说道：

社交几乎是不可能的。我总是被人认为很冷淡、焦虑、紧张，或者就是很古怪。总是纠结于对话中空洞的只言片语，要求人们重复他们说过的话，并要他们告诉我他们想说的到底是什么。

精神分裂症也可以影响除了视觉和听觉之外的感觉。玛丽·巴恩斯在她的回忆录《疯癫的历程》中描述道："被人触碰到简直太可怕了……有个护士想要给我剪指甲，那种触碰的感觉如此可怕，让我想要咬她。"一位患有精神分裂症的医学学生回忆道："我触碰病人时就像受电刑一样。"另一位患者描述有老鼠在他喉咙里的可怕感觉："能感觉嘴里有腐臭的味道，就好像老鼠的尸体在里面腐烂了。"生殖器过度敏感也偶有报道，一位病人解释为"外阴性兴奋且无法纾解"。我曾有病人表现有此种症状，这位年轻人坚信他的阴茎正在变黑。为了对抗这种幻想出来的恐惧，他要求医生——或者任何在他视野范围内的人——每隔5分钟检查一下他的阴茎。后来他因为要求在当地邮局工作的女性朋友当着顾客的面帮他检查阴茎，不得不被送入医院治疗。

感觉过度敏锐的另一个方面是思维洪流。这就好像你的大脑被外在刺激（例如声音和视觉）和内生刺激（想法和记忆）同时轰炸。一位专攻此领域的精神病专家强调说，我们对病人内生刺激的了解还不够：

我的问题是想法太多。你可以想一个东西，比如说烟灰缸，你仅仅会想到它是用来装烟灰的。但是我除此之外，还会同时想到很多与之相关的东西。
我的专注能力很弱，我从一件事很快就跳转到另一件事上。我和别人交谈，对方只要翘一下腿，或者挠挠头，我就会从对话上跳转开来，忘了我正在说什么。我认为如果我闭起眼睛的话，专注力会好一点。

同样，这位病人也描述了过往记忆的涌现：

童年期的情感开始以符号的形式涌现，过往对话的片段在我脑海中重现……我觉得我应该是被催眠了，所以我能够记得四岁半前发生过的事情[1]。

也许正因为一些病人能够回忆起童年期经历，精神分析学家才受到误导，认为过往经历的事件会以某种方式导致精神分裂症。但是，并没有科学证据支持这一论断，相反，很多证据反对这个观点。

思维洪流的另一个表现是病人认为这些思维洪流是别人强加到自己脑海中的。这种现象通常称为思维植入，目前精神病学家一般认为这几乎是精神分裂症的特定症状：

各种各样的“思维”涌向我，就好像有人在我脑子里面“说话”。情况似乎越变越糟糕。
在大学里，我“知道”每个人都在谈论我，当地一位药剂师想方设法捉弄我，他把他的想法植入我脑子里，好让我买一些对我根本没用的药。

一个人的脑海里涌现出这些活动，不能够专注也就不足为奇了。

---

1 一般认为成人在清醒状态下记不得童年期的很多事情，而在催眠状态下，则可以回忆起很多记忆片段。——译者注

我受邀和人玩象棋，但是我玩不下去。我被脑海中的想法缠住了，特别是有关通往世界末日的想法，还有使用暴力以及意图杀人的想法。

感觉扭曲也可以很可怕，埃索·利特从病人的视角写过不少有用的文章。

那天晚上，我正沿着学校附近的海滩散步。突然我的知觉改变了。风越刮越大，成为某种可怕东西出现的征兆。我能感觉到这东西越来越强，我确信它要将我掳走。周围的树木向我倾轧，枝条缠绕着我。我非常害怕，开始逃跑。然而虽然我知道我在跑，却根本没有移动。我似乎悬停在这一时空里。

所有这些感觉同时变得过度敏锐时，导致的后果必然很可怕，所以大部分病人才这么描述它。然而在病程早期，在这种过度敏感还未太严重之前，这也许是一种愉悦的体验。精神分裂症发病早期的描述都集中在增强体验上，通常被称为"高峰体验"；这种体验也常出现在躁狂—抑郁疾病（双相情感障碍）和吸毒快感里。这里是其中一位病人的描述：

忽然间我的世界充满了光彩和爱意，发自肺腑的深深感动与流向我的光彩和爱意相遇，相互作用。我无比清醒，有如置身天堂。

许多病人从宗教的角度来解释这些体验，他们相信这是圣迹：

我越来越愉快，越来越清醒。人们说的话饱含深意。他们洞悉生命。所有存在都变得合理。我对生命、真理和上帝的认识无比清晰。我突然发现教堂仪式的各个环节都有理有据。

一项研究早期精神分裂症患者的报告显示，“几乎所有病人都会说他们的体验妙不可言，很多病人会报告其对形而上学、超自然和哲学问题的巨大兴趣。”

精神分裂症中，感觉可以增强，也可能钝化。这种钝化更多地在发病晚期观察到，而增强则是早期阶段的诸多症状之一。钝化被描述为：“好像有一层厚实的窗帘掩盖在心智之上；感知觉好像被厚重的云层所隔绝。”一个人可能听不到自己的声音，或者声音听起来会很遥远，视觉则可能会扭曲或模糊：“尽管我努力观察，但我宛若在白日梦境，许多细节变得杳不可知，比如说地毯上的花纹。”

精神分裂症中可能钝化的一种感受是痛觉。虽然不常见，但这种钝化让人印象深刻，而且对那些关心病人的家人、朋友来讲，这很有实用价值。当前流行的观点认为，痛觉钝化是用药引发的，但实际上约翰·哈斯拉姆早在1798年就在《精神病观察资料》一书中就清楚描述过这种现象。再如，早年的一些书籍中曾记录外科医生可以在精神分裂症患者未麻醉或轻度麻醉的情况下，施行阑尾切除等手术。我的一位病人，直到脓液透过衣服流出来，她才意识到胸部有一个大脓肿；尽管这种情况应该特别疼，但她坚称自己完全没感觉。照料精神分裂症病人多年的护士可以举出很多类似例子，那些病人或是骨折，或是穿孔性溃疡，或是盲肠破裂，但他们都感觉不到疼痛。所以，要时刻注意这种可能性，即使病人不说痛，也要为那些看起来虚弱的患者寻求医疗帮助。有些吸烟的精神分裂症患者因为手指离烟头太近，易被烫伤。

目前讨论到的感觉扭曲很有可能有共同的作用机制。所有传入大脑的感觉信息都要经过位于大脑底部的丘脑。丘脑可能与精神分裂症有关（第五章中将会详述），其发生病变似乎可以解释很多症状。诺尔玛·麦克唐纳曾在1960年发表文章，提出对自己所患疾病的见解，她那时已经清楚预见到这种可能性，比精神病学家和神经科学家们早了好些年。她就过滤系统失效这一概念写道：

> 街上的陌生人对我来说可能是不得不去解释的信息。电车车窗后的一张张面孔都会进入我的大脑，每一张脸都在吸引我的注意力，企图传递某种信息。许多年过去了，我很感激曾发生的一切。我们每个人都能够应对生活中涌入我们大脑的大量信息。我们能够听见听力所及范围内的各种声音，看见视野内的每个物体、色度和色彩，等等。如果这些信息一下子涌入大脑，即使只有百分之一，我们显然也无法进行日常活动。所以大脑必须要有一套无意识的过滤系统，对信息进行分类，只允许与当前活动有关的信息进入意识。这套过滤系统必须时刻高效工作，特别是在我们需要专注的时刻。在我身上发生的就是过滤系统失效，我本该集中注意力于一些事情上，但是各种各样的无关信息使我分心。

理解和反应无能

正常人的大脑能够分类和解读进入大脑的信息，然后作出正确的反应。人的大部分反应都是习得的，比如说，收到礼物的时候说“谢谢”。这些反应还包括逻辑性，比如说我们知道上班迟到意味着什么。大脑每天成百上千次地将这些信息分类和解读。

精神分裂症的一个基本缺陷就是无法正常分类、解读和反应。精神病学教科书将此描述为思维障碍，但实际上其包含的内容远超过思维。视觉与听觉刺激、情绪和一些行为与思维一样，都出现了问题；它们背后的大脑缺陷似乎是类似的。

我们对大脑的理解并不够深入，不能理解它究竟是如何工作的；

但试着想象你的脑中有一个电话接线员[1]，他（她）坐在拔插式电话交换机前，接受所有的感觉输入：思维、想法、记忆还有情感，并对它们进行分类，决定将哪些内容连接到一起。例如，大脑通常接受一句话中的所有词汇，然后将它们自动转变成具体的思维。我们不必注意单独的词汇，只要专注于全句的内容本身。

如果电话接线员决定不再去完成分类和解读的工作，将会发生什么？两位病人这样描述听觉刺激的感知缺陷：

> 交谈时，我必须要思考那些词汇的意思。这种反应不能无意识自动进行，有卡顿。我必须要花时间思考。别人在说话时，我必须全神贯注，不然就会一片混乱，搞不懂他们说了什么。
>
> 若别人说的东西很简单，我专注于交谈就很容易。如果说的句子有些冗长，我就听不懂。对方的话语就变成了一连串的词汇，我得把它们串联在一起，才能明白是什么意思。

两位研究者将此现象描述为感觉性失语症，类似于一些病人中风后所表现的那样。一堆词汇摆在面前，但是病人无法将它们整合为句子，一位精神分裂症患者解释道：

> 我猛然察觉到我无法理解人们说的话，好像那是一门外语。

视觉刺激遇到的困难与听觉刺激感知缺陷非常像：

> 我必须要在脑中综合看到的东西。我看手表，会看到表带、表、表面和表针等，我必须将它们综合在一起，才能看到一个整体。

1　早期电话系统中，各话局之间的转接非自动化，需要由接线员来完成。——译者注

一位病人在会见她的精神科医生时也遇到类似问题，她看见“牙齿，其次是鼻子，然后是脸颊，再然后是左眼和右眼。也许因为这些部位互相分离，我感到恐惧，尽管我知道她是谁，但我无法认出她”。

或许正因为在视觉理解上的问题，一些精神分裂症患者容易认错人，把对方当作别人。我那患病的妹妹就经常如此，她时常说曾遇见一些小时候的朋友，但我知道这不可能。另一位精神分裂症病人在视觉理解上的问题更为突出：

> 今早我在 Hillside（一家医院）时，感觉像在拍电影。我被电影明星围绕着。X 射线技术员是皮特 · 罗福德[1]，而保安则是唐 · 诺茨[2]。

除了很难将视觉或听觉刺激中的各部分统合到一起，许多精神分裂症患者在统合视觉和听觉刺激这两者上也存在问题：

> 我无法看电视，因为我不能同时既看画面又听声音。我好像很难同时处理这两种信息，特别是一种信息要求观看而另一种信息需要倾听。另一方面，我似乎又总是一下子摄入太多的信息，以致我无法处理，进而无法理解这些信息。
>
> 我尝试在房间里阅读。那些词汇看着很眼熟，就像我脑海中清晰记得的老朋友的脸，但就是叫不上名字；我一段话读十遍，依然不明所以，只好合上书。我试着听广播，但是那声音听起来就像锯子锯木头。我小心翼翼地穿过马路去电影院，电影看起来就是许多人缓慢地走来走去，就某些事情讨论。最终我决定在公园里坐着，看湖

1 英国裔美国演员。——译者注
2 美国喜剧演员。——译者注

面上的鸟儿打发时间。

无法正常观看电视的症状很典型。实际上，跟一般人所认为的相反，医院病房里精神分裂症患者看电视的情形很少见。一些人也许会坐在电视机前看画面动来动去，就像在看测试图像，但很少有人能说出在看什么。不论智力水平和教育水平如何，所有的患者都如此。他们中受过大学教育的人，如果没有别的事情可以做，也有可能就会这样看电视度过一天。你更有可能发现患者安静地坐在房间的某个角落里，完全无视电视；如果你问他们为什么要待在角落里，他们会告诉你，他们无法理解电视上正在放什么，或者会尝试掩盖缺陷，说只是累了。我的一位病人曾是狂热的纽约扬基棒球队球迷，但是他拒绝再看棒球比赛——即使是扬基队的比赛而他正好在房间里——因为他再也看不懂了。一个实用信息是，精神分裂症患者比较喜欢的电视节目和电影是卡通类的和旅行纪录片类的；卡通和旅行纪录片的共同点，是这两者很容易看懂，不需要同时整合听觉信息。

我们脑中的“电话接线员”不仅分类和解释接收到的信息，还负责将信息和适当的反应联系起来。比如说，如果有人问我：“今天中午一起吃饭？”我的大脑立马从整体上理解这个问题并开始计算：我有时间吗？我想去吗？我有什么借口吗？别人看到我和此人一起吃饭会怎么想？如果我拒绝了对这个人有什么影响？做完这些计算后，正常的大脑就会作出适当的回应。再如，朋友的死讯会让人悲伤，喜剧电影会产生欢乐，有关宇宙起源的新理论与逻辑和此领域的已有知识密切关联。这是一种有序的、持续不断的加工，电话接线员日复一日地工作，基本不犯错。

精神分裂症患者的缺陷不仅仅在于分类和解释信息，其最大特点是无法作出适当的反应。瑞士精神病学家尤金·布鲁勒在1911年引入“精神分裂症”这一德语术语，意思为思维过程中各部分分离。布鲁勒对病人经常出现的不合理行为反应印象深刻。例如病人得知一位好朋友去世，可能会痴痴地笑。这就像电话接线员不仅厌烦到停止分类和解读信息，而且恶意地将接收到的信息与随机而不恰当的反应连接起来。

解读信息无能以及不恰当应对也是病人无法与他人正常沟通的核心原因。无法将听觉和视觉信息整合在一起已经使得病人很难去理解他人；假如病人再无法作出恰当的反应，那么建立人际关系对病人来说就是天方夜谭。一位病人这样描述：

> 见面时我试着和她互动，试着感觉她真的在我面前，鲜活而敏感。但这都是徒劳，尽管我肯定认识她，但她却处于未知世界。我知道她的名字知道她的一切，但她却是如此陌生、不真实，像一尊雕塑。我看见她的眼睛，她的鼻子，她那嚅动的嘴唇；我听见她的声音，懂得她说的是什么，但我就像面对陌生人。为了和她保持联系，我竭尽全力去破除这无形障碍，但这一切都是徒劳，我越是努力尝试，结果就越糟糕，内心的不安不断膨胀。

由于这个原因，很多病人宁愿自己一个人待着，离群索居，尽可能地减少与他人的沟通。除非万不得已，对病人来说，跟别人沟通过于艰难，过于痛苦。

正如病人大脑不能分类和解读听觉和视觉信息可能导致不恰当的反应一样，反应碎片化也可能会导致不恰当的行为反应。在下一章节中我们将具体讨论。但值得注意的是，它们可能是由相同的脑部缺陷导致的。例如，将下述这位无法完成端起水杯这一简单动作的病人，和上面提到的视听觉信息整合障碍者相比：

> 如果我想做什么事，比如说喝水，我必须回想每一个步骤——找到杯子，走到水池边，打开水龙头，灌水，关上水龙头，喝水。我时刻在建立步骤，每次都要对步骤作出调整，还不得不花时间忘记旧的步骤。我无法集中精力，无法持续做事。别的许多事物都会干扰我。我最好保持安静，这样最容易。

这表明，精神分裂症的很多症状可能是由相对很少的潜在大脑缺陷所导致的。

从外围观察精神分裂症的思维模式时，精神病学家常常使用例如"失去连接""失去关联""具体性""逻辑损伤""思维堵塞"和"矛盾"这些词汇来描述。首先说"失去连接"：我的一位病人曾每天上午来我办公室，请我的秘书帮忙在纸上写一句话。有一个句子为："写出所有看起来像生洋葱的黑蛇的种类，有攻击性的、深藏心底的、大口喘气的、不同大小的。"这位病人将正常大脑不会联系在一起的若干不相关想法放在一起。另一位病人这么写道：

> 我的思维一片混乱，我想思考和谈论一些事，但是不成功。与之相反，我被与我想要说的相关联的其他事情吸引，我也不知道为什么。别人根本听不懂我说的话。

有时精神分裂症患者混乱的思维之间可能有某种模糊的共同点，这个共同点就是失去关联。例如上面关于黑蛇的句子，病人把洋葱和黑蛇相提并论，可能是因为有些蛇的皮肤有洋葱式的花纹。另一个例子中，我正从病人的胳膊上抽血，病人说道："看我的血管，我请了一个俄国女人才把它弄成红色的。" 她将血的红色和苏联的"红"联系在一起。

极少数情况下，这种松散的联系不依赖于词汇之间脆弱的逻辑关联，而仅仅因为词汇的发音相似。例如有一位年轻男士曾给我看过一首诗：

我相信我们将要
获得全世界的和平，但
我依然还在羊背上（我依然还在逃避）

他将羊（lamb）与逃避（lam）搞混淆了，lam的拼写他显然不知道。两者之间除了读音类似无任何逻辑联系；这种联系是无意义的。另一个案例是我在修订这本书第六版的时候得知的，一位年轻男性患者给我看了一封信，他在信中试图向一位官员解释他的病症。

精神分裂症患者并不一定如某些人想象的那样愚蠢，相反，患者可能很聪明。以我为例，我能从三个维度审视一句话。我能看到一句话中每个词汇之间的联系，能看到隐藏的词汇。这些隐藏的词汇所表达的意思可能最终与本义完全无关。下面这个例子，可能对最出色的观察者来说也颇为困难。像“eye（眼睛）”这样简单的词可以被“I（我）”代替，“to”被“too”或者“two”代替。正如你所见（或者我应该说大海）[1]，同音字词对我们来说具有重要意义。像“no”和“know”这样的词可以互相替换使用。所以当我回答问题时说“no”的时候，我可能只是简单地回问“知道？”，就是“你知道吗？”的意思。所以你就可以理解为什么医生把我的情况评估为精神分裂症，这就好像逻辑规则被篡改了一样。

1 这里同音词为see（看见）和sea（大海）。——译者注精神分裂症思维的另一个特点就是具体性。问病人一些格言的意思即可了解，因为格言的理解往往需要抽象思维，从具体事实上升到抽象意义。比如大部分人都可以理解“住在玻璃屋的人不要互掷石头（People who live in glass houses shouldn’t throw stones）”这句话的意思是说“如果你自己不完美，就不要批评他人”。正常人可以毫无困难地从具体的事物升华到抽象的一般概念。

但是精神分裂症患者常常没有这种抽象思维能力。我曾问过100位病人上述格言，只有不到三分之一的病人可以回答出它的意义。大部分病人只是简单地回答，比如说“有可能会砸破窗户”。一些病人的具体性回答中还表现出不连续思维：

> 好吧，这句话可能就是如它本身所表述的意思那样，可能会把窗户打破。他们确实在玻璃房里面种花草。
>
> 因为他们不这么做的话，对环境不好。

有一些病人的答案则显得个人化了：

> 人们应该时刻注意他们的生活礼仪。我记得我住在玻璃屋里面，但我只是招招手。

其他病人的答案则完全无关主旨，反映了精神分裂症中思维障碍的很多方面：

> 别扔中了，除非你离去或归来。

有一些病人则可以明白格言的抽象意义，但是和精神分裂症的思维风格同化了：

住在玻璃屋里的人们不应该忘记住在石头屋里的人们，不应该朝他们扔玻璃。

如果你遇到了错综复杂的事情，请不要和别人讨论。不要那么机灵。

最简洁的答案来自一位安静、长期患病的年轻男性，他严肃地考虑了一阵，看上看下，然后说："当心。"

一些个体的具体化思维也表现在日常生活中。例如，有一天我正在给我患精神分裂症的妹妹拍照片。我说，"看那只小鸟"，她立刻抬头看天空。另一个病人，路过报纸架，看到头条消息上说 a star had fallen from a window（正常人理解为有个明星从荧屏陨落了）。他很纳闷："那么大的星星怎么从窗口穿过啊？"后来他才理解，原来报纸说的是一位电影明星去世了。

逻辑性的缺失是精神分裂症思维的另一个特征，前面几个例子中已有所提及。一位年轻男士写道："似乎我脑子里控制逻辑的那部分丢失了。"另一个案例是我收治的一位病人在一次心理评估中，被问道："在森林里迷路了你怎么办？"他回答："去森林的背后，而不是前面。"与此类似，很多病人失去了根据事件进行逻辑推理的能力。有一位病人把自己的房子点燃，而他坐轮椅的妈妈还在房子里面。经过仔细询问，他似乎不理解他的所作所为会将母亲置于危险之中。

既然病人的推理能力和逻辑思维受到损害，那就不难理解他们日常生活中会经常遇到困难，比如乘公交、看指示牌或是安排餐食。这也解释了一些病人表现出来的惊人症状。比如我的一位病人曾告诉我有关"超过1吨重的蜘蛛"和"178磅重的独脚鸟在冬日里留下了200个足印"的事情。这位病人可是受过高等教育的。

除了失去连接、失去关联、具体性以及逻辑损伤，精神分裂症患者的思维过程还有一些别的特征。新词主义，也就是创造新词汇，偶被提及。新词汇对于听者来讲可能毫无意义，但是对于创造这些词汇的病人来说，是他们无法发现合适词汇时的无奈之举：

> 我想要表达我要说的东西时，海量思维就会涌入我的头脑……我想要说的很多，但是我无法集中注意力于这些词汇，所以这些词汇说出来的时候一片混乱。

精神分裂症病人另一个不常见但很戏剧性的思维特点称为词汇大杂烩：病人将一连串毫无关联的词汇当作一句话说出来。我的一位病人曾找到我，郑重地问："红蚯蚓巴尔的摩炸薯条？"回答这样的问题真是太难了！

一般来说，没有必要通过分析患者思维的具体模式来知道哪里出了错。因为听者的总体反应是可预期的、有症可循的。通常来讲听者可能对内容感到困惑，就好像词汇都被混淆了一样。约翰·巴特勒·马丁写过一本有关精神疾病的书，名为《玻璃窗》；英马尔·伯格曼在他的《透过黑暗之窗》（见第十三章）描述过精神分裂症症状的反复。两本书都涉及语言和思维上的障碍。听者听见了所有的词汇，也都正确，但在一句话或一段话后，会发现根本没有意义。这种对某种事物感到疑惑的感觉常常会使他们眼睛斜视，眉头紧皱，轻轻笑起来。他们常常会回问"什么"。以下是精神分裂症患者表现出这种思维障碍时的反应：

> 我感觉所有事情在某种程度上和每个人都有联系，有些人比较容易受相对论的影响，可能是因为他们和祖先以某种方式相联系，或者和某地某事相联系；也有可能是因为相信，或者经过一个你熟悉的房间时在房间后面留下痕迹。有些人可能会留下不同的痕迹，所有的事物都如此。

当然，所有症状可能会同时出现在病人身上。早期患者身上可能只看得到端倪，没法精确诊断，但是在中期患者身上，这些症状会很明显。很少有病人不表现出思维障碍。一些精神病学家甚至怀疑，如果病人没有表现出思维障碍，那么精神分裂症的诊断可能会有问题：他们认为精神分裂症从定义上就应该包括思维障碍。但也有学者认为精神分裂症可能只表现出除思维障碍之外的其余症状，虽然这并不常见。

另一种完全不同的思维障碍在病人身上也比较常见：思维阻塞。让我们回到电话接线员的比喻中，思维阻塞就好像接线员突然睡着了，所有的系统停止运转。患者正在思考或说话时突然停止，一句话只说到一半，看起来像脑中短暂空白。约翰·帕西瓦尔早在1840年就描述道：

> 我常常想要张开嘴和别人对话，我开始说时，并没有先酝酿好一些理性而连续的句子……但我说到一半，我要么不会说话了，要么就是冒出来的词汇毫不相关：我脑中一片空白，张大了嘴，无话可说，带着困惑结结巴巴。

有人这么解释道：

> 我思维清晰，可以跟别人对话，但我就是会突然卡住。你已经看到过一次了，你也许认为我只是没找到合适的词汇，或只是走神，但其实不是这样。事实是我被脑海中的某个词或某个想法吸引住，没法摆脱。它会占据我的脑海，所以我没法想别的事情。这种情况会持续一阵，然后突然消失。

任何和精神分裂症病人相处过的人都会观察到这种现象。詹姆斯·查普曼强调说，95% 的病人都有此表现。一些病人认为他们的思维被人从大脑中取走了。这种症状，称为思维攫取，被很多精神病学家当作诊断精神分裂症的必要症状。

矛盾心理是精神分裂症中思维模式的另一个常见症状。尽管这个词汇现在使用的语境更为宽泛，但它最早是用来描述精神分裂症病人的思维特点的。病人无法处理相互冲突的思维和情感，在脑海里同时持有对立的两方面。精神分裂症病人可能会这么想："是的，他们想要杀了我，我也爱他们。"一位女士这么描述矛盾的思维：

> 我非常矛盾，我的思维可以对一个事物有两种想法，这两种想法又不断地划分，直到我觉得它们已经分崩离析，全无头绪。

有时这种矛盾心理还可能表现在行为上。例如我的一位病人从门口离开，经常右拐，然后停住，倒退三步，停住，然后转身再次右拐，这个过程有时甚至会持续五分钟。这种症状并不罕见，其常见程度和严重程度让布鲁勒将其视为精神分裂症的主要症状。这就好像一个人失去了决策的能力。通常来说，我们的大脑接收刺激信息并作出决策，最终作出反应。但是精神分裂症病人的大脑显然不具备这样的能力，他们作出反应，但是立马又转为与之相反的反应，反反复复。这让旁观者非常痛心 。

错觉和幻觉

错觉和幻觉可能是精神分裂症最广为人知的症状。它们极富戏剧性，所以常在有关精神分裂症的文学作品和影视作品中出现。直到最近几年，和自己对话或是和物体对话似乎都是精神分裂症的象征。但是现在不一样，手机通话即是个反例。虽然如此，自言自语这样的举动在我们印象中依然和“疯狂”“发疯”相关。

当然，错觉和幻觉确实是精神分裂症的典型症状，但需要注意的是，这并不绝对——实际上没有哪个单一症状是精神分裂症所一定具备的。很多病人可能患有例如思维障碍、情感紊乱或行为紊乱这些症状，但可能从来没有出现过错觉和幻觉。另外错觉和幻觉在别的脑部疾病中也会出现，所以出现错觉和幻觉不一定说明此人患有精神分裂症。

最后，错觉和幻觉与身体边界扭曲一样，是由感觉过度敏锐以及大脑对信息的解读和应对无能造成的。换句话说，大部分错觉和幻觉是病人大脑运行的自然结果。这在旁观者看来可能有点“疯狂”，但对病人来讲却是合乎逻辑、自然而然的一种模式。关于这点可以对照1994年诺贝尔经济学奖得主约翰·纳什，他也是一位精神分裂症病人。乔治·麦基教授曾问及他的妄想观念：

> “你是如何能，”麦基教授问道，“作为一个数学家，作为一个忠于推理和逻辑证据的人，你是如何能相信有外星生物给你发送消息的？你是如何能相信自己受雇于拯救地球的外星人的？你如何能……”
>
> 纳什终于抬起头，目不转睛地看着麦基教授，不动声色，好像麦基是只鸟或是条蛇。“因为，”仿佛自言自语，纳什用他温软而理性的南方口音慢吞吞地说道，“这些超自然生物的想法像我的数学思维一样产生，所以我很认真地对待它们。”

错觉就是只有病人才有的错误思维，无法通过推理来矫正。错觉通常是病人误读信息所造成的感觉体验。比如把收音机的咻咻声，或是电视屏幕的闪烁当作有用信息。病人家属常常无法得知病人的错觉从何而来。

错觉的一种形式是病人坚信周遭的所有信息都与自己有某种关联。比如你在街上走，街对面的行人咳嗽了一声，你不会多想，甚至不会意识到。但是精神分裂症病人会认为这是咳嗽的人给出的某种信号，警示有人正冲他而来。病人"知道"这是真的，并且异乎寻常地确信。如果你和这样的人同行，想要说服他/她这其实是错觉，几乎是不可能的。即使你走到街对面找到那个咳嗽的人，并质问他为什么咳嗽，病人也只会觉得你是阴谋的一分子。试图说服病人相信这是错觉完全是徒劳的。如果咳嗽声过后，天上有直升机飞过，那么错觉会更加严重。在病人看来，直升机显然是来监视他们的，这无疑更加确认了那声咳嗽的可疑。除此之外，假如病人在公车站没有赶上公交，那么病人会认为这是因为咳嗽的人或是直升机飞行员，指示公交车司机提早离开。所有的这些都逻辑自洽，自成一体。

正常人经历这些，只会觉得自己运气不好没赶上公交车，但精神分裂症病人的体验却完全不同，所以这些经历也就别具意义。咳嗽声和直升机的噪声在病人听来或许很大，甚至公交车的声音听起来也十分怪异。正常人将这些声音归类为独立、无关的事件，等同于日常生活中的寻常信息，但是病人却认为这些声音具有意义。感觉过度敏锐以及无法合理接收与处理信息，在错觉形成中扮演了重要角色。对病人来说，"不能"将这些信息解读出来的人一定是疯了，没别的可能。

文学作品中有很多非常出色的错觉思维的例子。契诃夫在著名的《六号病房》中如此描写：

> 一位警官慢慢走过窗前，这必有原因。两个男人沉默地矗立在房子旁边。为什么？为什么他们一言不发？伊凡·德米特里奇日夜饱

受折磨。经过窗口的每一个人，走进院子的每一个人，在他看来似乎要么是间谍，要么是侦探。

很多情况下，错觉会更加错综复杂。病人不仅仅觉得被人监视，还会坚信自己被人控制、操控，甚至是催眠。这种病人会持续不断地寻找证据以验证他们的想法。不消说，病人总能从我们日常生活的海量信息中找到这样的证据。我病房里一位和蔼的爱尔兰老太太是个很好的例子。她坚信曾在睡梦中被国外特工植入了思想控制的电线，这些特工可以控制她的想法和行为。她还指着天花板，说指令从那里发出。有天早晨，我去病房巡视，看到工人正在安装新的火警报警器；天花板上悬着各种颜色的电线。这位老太太看着我，指着天花板，微微笑着。她的错觉被证明了！

被有线或无线操控的错觉相对比较常见，通常来说是美国联邦调查局（FBI）或者中央情报局（CIA）进行这样的操控。近年来，越来越多的病人报告操控来自互联网。一位病人坚称他的脑子里被植入了无线电接收机，因为他的头皮上有个伤疤，他曾数次将FBI告上法庭。另一位病人曾是一位成功的学校主管，认为自己鼻子里被植入了无线电接收机。他去过很多医学中心，甚至去过欧洲，就是为了手术取出无线电接收机。他坚信X射线扫描显示的鼻部小白点就是那个无线电接收机。

病人的朋友常常试图说服病人走出错觉，但极少成功。像"为什么FBI要控制你"这样的问题并不具有说服力，重要的是FBI在控制，病人找到了证据（比如奇怪的声响）。说服病人走出错觉的努力可能不敌病人正知觉到的扭曲信息，而且实际上他们的思维可能缺乏逻辑，缺乏前后联系。另一个困难在于，错觉常常是自我证明的，所以那些相信有人监视他们的病人通常会行为鬼鬼祟祟，闪躲腾挪，紧张地扫视路人的面孔。这样的行为不可避免地会引来众人的目光，使得病人真的被旁人关注。诚如斯言："我曾是妄想狂，但是现在人们真的在看着我。"

被监视、被迫害或被攻击，这些幻觉统称为被害妄想。被害妄想是一个相对概念，每个人都不时会体验到一点儿被害妄想。人类群体中被害妄想的感觉实际上比较常见，特别是那些不信任政府的群体。某些情况下，稍微有点儿被害妄想也许有生存价值，比如说在大厅工作的那个人也许真的在偷你的工作笔记，因为他想要得到你的工作。被害妄想本身不是精神分裂症，只有它作为一个纯粹错觉存在（并且不合逻辑）时，才"有可能是"。尽管如此，还需要注意，被害妄想在别的脑疾病中也会存在。

被害妄想有时可能是危险的。"被害妄想发作时，我认为自己正因为信仰而受迫害，我的敌人试图干预我的生活，试图伤害我，有时甚至想要杀了我。"若威胁很紧迫，病人可能会先发制人。在各州精神病机构收治的精神病人里，都有伤害他人的病人，这些病人认为他们是正当防卫。正是这个病人亚群体，使得公众产生了精神分裂症病人很危险的想法。本书第十章中将指出，这个亚群体实际上占精神分裂症病人群体的比例很小。大部分患者一点儿也不危险，我宁愿和精神分裂症患者在精神病院大厅里散步，也不愿意在市区街头闲逛。

除了被害妄想以外，还有许多别的错觉，自大妄想是常见的一种："我觉得我能控制天气，天气如何取决于我的心情。我甚至还能控制太阳与其他天体的相对位置。"自大妄想常常使得病人觉得自己就是基督、圣母玛利亚、总统，或是其他尊贵的重要人物。我们医院收治的一位病人坚信自己是某位领导人。我们对他进行了药物治疗，第二天我们知道他好了很多，因为他只觉得自己是某位领导人的兄弟。

自大妄想有时会比较危险。相信自己能飞，或是相信能用脸颊挡住子弹的病人，也许会想证明他们的这种想法，其结果可想而知。

尽管不常见，但有一种类型的自大妄想非常独特，甚至需要单独命名。这种错觉就是病人相信另一个人——往往是名人——深深地爱上了自己。这种症状被法国精神病学家加埃唐·加添·德·克雷宏波博士命名为被爱妄想症，现在多称为克雷宏波综合征，或者情爱妄想症。我的一位病人坚信参议员爱德华·肯尼迪爱上了她，她花光所有积蓄和时间，到处跟随肯尼迪，但她总是保持一段距离。她列举出了很多理由，来说明为什么不能让肯尼迪知道她的出现。另一位病人认为她正和多年前在街头遇到过几次的男人恋爱，花费大把时间在街上寻找他。大部分有此幻觉的人都有精神分裂症。另外一些——尽管很少——还可能患有躁狂抑郁之类的疾病。病人的生活极受影响，非常痛苦。

另一个相对常见的错觉是控制他人的思想。我知道一位年轻女性，她曾在家里待了5年，因为她每次出门，都会觉得自己能迫使路人注意她、看着她。她这么描述自己的能力："我就像一块磁铁——他们除了看我没得选择。"另一位病人认为他能够通过"心灵感应力"操控他人情绪："终于，我发现自己有能力控制他人，在拥挤的餐馆里，我只需要悄悄坐在那里，就能控制大家，让他们变得高兴，开怀大笑。"

另一种妄想信念是一个人相信思维像广播和电视一样，从大脑中发射出来，称为思维广播。思维广播几乎被认为是精神分裂症的必有症状。一位女性这么描述道："我觉得自动记录仪从我左耳进右耳出，把我的所有思维都记录了下来。"另一位男性则声称：

> 前几天晚上我很郁闷，因为我发现新闻里面说的东西正是我在想的。我肯定这是真的，因为他们自己承认了。我很讨厌这点，因为

> 他们会把我的想法告诉别人。我也讨厌别人可以听见我的想法，知道我的一切。

在极少数情况下，这些病人会打电话到广播台或电视台，甚至会亲自前去，要求停止广播他们的想法。1999年针对电视台和广播台的一份调查显示，这种情况比较常见。

诊断错觉时需要注意的一点是错觉内容和文化密切相关。诊断并非去发现信念本身的问题，而是诊断患者的信念与其所在文化或亚文化所共同认可的信念之间的偏差有多大。一个相信被别人施了巫术的人，如果是在南加州低地地区长大的，就可能很正常。南加州低地地区的人们大都认为巫术是存在的。如果这个人成长在纽约州富裕的斯卡斯代尔地区，那么情况就相反，他很可能就患有精神分裂症。部分民族群体可能因为种族歧视和迫害而产生妄想信念。在别的亚文化群体中，想要找出错觉思维的源头就比较困难。想象一下修道院院长面对他坚信和圣母玛利亚有特别联系的新修女时的两难困境，或是CIA管理者被旗下特工告知他时刻被监视着。鉴定一个人是否患有精神分裂症必须要在文化框架中进行，而且这也只是疾病的一个方面。

另一个有关错觉的方面值得注意。错觉在一些病人身上可能是稳定不变化的，但在一些个体身上则可能表现出不稳定，时有时无。我记得有一位病人，他认为另一位病人想要杀了他。前一天他躲着那个人，接下来的一天他就很愉快地跟那个人交谈，后一天他又接着躲着那个人。早在1890年，蒲林尼・厄尔博士就注意到这种前后不一致的情况，他的一位病人坚信她自己有“百万亿个孩子……有人总想要谋杀这些孩子……但是这位女士又总是很安静很有礼节，从来没有表现出悲伤或者不愉快，也从来没有表现出和想象的孩子们的互动。”这种对错觉反应的前后不一致常常令患者家属难以理解。

幻觉在精神分裂症中很常见，是精神分裂症症状中与感觉过度敏锐前后呼应的两个极端。以视觉为例：症状的一端是感觉过度敏锐，比如说光线太亮，颜色过于艳丽。中间部分的症状则是视觉刺激的严重扭曲（也称错觉），好比说把狗当成老虎。症状的另一端，则是精神分裂症病人无中生有看到的事物，这是真正的幻觉。病人体验到的常常是总体症状中不同点的混合。

视听觉刺激严重扭曲在精神分裂症病人身上并不多见：

> 也许我第一次遇到的那次最好描述。我当时正和三个人玩桥牌。有一轮，我的搭档叫了梅花3，我看了看我手里，只有梅花A。尽管手里筹码不多，我还是要帮他一把。我们赢了。我搭档摊开他的牌，我发现只有梅花2。我立马问为什么他要叫梅花3。他反驳说没有叫这个。其他两个人也这么说……而且，我的搭档实际上叫的是另一种花色，我听成了叫梅花3。他的话我没有听进去，这些词进入我的中枢神经系统，在某个点被幻觉词汇替代了。

上述例子中存在某种类型的刺激，但是被病人严重扭曲了。就好像病人的大脑跟他开玩笑。

更为糟糕的情况是真性幻觉，也就是说完全没有诱发刺激，大脑完全凭空捏造出声音、视觉、感觉、嗅觉或是味觉。这种幻觉对患者来说往往栩栩如生。有幻听的患者听到的声音可能跟真人说话的声音一样清晰，甚至还更清晰一些，患者常常会对这些声音作出回应。患者的亲友常倾向于嘲笑这些“想象出”的声音，忽略它们，不相信患者真的听到了这些声音。但是患者确实听到了，他们的大脑感知到了，是真实的。幻听只是患者众多感官失灵的一个极端例子。

幻听是精神分裂症幻觉形式中最常见的一种，也是精神分裂症的最大特征。所以一个人如果真的有幻听，若没有别的诊断，那么他就应该是精神分裂症。幻听可能有多种形式，可能是飕飕声，也可能是巨大的声音，正如坡在著名短篇里描述的心跳声：

> 毫无疑问我变得很无力——尽管我说话流畅，声音高亢，但除此之外我能做些什么呢？那是一股低沉的、阴暗的、快节奏的声响，很像被棉布包住的手表走针的声音。我喘口气——但是那些人没听见。我说话越来越快，言辞激烈，但是那股声响却慢慢变大。为什么它不消失呢？我前后踱步，用力敲打地板，就好像被那些围观的人激怒了一样——但是那股声响仍然在增大。

也有可能是一种单一的声音："很多年来，我每天都能重复听到几百次含混的词汇，这些词汇凭空出现，比如说'为什么不''为什么，如果……''为什么，因为我''成为它''对他尊敬点'"。

或者也有可能是多个声音，甚至是一堆声音：

> 音乐、旋律和佳人无处不在，但是这些东西都不能持续很久。我好像听见天使合唱团在演唱。我想那是我听过最美妙的音乐……天使合唱团环绕在医院周围，但片刻之后我听到像是小羊羔在我头顶房间出生的声响。

幻听可能只会偶尔出现，也可能会持续很久。我的临床经验表明，幻听偶尔出现的时间点大都在入睡前：

> 几乎有七年的时间——除了睡觉的时间——我每时每刻都听得见那些声音。它们无时无刻不在；即使我在和别人聊天，这些声音也在；即使我专注于别的声音，这些声音也还是隐约存在，好比说读

> 书或看报，或是弹琴，等等；只有我大声和别人说话，或是大声自言自语，才会听不见，因为幻听的声音会被盖下去。

我也曾诊治过有类似症状的病人，其中一位不幸的女士连续二十年幻听。她若想要看电视，幻听的声音就会特别大，所以她根本无法看电视。

大多数案例中，幻听声音是不愉快的男性嗓音。幻听的内容通常带有指责性，指出过往行为造成的后果（无论是否真实存在）。幻听声音常常咒骂病人，我的许多病人都拒绝告诉我这些咒骂的内容，因为他们觉得无比羞耻。一位病人将她听到的声音描述为“持续不断的精神强奸”，她最终自杀。因此也可以理解为什么许多病人对他们听到的声音作出如下反应：

> 我不能就坐在那里忍受这声音折磨我。我要尽力反抗。有时我竭力尖叫，以至于护士需要给我打一针镇静剂。有时候我自己会平静下来。我不再像之前那样大声尖叫，有时候我会试着用比那声音高一些的嗓音与之对话。

极少数情况下声音也可能是愉悦的，就好比上文提到的听到音乐的例子。特定情况下，它们可能还有帮助，有位女士曾对我说，她正在一点点康复：“我确实在康复，因为那声音这么告诉我的。”

幻听的具体机制目前已经比较清楚。近期一些针对幻听病人的核磁共振成像（MRI）研究表明，和正常人对照组相比，病人幻听与大脑上侧脑回与顶下小叶[1]交接处的激活有关，特别是大脑右半球。这个区

1　这两个脑区都与语言加工相关。——译者注

域常被称作颞顶连接处，是大脑两个语言中枢之一。别的一些证据也支持这个区域与幻听的关系，这个区域和引发精神分裂症的其他脑网络紧密相关，我们将在第五章中具体讨论。非常有意思的是，先天性耳聋的人如果患了精神分裂症，也能表现出幻听症状。

幻视也时有发生，但频率较低。一位病人这么描述幻视：

> 刚开始总是看到五颜六色的光线。它们要么是远处的条纹，要么是近处1英尺见方的一簇斑点。另一种是在物体表面出现词和字符，有五六次。跟这个比较像的是我读书时，书的内容被幻视的内容代替。我正在读的那一段内容消散不见，取而代之的是另一个几乎完全不同的段落。

幻视有时也与幻听同时发生。仅有幻视出现不一定说明患有精神分裂症，很多别的脑部疾病都会导致幻视，例如药物中毒和酒精中毒。这种情况下，幻视只是这些疾病的症状。

和错觉一样，幻觉也必须要结合患者的文化背景来评估。黑暗中世纪和当代的一些宗教团体中，幻觉并不少见，没必要认为是精神疾病。西尔瓦诺·阿瑞亚提博士为区分宗教幻觉以及精神分裂症导致的幻觉提出了以下3个标准：（1）宗教幻觉大多是视觉性的，但精神分裂症中，幻觉以幻听为主；（2）宗教幻觉的内容常包含教导行善，或是命令式的谏言；（3）宗教幻觉常常是令人愉悦的。

有关嗅觉和味觉的幻觉比较少见，但确有发生。一位病人这么描述嗅幻觉：

> 有几次我曾体验到嗅幻觉。这些气味闻起来好像来自鼻子边的某

处，有时这气味和自言自语有所联系。例如，闻到硫黄的味道跟自言自语诅咒你下地狱有关系。

味幻觉常指熟悉食物的味道发生了变化。比如我之前有一些表现出被害妄想的病人，他们会认为食物被人下了毒，因为食物味道尝起来“很怪”。一个人的食物突然尝起来不一样，理所当然要去怀疑是否有人在里面掺了什么东西。

触幻觉尽管不多见，但在一些精神分裂症病人身上还是有所表现。我照料的一位女士，她感到脸部皮肤下面有小虫子在爬。对她而言这是个不小的困扰。另一个病人体验过痛幻觉：

对那些体验到痛幻觉的人而言，痛的感觉和真实的疼痛没有差别……这些人真是饱受折磨。

自我感知扭曲

精神分裂症患者的另一个综合征跟错觉和幻觉紧密联系。一般来说，人会有很清楚的自我感知——人会有清晰的躯体感，知道身体和外界物体的区别。好比说一个人看着双手，会知道这双手属于自己。特别强调这点可能有些奇怪，因为正常人不会有别的想法。

但是很多精神分裂症患者就不会这么想，在他们身上，自我感知常常是扭曲的。一位患者描述道：“我和自己没有联系。我觉得自己是个僵尸……我几乎是不存在的。”这种扭曲感常和躯体感觉扭曲有关，这点可以从下述这位病人的自述中得知：

我的身体跟视力一样发生了扭曲，这种扭曲遍及全身。我感觉身体像是凹进去了，也有凸起来的部分，整个身体分崩离析，令人痛苦。落在前额上的刘海变得很大很重，无法忽略……有时候手、胳膊还有腿的位置感觉比实际位置偏了1英寸。手指有时候看起来长，有时候看起来短。我觉得我的脸有实际的两倍长。

自我感知扭曲可能是最基本的躯体感觉方面的，也有可能发展到另一个极端，即无法将自己和别人区分开来：

一位男士经常在与人交谈时陷入困惑，不能将自己和对话者区分开来。他总是搞不清楚哪句话是谁说的，感到对话的人“好像”在“侵犯”他。这种情况破坏了自己的身份认知，使人陷入极端焦虑。他在街上走时会刻意不看商店的橱窗，因为他不能确定橱窗内外，究竟哪个是自己。

极端情况下，精神分裂症患者无法认出照片中的自己。别人给他看他自己的照片，问这是谁，他答道：“一个人而已。”

病人常感觉身体的某一部分会自发活动，就好像这部分不属于自己的身体，或是解离开来了。一位病人这么描述这种感觉：

我的双膝颤抖，我的胸腔像立在面前的一座山，我的身体动作变得不同。胳膊和腿像是和身体分离了，独立运作。这种时候我常会觉得我是另一个人，我在复制别人的动作，要不然胳膊和腿就一动不动，像个雕塑。

一位女士如此描述难以区分身体和外部世界界限的困惑：“这也发生在身体机能上。有一次我在小便，外面正下大雨，我难以确定从天而降的液体是否是我的尿液，我害怕极了。”

有关性别角色的困惑在病人身上也不少见，一位男士坚信他的身体散发着女性魅力：

> 我的胸部看起来就像发育完美的女性乳房；任何凭借“自己眼睛”观察的人都能“看”到这一点……只是一瞥是不够的。观察者需要花费十几分钟的时间仔细观察我。这样做，任何人都可以观察到我隆起的乳房。

如果病人同时出现触幻觉和有关身体的错觉，病人的自我感知扭曲将会进一步恶化。卡夫卡的著名作品《变形记》也许是个很好的例子。《变形记》中，格雷戈尔早晨醒来后逐渐意识到自己变成了一只甲虫。这样的文字描写让很多学者怀疑卡夫卡自己是否也有一些精神分裂症的症状。现在研究已经表明，这种感知觉的改变和精神分裂症引发的大脑病变区域有关，我们将在第五章中具体讨论。

情绪改变

情绪改变——或者情感，专家基本这么称呼——是精神分裂症最普遍和最常见的症状。发病早期，抑郁、罪恶感、恐惧和情绪猛烈波动很常见。在晚期，情绪无能更为常见，常使人觉得病人根本无法体会到情感。这让人们更难去接近病人，甚至避之唯恐不及。

抑郁是病程早期较为常见的症状，但它往往被忽视。一份研究报告指出，“81% 的病人……表现出典型的抑郁情绪”。约有半数病人会在错觉和幻觉出现前抑郁发作。大部分抑郁是由生理病变导致的，大脑中神经生化物质的变化或许是原因之一，但也有可能这些变化是病人意识到自己变得虚弱后的一些大脑反应。抑郁导致的不幸后果之一是自杀，但比较少见，我们将在第十章中讨论。

早期精神分裂症病人可能还会体验到大起大落、剧烈变化的情绪。各种各样极端的情绪都不少见，特别是与前文提到的高峰体验相关的那些。

> 我患精神病的前两周，宗教体验成为精神病症状的主要表现。最为重要的一种宗教体验是宗教狂热。自言自语让我看见救世主，构成了幻觉的主要部分。从情绪角度看，一股无处不在的幸福感充斥全身。我感到所有的担忧都不见了，所有的问题都解决了。我得到保证，我所有的需求都会得到满足。伴随这种愉悦情绪，我的身体微微发热，特别是背部，我的身体变轻了，微微浮动。

罪恶感是发病早期另一种常见情绪。

> 过后，我不再因为这些幻觉而怀抱罪恶感了，也不会因为具体的事物感到罪恶。罪恶感曾无处不在，巨大无比，任何事物都能引发罪恶感，呼吁惩罚。惩罚实在是太可怕了，太残酷了——它们是罪恶感的一部分。一个人感受到罪恶感是最糟糕的情形，是惩罚中的惩罚。

另外，恐惧也是病人常描述的——一种难以名状的弥漫性恐惧。一位年轻男性患者的描述很到位：

> 我坐在地下室，无法自制地感到恐惧。我被吓坏了——仅仅是瞄了一眼我那看着窗外的猫。

极端情绪在非早期阶段比较少见。如果观察到，那么就要质疑精神分裂症的诊断是否正确。这类感觉和情感的表现是精神分裂症和双相情境障碍（见第二章）的主要区别。如果一个人在发病早期之外表现出这样的极端情绪，那么很有可能其正确的诊断是双相情境障碍，而非精神分裂症。

有证据表明，精神分裂症患者除了有极端情绪，在理解他人情绪方面也存在问题。此领域的一份综述报告断言："越来越多的研究表明精神分裂症病人存在情感沟通的问题。"证明此观点的一种方法，是要求病人描述照片中人物的情绪，这个任务对病人来说无比困难。一份针对病人的研究表明，"病人和正常人相比，对情绪面孔及平静面孔的情绪识别困难，包括轻度情绪和极端情绪。"病人识别情绪能力的损伤解释了为什么他们会沟通困难，无法建立友谊。

精神分裂症病人情绪变化最大的特点是不合理情绪或情绪无感。病人病入膏肓了都还没有表现出其中一种症状——有时是两种——的情况极其少见。

我们使用电话接线员的类比时就已显示出不合理情绪的存在。接线员将外界刺激和错误的反应连接在一起，也将外界刺激和不合适的情绪连接在一起。外界刺激也许是悲哀的消息，但是接线员却将其跟欢乐和笑的动作连接在一起。别的情况下，病人也会作出不合理的情绪反应，这是因为此时有别的趣事在他/她脑子里面闪过。

> 我一边讨论某件事一边在想很多别的事情。这对和我交谈的人来说一定很奇怪，我因为一些与当前谈话完全无关的内容大笑，但是他们不知道我脑子里面发生了什么，出现了多少别的东西。你看我正在和你讨论很严肃的事情，但是别的一些有趣的事情却让我发笑。要是我能一次只专注在一件事上，就不会看起来这么蠢了。

这种不合理情绪导致的戏剧性后果，就是病人会突然毫无征兆地大笑。和精神分裂症病人一起工作或生活过的人经常会遇到。

情绪无感在发病早期也许难以察觉。查普曼认为，精神分裂症早期阶段最大的一个特征就是共情能力的丧失。病人失去了将自己代入他人处境的能力，无法感受别人感受到的情绪。随着病程发展，这种共情能力的丧失和钝化会越来越明显："第一阶段病程中，我无法感到愤怒、气愤，或是我曾经体验到的最猛烈的暴怒。无法感受到不喜欢的态度、疏远还有恐惧。"

情绪也许会和具体的事物分离，将病人置于空虚之中，一位病人伤心欲绝地说道：

> 与其说我想要产生什么情绪，不如说这些情绪似乎是由一些机械可怕的东西产生，它们自己产生，由不得你想不想要。所有用来补救这痛苦折磨的建设性治疗方法都没有用，原本应该在内心的情绪都暴露在外，渴望控制却无能为力。

迈克尔 · 韦克斯勒用简洁的一句话对他父亲总结道："我希望我醒来的时候心情会很糟——这也比什么都感受不到要好。"

情绪无感发展到较后期，病人将可能彻底丧失情绪感知能力。这比较少见，但是一旦发生，其对于和病人接触的人来讲将终生难忘。我曾有两位病人，不管什么情境，无论我使用什么手段都无法引发哪怕"一点点"情绪反应。他们彬彬有礼，有时很顽固，但从来不会高兴或是生气。这种感觉就像跟机器人交流一样奇怪。其中一位病人把自己家的房子点着了，然后平静地坐下来看电视。他注意到房子火势较大后，冷静地站起来走了出去。很显然，这些病人的脑损伤涉及负责情绪反应的脑区域。好消息是，大部分精神分裂症病人的这个脑区域并不会产生如此严重的损伤。

然而需要注意的是，精神分裂症病人表现出情绪无感，并不意味着其没有情绪。一项研究表明，尽管病人情绪的强度较低，但在观看情绪电影的时候还是会"报告积极或是消极的情绪"。让·布瑞舍斯是一位年轻精神分裂症患者的母亲，她公开了从她儿子笔记里摘录的一部分内容，表明虽然精神科专家认为他的情绪反应很微弱，但他也能体验到强烈——虽然无法表达——的情绪。他的笔记包括："孤独需要一首歌，一首充满爱和痛苦的歌，未来是甜蜜的、充满希望的"；"我闭上眼睛，变成了午夜的风，那里情绪压抑、泪水全无"。越来越清楚的一点是，那些表面上看起来毫无情绪波动的人，也许内心正波涛汹涌。

跟情绪无感联系紧密的常有冷漠、动作缓慢、缺乏活力、没有动力以及思维和语言的匮乏（常称为词穷）。这些症状通常可在患精神分裂症多年的病人身上观察到，一般认为是不好的症状，我们在第二章将继续讨论。这些病人看起来无欲无求、冷漠无感、不求索、什么也不需要。他们似乎被侵蚀了，或许在病程发展中确实发生了这样的事情。一位极具洞察力的人用幽默的话语来描述这一情况："我仍然拥有我称之为'匮乏'的东西，例如思维匮乏、情绪匮乏、朋友匮乏，还有金钱匮乏。"

病人情绪无感和冷漠可能是用药带来的副作用，当前认可这一观点的人越来越多。但实际上，这个观点没有事实根据。许多治疗精神分裂症的药物确实会有镇静作用（见第八章），但大部分的情绪无感和动机缺乏都是疾病本身的症状而非药物的副作用。要证明这点很容易，只要看看在这些药物发明之前有关病人症状的文献即可。情绪无感和冷漠的症状在早期文献中已有描述。

动作变化

近年来，与病人心智密切相关的动作变化被认为和用药治疗的副作用有关。抗精神疾病药物和锂元素确实可能会导致病人动作变化，可能会让病人从手指正常颤动变化为手臂和躯体的剧烈抖动。

但需要注意，精神分裂症本身病程的发展也会导致动作变化，这在现代药物发明之前就已有大量观察资料可以证明。一项研究发现，动作变化发生于“几乎所有诊断为精神分裂症的病人身上”，研究认为动作变化是疾病发展的结果而非用药导致的副作用。另一项研究中，半数恢复中的病人都记得曾有动作变化的发生。一些病人的动作变快了，而另一些病人的动作则变慢。动作变化常常使病人感到尴尬和显得笨拙，他们更可能洒落东西，走路的时候更经常绊脚。

另一个动作变化是协调性缺失，病人对此可能也一清二楚。一位病人回忆道：“我完全没有协调性了，我变得胆怯，做事变得吃力。”一些病人走路时双臂的摆动也失去了协调性，这让研究者猜测疾病可能影响了病人的小脑或基底神经节区域。

重复动作也多见，比如痉挛、震颤、舌部运动和吮吸等动作。大部分病人表现出这些症状都是由用药造成的，但是少部分病人的症状则是病程发展的产物。像眨眼这样微小的动作也可能被精神分裂症影响，病人比常人眨眼更少。药物能解释一部分的症状，但不是全部。19世纪初，巴尔扎克在一位病人身上观察到：“像现在这样，他一直站着，一直睁着眼睛，从不像别人那样眨眼睛。”

精神分裂症最为戏剧性的动作变化就是肌肉紧张症。病人可能数小时都维持同一个动作，假如病人的胳膊被外力改变了位置，那么病人就会以新的姿势继续维持一动不动数小时。肌肉紧张症在20世纪[1]早期报告较多，现在则不多见；抗精神疾病药物可能是成因之一，因为肌肉紧张症的症状对药物很敏感。

行为变化

行为变化通常只是精神分裂症的次级症状，而非主要症状，它是指病人对脑中所发生一切的反应。比如说，一位病人因为感觉锐化而感到困扰，又无法整合输入信息，那么就不难理解为什么他/她会躲在墙角。精神分裂症中的其他一些行为变化也可以用类似的逻辑来解释。

退缩、安静地躲在角落很久以及一动不动是精神分裂症的常见行为表现。极端情况即是肌肉紧张症，病人一动不动地保持一个姿势很长时间；还有缄默症，病人会一言不发。肌肉紧张症、缄默症与退缩一样，是精神分裂症常见症状的一部分。

病人可能因为很多原因而退缩和沉默。有时发生于病人在沉思中迷失时：

> 我走在街上，突然开始沉思，有些恍惚。我沉思如此之深，几乎超脱了这个世界。

或者也可能是病人为了抵制快速涌入的感觉信息而做出的举动：

1 原文为“本世纪”，考虑到出版时间，这里调整为“20世纪”。——译者注我不想动作过快。我感觉如果动作太快，我会崩溃。我只能动一会儿，然后就得停下来。如果连续做事，我就会不知道正在发生些什么。我只知道有声音有动作，所有的东西都成了一团糨糊。只要我停下来不动，这些就不会发生。我停下来，外界信息就好消化得多。

动作缓慢的另一个好处是使得视听觉信息按照它们应有的方式整合在一起：

我对自己的行为越来越没有信心……好比说我想要坐下来，我必须先要想象自己坐下来。别的事情如洗衣服、吃饭，甚至是穿衣服都是一样。我必须要一件一件地做，不能受任何干扰……所有这些都让我的动作慢很多。

别的一些不同寻常的行为也出现在精神分裂症患者身上。仪式性的行为出现得不多。一些病人会反复地绕圈子走，我还知道一位病人总是会倒退着进出门。病人这么做有很多原因，下面这位女士做蛋糕时一定要以某种特定方式打破鸡蛋，她这么解释道：

蛋糕做着做着，改变就发生了。做蛋糕的原料拥有了特殊的意义。工序变成了仪式。在某个阶段搅拌必须逆时针；后面则需要站起来，向东击打面团；蛋清一定要从左往右倒；这么做的每一道工序都有复杂的原因。我最近才意识到的，虽然不熟悉，属意外的发现，但我毫不怀疑这是对的。它们拥有一种终极奥义。每一个非此不可的行为背后都有强有力的解释。

出于一些病人认为合理的原因，他们经常重复一些姿势，外人看来无比奇怪。一位病人总是有节奏地把头甩来甩去，想要把多余的想法甩出去。另外一个人则总是按摩自己的头，好"帮助清除"不需要的思维。正由于这些仪式性和重复性的行为，病人有时会被误诊为强迫症（OCD）。虽然强迫行为确实会出现在精神分裂症病人身上，但强迫症病人却不会有思维障碍、错觉、幻觉或是别的精神分裂症症状。

病人还会发展出特定的行为。我的一位病人无休止地沿着人行道走来走去，同手同脚。这显然不是个舒适的动作，但出于某种我至今没能搞清楚的原因，他依然坚持如故。

极少数情况下，病人还会鹦鹉学舌，重复别人的话语。精神病学术语称作模仿言语。查普曼认为重复别人的言语对病人来说或许有用，可以帮助他们理解和消化别人的话。更为少见的情况是动作模仿，称为模仿动作。模仿动作可能是病人自身与外界界限模糊导致的结果，他们没法搞清楚自己身体和别人身体的差别。

由于一些显而易见的原因，病人亲友最担忧的就是他们的不合理社交行为。幸运的是，大部分病人在医院监护环境下表现出的不合理社交行为在离开医院后都会缓解。在公众场合看到从最严格监护病房出来的病人会让人印象特别深刻，相比于他们的行为，他们不合体的衣服更引人注目。一小部分病人因为病症较为严重，会持续在公众场合出现不合理社交行为（例如随地小便、公开手淫，还有朝别人吐痰），但是这些病人比较罕见。一些人——不是全部——可以通过药物治疗和条件训练技术来缓解这种症状。

需要注意的是，病人的这些行为对于他们而言是符合逻辑的、理性的，他们的感觉障碍和思维障碍使得"这些行为"合情合理。旁人看来也许很不合理、"疯狂"、"疯癫"的行为，而对于病人，这些行为一点儿也不"疯狂"，一点儿也不"疯癫"。例如一位女性病人坚信药剂师在控制她的思想，“唯有绕着药剂师的药店走直径为一英里的圆圈才是破解之道”。一位俄亥俄州男性则认为他是“偷了一个扫把”的“丑陋雪人”，“所以他可以前去阿拉斯加，‘拯救世界’”。

尽管病人大部分怪异行为的产生都是由思维障碍导致的，但是一些行为也有可能由疾病相关的大脑病变造成。例如许多病人的体温调节失常，导致的结果就是即使天气很热，病人也可能会穿很多衣服。

实际上，病人的所作所为对他们自己来说几乎都合情合理。只是对旁观者而言显得“疯狂”。假如“疯狂”意味着非理性，那么我们只需要花时间倾听病人，就会发现他们完全不“疯狂”。“疯狂”根植于失常的大脑功能，从而导致了错误的感觉信息和思维障碍。

疾病觉察力降低：病感失认症

一些病人能意识到自己大脑的异常，我们称为疾病觉察力，或洞察力。有的病人在发病早期甚至会告诉身边的人，自己的脑子可能出了一些问题。一位母亲记得她的儿子曾经抱着头哭诉：“帮帮我，妈妈，我的大脑出了问题。”一位12岁的小姑娘，问她的父母是否有必要去找精神科医生诊断自己是否患了精神分裂症。约翰·欣克利给他的父母写了一封信（但是从没寄出去），信中他说道：“我不知道哪里出了错，我感觉不好，我觉得我的脑子有问题。”我听到的最令人动容的故事，是一个阳光少年在疾病早期发觉自己有些问题，然后他在当地医学图书馆花了数月时间研读疾病相关书籍，直到疾病恶化。另一个例子来自一位母亲，她说她儿子在家里人意识到他生病之前，就“自己诊断自己患有精神分裂症”。

这种早期阶段的疾病自知感随着疾病加重一般渐渐消失。这不奇怪，因为大脑出了问题，而我们又要用大脑来体察我们自己。实际上我有时会被病人的疾病觉察力惊讶到。即使是长期患病的病人，有时也会表现出令人惊讶的疾病觉察力。一位受精神分裂症折磨多年的女士曾给我写信，说她很高兴地“舍弃右手好让大脑正常工作”。我曾问另一位患精神分裂症7年的女病人，她的圣诞节愿望是什么，她悲伤地看着我，停顿了一会儿，说：“清醒的头脑。”

疾病觉察力降低在别的脑部疾病中也多见。比如说阿尔兹海默症，病人在发病早期会体察到疾病，但是随着病程发展，他们就会逐渐失去意识。里根总统曾公开宣布他患了阿尔兹海默症，但随着病情加重，他失去了全部意识，甚至连自己家人都不认得。疾病觉察力丧失在痴呆和中风的病人身上也能观察到。一些中风患者甚至完全不顾事实，否认腿或胳膊已经瘫痪了。疾病觉察力降低在神经病学领域被称为病感失认症。

我们已经知道，病感失认是由于大脑特定部位受损造成的。发生功能障碍的区域似乎是中央前额叶，包括前扣带、脑岛以及下顶小叶（特别是右半球）。这些区域都与精神分裂症的发展相关，我们在第五章中将具体讨论。所以一些病人有完整的疾病觉察力，有的病人有部分的觉察力，还有病人完全没有觉察力，这取决于哪些脑区被影响。另外一个事实是，病人的疾病意识会随时间波动；在恢复期，疾病发展停息，病人也许会有很好的意识，但是当疾病复发，意识也许就会消失。

精神分裂症病人疾病觉察力降低的现象已被报告多年，但直到最近才开始成为研究热点。1869年，《美国法律评论》记述道：“一般说来，疯子并不认为他们自己疯了，所以他们觉得没有理由像监禁被剥夺自由的人那样被监禁起来。”从20世纪90年代开始，涌现出一些调查精神分裂症意识问题的研究；本章末尾列出的《洞察力和精神病》《我没有病》和《我不需要帮助》中很好地总结了许多相关研究。一些测量疾病意识的量表已经开发出来，通过这些量表我们发现差不多一半精神分裂症病人的疾病意识或中等程度地或严重地受到了影响。

疾病觉察力降低给病人带来的后果众多。积极方面来讲，那些疾病觉察力降低的病人比较不容易抑郁和自杀。消极方面则是，失去疾病觉察力是病人必须接受强制性治疗和用药的最主要原因，我们将在第十章具体讨论。

黑红病

精神分裂症是大脑疾病。杰出的精神科专家查尔斯·谢林顿爵士曾把大脑比喻为“一台魔法织布机”，它用丝丝缕缕的生活经验编织出生命的纹理。对于那些大脑被精神分裂症摧残的人们来说，织布机已经坏了，有的病人的织布机甚至被搅拌机代替，产生的只是混乱的想法和杂乱的联系。鉴于大脑功能如此紊乱，我们就不必惊奇病人认为自己的生活处于黑暗之中。

想象感觉扭曲后会是什么样；无法解读输入信息、错觉、幻觉、身体知觉变化、情绪以及动作的变化，发生这些后会变成什么样。想象一个人再也无法相信自己的头脑所产生的想法会是什么样。一位颇为坚强的女性病人跟我说，问题在于“自我诊疗”，一个人必须要用已经出了问题的大脑来评判自己大脑的问题有多严重。所以我们就不必惊奇于为什么病人常常感到抑郁。再也没有比精神分裂症更可怕的疾病了。

病人的家属和朋友如何才能够理解病人正在遭受的一切呢？服用改变心智的一些药物可能会短暂地产生感觉扭曲，甚至是类似于精神分裂症中的错觉，但是我们不建议家属服用这些药物。更好的途径是去参观艺术博物馆，想象自己置身于其中一些画作中。

首先是凡·高在1888年末的画作和1889年他患上精神病后的画作，《星空》和《橄榄树》两幅作品特别能说明凡·高对光线、颜色和纹理的知觉扭曲。凡·高对自己的疾病很有洞察力。他这么描述1889年于医院中完成的作品《圣保罗医院公园》：

> 你将意识到这幅画是赭红色、笼罩灰色调的绿色以及轮廓四周的黑色条纹的组合，表达极度痛苦的某种东西，称为“黑红色（noir-rouge）”，是我那些不幸的病友时常遭受的。

这就是“黑红色”，或称为黑红病。

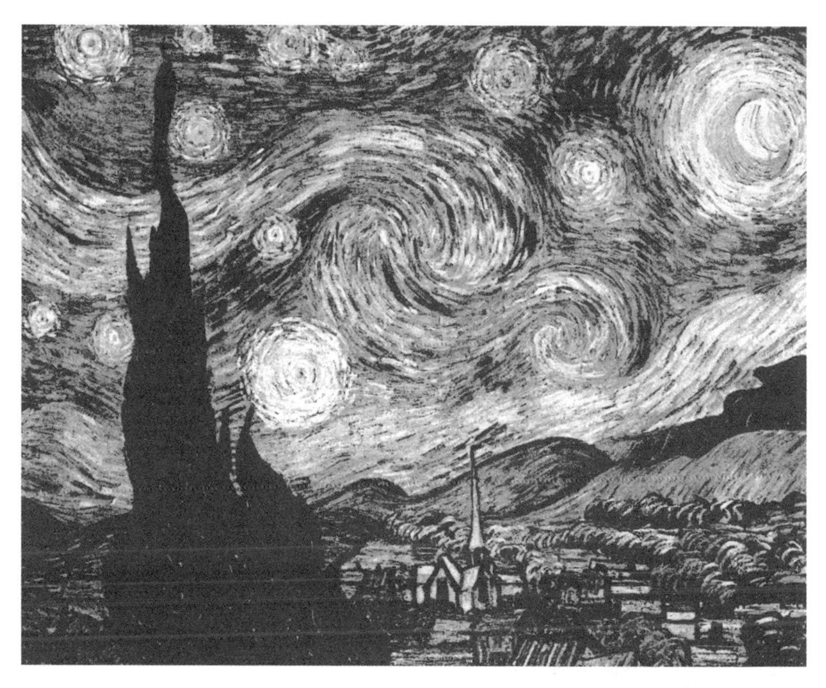

凡·高,《星空》,作品完成于1889年,那时他已患间歇性精神病,表现出精神分裂症状中对纹理、光线,以及颜色的知觉扭曲。
(纽约现代艺术博物馆,Lillie Bliss 遗赠,帆布油画,29英寸 × 36英寸)

别的一些艺术家虽然没有患精神病,但在他们的作品中,蕴含了精神分裂症患者知觉特点的元素。比如说胡安·米罗的作品《肖像四》《女人头像》(1938)和《加泰罗尼亚农夫头像》,都显示了严重扭曲和分离的面部特征。观看毕加索画作《裸女》的人,可能会感到把破碎的部分整合为整体存在困难,这样的任务对于精神分裂症患者来说每天都会遇到。马塞尔·杜尚的《下楼的裸女》显示了动作迟钝、协调性缺乏以及病人经常会抱怨的笨拙。一位女性曾特别提及这幅画作,她因为病毒性脑炎引发了精神分裂症,她用这幅画来向医生解释她的感觉。

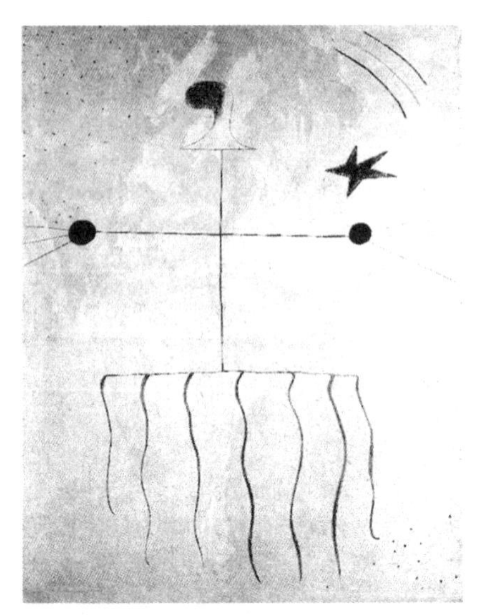

胡安·米罗，《加泰罗尼亚农夫的头像》，画于1924年。（美国国家艺术馆，华盛顿，收藏家委员会赠品，1981年）

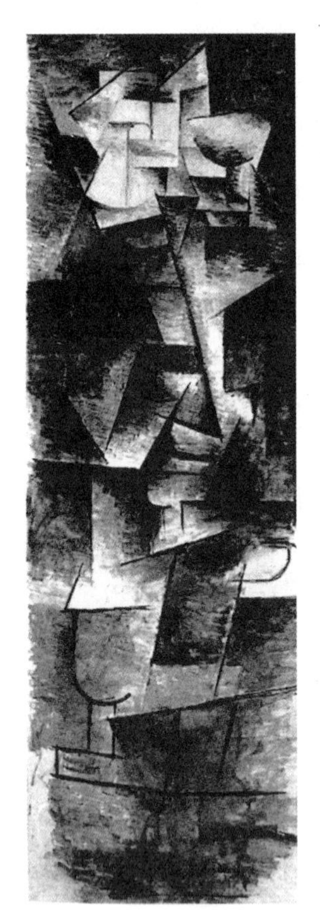

毕加索，《裸女》，1910年作品。作品展示了观者极难将碎片整合为整体，这和精神分裂症病人日常生活中遇到的情形类似。（美国国家艺术馆，华盛顿，Alisa Mellon Bruce 基金会赠）

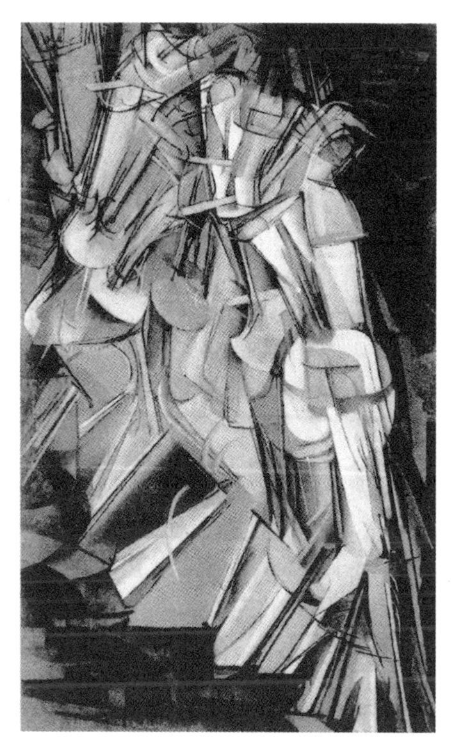

杜尚，《下楼的裸女》，画于1912年。这部作品体现了精神分裂症的感知觉不连贯和不协调。（费城艺术博物馆，露易丝和沃尔特·阿伦斯伯格藏品。油画，58英寸×35英寸）

情感扭曲在亨利·卢梭的画作中有所体现。想象你自己置身于《梦境》中，很多眼睛盯着你，无名的恐惧隐藏在灌木丛后。接下来看爱德华·蒙克的木刻和画作，比如说《呐喊》，表现了精神分裂症病人的抑郁、绝望，还有孤独；画中的女人用双手捂住耳朵，就像一些病人捂住耳朵想要隔绝幻听的声音一样。我们艺术博物馆之旅的最后一站是耶罗尼米斯·博斯的《人间乐园》。仔细观看博斯在这幅三联画中是如何设计"地狱"中的折磨的，然后再想想精神分裂症病人遭受的可能是远比博斯描绘的还要严重的折磨。

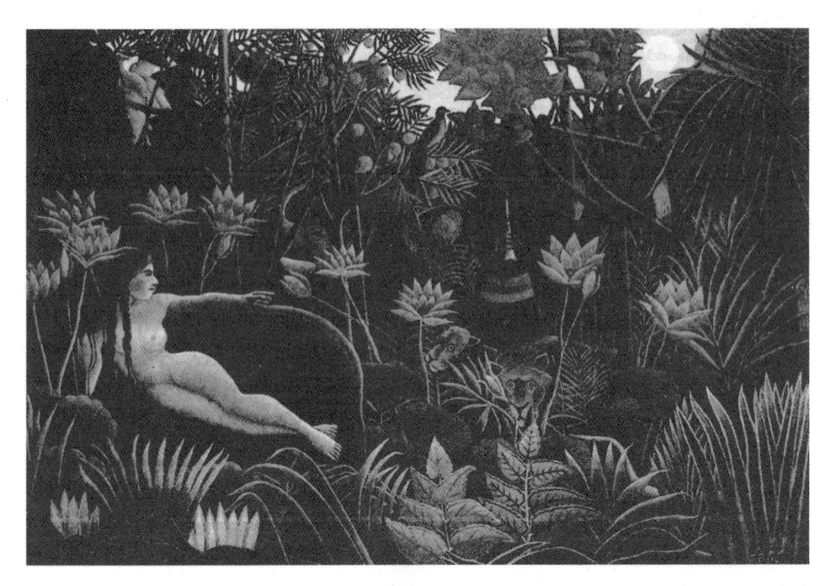

卢梭，《梦境》，1910年。表现了一些病人如梦境般的异世界生活体验，以及一些偏执型分裂症病人描述的被监视的莫名恐惧。
（纽约现代艺术博物馆，尼克森·洛克菲勒赠品。油画，6.8英寸 ×9.9英寸）

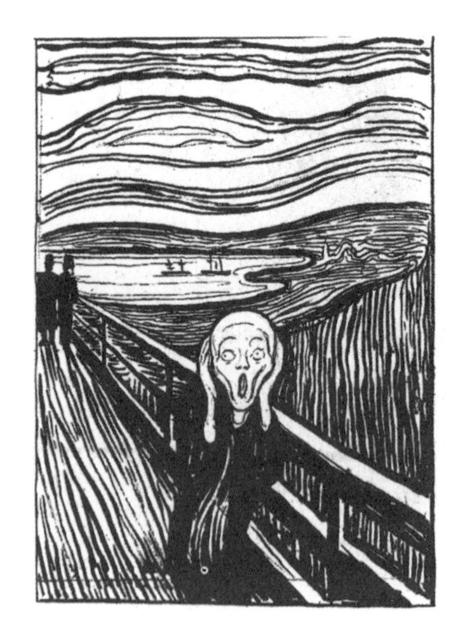

爱德华·蒙克，《呐喊》，创作于1895年，旨在表达焦虑和恐惧。同样，它也反映了精神分裂症中常见的绝望、抑郁、迷惑以及听幻觉。（美国国家艺术馆，华盛顿，Rosenwald 藏品。）

总的来说，精神分裂症是作为存在之根本的大脑跟病人开的残酷玩笑。凯西・毕克在疾病恶化过程中，于日记中伤心欲绝地写道："我头脑中的一些东西变得好笑、陌生，我的大脑成了某种陌生力量的操控之物，我这个可怜的躯体受控于某种力量。"由于这个疾病是由大脑功能障碍所引起的，而很多病人都英勇地尝试着保持精神正常。所以对于照料病人的人来说，需要的是耐心和理解。也许最好的表述就是巴尔扎克在《路易斯・兰伯特》中所写的句子：女人嫁给后来患了精神分裂症的男人，然后她决定花费一生的时间去照顾他。

> "怪不得路易斯看起来像'疯了'，"，她说，"如果说疯了只适用于那些由于某种原因而大脑受损、无法合理行为的人，那他就没有疯。我的丈夫头脑没问题。如果他没认出你，不要认为他没有看见你。他能挣脱自己的身体，用别的形式来看我们，当然，不是自然的方式。他说话时，会说一些不可思议的事情。除非他在脑子里面事先想好全部句子——实际上常常如此——那么他就会说几个词然后陷入沉默。对别人来说，他一定是疯了，但对我，我活在他的脑子里，他所有的想法我都清楚。我能跟上他的思维；虽然我不能理解很多思维的转折和转移，但总能最终理解他。他想一些微不足道的事情时我不能理解吗？我们需要慢慢理清想法和回忆吗？通常的情况是，在说完一些微不足道的事情后，他会突然陷入沉默，忘记或是忽略不提他是如何得到一个结论的。他只会说出一系列推理的最后一环。至于为什么会有如此快速的思维还不得而知，那些对灵魂内在痛苦一无所知、嘲笑做梦者、称他为疯子的人，完全不理解失去思维联系的痛苦。路易斯总是如此，他用他自己的方式，像燕子一样灵敏地飞跃思维的空隙，我能够随时跟上他。这就是他所谓的疯狂。"

这样的奉献和理解——虽然只在小说里面存在——是非常有价值的理想状态。它也存在于许多家属和在医院或门诊照看病人的专业人员身上。诚如路易斯·兰伯特的妻子所言，同情带来理解。所以我们应该义不容辞地尽力理解。只有这样，疾病对大家的压力才会减轻。

推荐阅读

Amador, X. F., and A. S. David, eds. *Insight and Psychosis*, 2nd ed. New York: Oxford University Press, 2004.

Amador, X. F., and A.-L. Johanson. *I Am Not Sick, I Don't Need Help*. Peconic, N.Y.: Vida Press, 2000.

Chapman, J. "The Early Symptoms of Schizophrenia." *British Journal of Psychiatry* 112 (1966): 225-51.

Cutting, J., and F. Dunne. "Subjective Experience of Schizophrenia." *Schizophrenia Bulletin* 15 (1989): 217-31.

DeVries, M. W., ed. *The Experience of Psychopathology*. Cambridge: Cambridge University Press, 1992.

Dworkin, R. H. "Pain Insensitivity in Schizophrenia: A Neglected Phenomenon and Some Implications." *Schizophrenia Bulletin* 20 (1994): 235-48.

Freedman, B. J. "The Subjective Experience of Perceptual and Cognitive Disturbances in Schizophrenia: A Review of Autobiographical Accounts." *Archives of General Psychiatry* 30 (1974): 333-40.

Kaplan, B., ed. *The Inner World of Mental Illness*. New York: Harper & Row, 1964.

McGhie, A., and J. Chapman. "Disorders of Attention and Perception in Early Schizophrenia." *British Journal of Medical Psychology* 34 (1961): 103-16.

North, C. *Welcome Silence:My Triumph over Schizophrenia*. New York: Simon and Schuster, 1987.

Parnas, J., and P. Handest. "Phenomenology of Anomalous Self-Experience in Early Schizophrenia." *Comprehensive Psychiatry* 44 (2003): 121-134.

Plaze, M., M.-L. Paillère-Martinot, J. Penttilä, et al. "'Where Do Auditory Hallucinations Come From?'—A Brain Morphometry Study of Schizophrenia Patients with Inner or Outer Space Hallucinations." *Schizophrenia Bulletin* 37 (2011): 212-21.

Potvin, S., and S. Marchand. "Hypoalgesia in Schizophrenia Is Independent of Antipsychotic Drugs: A Systematic Quantitative Review of Experimental Studies." *Pain* 138 (2008): 70-78.

Sechehaye, M. *Autobiography of a Schizophrenic Girl*. New York: Grune & Stratton, 1951. Paperback by New American Library. Part 2 of the book, a psychoanalytic interpretation of the woman's symptoms, should be skipped.

Sommer, R., J. S. Clifford, and J. C. Norcross. "A Bibliography of Mental Patients' Autobiographies: An Update and Classification System." *American Journal of Psychiatry* 155 (1998): 1261-64.

第二章

界定精神分裂症：外部视角

> 对精神错乱者来说，世界依然真实，但是有了新意义。人群也真实，触手可及，有活力，或具威胁；但人群中所有人都孤独。这是我们洞察出的精神病核心特征。不是说我们脱离了这个世界，而是有另一个世界弥漫其中，我们在另一个世界里观察和体验生活，因而无法与周遭的人沟通。那些健全的人，那些视野有限的人，看不到，亦无法理解，也不愿相信我们看到的那些真相，真相如此巨大，是活生生的，是急迫的，如洪水般猛烈。
>
> 莫拉格·科特，1965

人类大部分疾病的定义都已完善。我们可以靠致病菌来诊断伤寒，基于血液中某种化学物质含量上升来诊断肾衰竭，用显微镜观察细胞来诊断癌症。大部分疾病都有可以观察和测量到的指标，用来诊断疾病，区别未病状态。

精神分裂症则不然！尽管脑部结构和功能有多处异常，但却没有一处可以通过测量就能得出结论：是的，这就是精神分裂症。正因为此，精神分裂症的界定一直争论不休。况且，由于精神分裂症可能包括不止一个疾病单元，使得情况变得更加棘手。

由于我们没有可供诊断的测量手段，就必须依据症状来判断。这可能造成误解，因为不同的疾病可以引发相同症状。例如，腹部疼痛是一个症状，但引发此症状的疾病可能超过一百种。因此，用症状来诊断疾病是危险的，精神分裂症便是如此。但是，精确诊断依然尤为重要。它不仅可以为患者确定合适的治疗方案，也可以告知患者和家属预后[1]情况。它还可以使疾病研究更容易，因为它能让研究者确定他们所谈论的是相同的东西。

官方诊断标准

虽然没有一个症状是精神分裂症所独有的，但有几个症状很少见于其他疾病。这些症状出现，意味着患精神分裂症的可能性增加。瑞士精神病学家尤金·布鲁勒认为这个疾病的核心是思维过程松弛。德国精神病学家科特·施奈德提出了一系列他称作“一级症状”的症状，认为只要有多于一项症状出现，就非常有可能是精神分裂症。

欧洲医师大致根据这些症状诊断精神分裂症，但这些标准在美国较少使用。研究表明，至少有四分之三的精神分裂症患者具有其中至少一项症状。但是，这些症状不能作为诊断精神分裂症的绝对标准，因为至少有四分之一的双相情境障碍患者也表现有这些症状。

1980年之前，“精神分裂症”这个术语在美国比在大多数欧洲国家使用得更加宽松和广泛。事实上，除了美国之外，只有苏联才会滥用“精神分裂症”来败坏和污蔑反政府异议人士。

---

1 预后是指根据病人当前状况来推估未来可能的结果。——译者注

施奈德精神分裂症一级症状

1. 思维化声——幻听到有人说出自己的想法。
2. 争论性幻听。
3. 评论性幻听。
4. 躯体被动体验。
5. 思维被夺或思维停顿。
6. 思维插入。
7. 认为思维被广播。
8. 被强加的情感。
9. 被强加的冲动。
10. 被控制妄想。
11. 妄想知觉，认为正常的言论对自己有特殊意义。

美国精神病学在1980年前进了重要的一步，第三版《精神疾病诊断与统计手册》（简称为*DSM-III*）中采用了新的诊断和命名系统。手册在1987年*DSM-III-R*和1994年*DSM-IV*中再次修订。

2010年，DSM精神分裂症诊断标准再次作出修订，计划2013年在*DSM-V*中发表修订的部分。截至本书付印，诊断标准已经取得广泛共识，但还没有定稿。因此*DSM-V*最终发表的版本与这里罗列的标准可能会有些细微区别。DSM诊断标准与欧洲国家使用的《国际疾病分类》（*ICD*）非常类似，但不完全相同。ICD诊断标准也在修订中，计划在2015年发布*ICD-11*。

DSM精神分裂症诊断标准在美国被广泛接受，可供想了解疾病定义的家庭参考。如果没有达到这些标准，就不应该给出精神分裂症的正式诊断。

DSM-V中有关精神分裂症的诊断标准

A. 特征性症状：具有下列2项（或更多）症状，且均应存在1个月以上（如已经过有效治疗，病期可较短）。或其中的1项，但必须是第1到3项症状之一。

1. 妄想
2. 幻觉
3. 言语紊乱（即“思维散漫”）
4. 很异常的行为，例如紧张症木僵
5. 阴性症状，例如情感淡漠、意志减退等

B. 社交或职业功能不良：自从起病以来的大部分时间里，大部分功能（包括工作、人际关系、自我照料等方面），均显著低于病前水平（如起病于儿童或少年期，明显低于预期的水平）。

C. 病期：此病症表现至少持续6个月以上。此6个月，应该至少包括A项（特征性症状）1个月之久（如已经过有效治疗，病期可较短），也可以包括前驱期或残留期的时间。

D. 排除情感性分裂及心境障碍：如果（1）在急性期没有同时出现抑郁或躁狂发作的表现，或（2）在急性期出现了心境障碍发作，但其显著地较急性期和残留期的时间短；便可排除“伴有精神病性症状的情感性分裂及心境障碍”。

E. 排除精神物质或一般躯体情况：确定此病症表现并非由于某种精神物质或某种躯体情况的直接生理效应所致。

F. 与广泛性发育障碍的关系：如有孤独症或其他广泛性发育障碍或别的儿童期起病的交流障碍的病史，除非出现明显的妄想或幻觉至少1个月，才可另加精神分裂症的诊断（如已经过有效治疗，病期可较短）。

以上列出的症状似乎给人一种精神分裂症相对容易诊断的印象。在病情很严重时确实如此，但在发病早期则可能很难确诊。病人的症状可能间歇性出现，或者相对缓和，而病人也可能隐瞒一些疾病症状。因此，在临床症状更为清楚之前，医生常在初次接诊病人时给出“排

除精神分裂症”的诊断。

要求症状至少持续6个月才可以诊断精神分裂症，这与美国传统的临床惯例有很大不同，但这是有所进步的，因为精神分裂症是很严重的一个诊断，应当谨慎，不应用在有类似精神疾病症状的人身上。虽然没有持续太久，但美国过去经常这么做——轻易给出精神分裂症的诊断。如果患者的类精神分裂症症状持续时间少于6个月，*DSM-V*推荐使用分裂型精神病的诊断；而如果持续时间不足1个月，则为短暂性精神失常。

虽然DSM标准有助于明确精神分裂症的诊断，但问题依然存在。诊断依然基于精神科医生对患者行为和体验描述的主观判断。用于诊断的客观测量手段显然是必要的，可能多年后才会出现，如血液和脑脊液的实验室检测。在此之前，精神分裂症的诊断离不开经验丰富的临床判断，而诊断标准的争论也将继续下去。

1973年，斯坦福大学精神病学家大卫·罗森汉博士做了一个广为人知的实验，指出一些长期存在的诊断问题。罗森汉让志愿者去精神病医院就诊，声称他们已经连续3周产生了幻听。任何形式的幻听毫无疑问都是精神分裂症的重要而常见的症状，大部分患者都在病程的某个阶段经历过幻听。幻听很重要，以至于大部分精神科医生都把幻听作为精神分裂症的标志，除非有证据表明并非如此。因此毫不意外，所有志愿者都被当成真正的病人收治入院。罗森汉用这个研究来讽刺精神科医生以及他们诊断病人的能力，但这不对。如果这些报告自己被幻听困扰的志愿者没有被收治并进行进一步检查，才更让人不安。幻听之于精神分裂症，就像腹痛对于阑尾炎，或者吐血对于消化性溃疡一样。它们都是需要进一步确诊的危险症状。随后西摩·凯特博士温和地指出了罗森汉研究的谬误：

假如我偷偷喝了1夸脱血，且不告诉别人，去任意一家医院的急诊室开始吐血，医生会如何处理是很明显的事。如果他们认为我有出血性溃疡，我想我很难质疑医学对此种情形的诊断能力。

精神分裂症的亚型

19世纪后期，我们现在统称为精神分裂症的不同亚型精神疾病被认为是不同的疾病。1868年发现偏执型精神病，1871年发现青春型精神分裂症，1874年发现紧张症。1896年埃米尔·克雷丕林将3种类型归为一组，命名为早发性痴呆（早年发病的痴呆）。1911年布鲁勒把疾病改名为精神分裂症，并增加了简单型这一亚型。

这些精神分裂症亚型被广泛使用多年，区别它们的唯一标准是疾病症状。因此，用以识别偏执型精神分裂症的特征是妄想和（或幻觉）伴发被害妄想这一主要症状，或者频率稍低的夸大妄想。青春型精神分裂症，在*DSM-IV*命名系统中称为“紊乱型”，其主要症状是言语紊乱、行为紊乱、情感淡漠或情感不适切。行为紊乱作为主要症状时诊断为紧张型精神分裂症，如故作姿态、刻板、木僵和时常缄默，但是这种亚型现在很少见。单纯型精神分裂症未在*DSM-IV*中单独列出，它的特征是不易察觉的兴趣丧失、退缩、情感迟钝，但没有幻觉和妄想。

尽管这些亚型被广泛使用，但其效度和实用性值得商榷。极少有病人确定只属于某个亚型，大部分都是混合症状。因此，美国的DSM系统和欧洲的ICD分类系统都不再使用这些精神分裂症的亚型分类。

将精神分裂症亚型分为缺陷型和非缺陷型或许效度最高。这种分类方式最早由威廉姆斯·卡彭特博士等在1988年提出，逐渐获得支持。缺陷型精神分裂症以“阴性”症状为主。患者情感淡漠、社交动力减弱、话少，几乎没有兴趣爱好。可能会有“阳性”症状，如妄想和幻觉，但并不像“阴性”症状那样突出。大约15%的精神分裂症患者是缺陷型。研究表明，缺陷型精神分裂症患者与其他精神分裂症患者可通过神经心理学测验、家族史（他们有更久的精神分裂症家族史）、出生季节（夏季出生的更多）、基因检测和炎症的血清标记物等区分出来。缺陷型精神分裂症通常比较难治。这种精神分裂症的亚型是否有不同的病因还有待确认。

也有研究者认为，用临床症状来将精神分裂症分成不同亚型是在浪费时间。亚型分类应该基于具体的生物学检测结果，即表型，如电生理学异常、神经影像学异常，或认知异常。具备某种特定认知测验结果的病人被归为一个亚型。这一取向获得了欧文·戈特斯曼等的支持，目前对此感兴趣的大部分是遗传学者。

精神分裂症疾病谱：我们都多少患病吗？

精神分裂症疾病谱的界定标准是什么？这是个持续争论的问题。很少有疾病像精神分裂症这样难以界定范围，研究精神分裂症的人必须高度容忍这种不确定性。

发展完全的精神分裂症只是疾病谱的一端。疾病谱的其他区域还包括：

妄想型障碍。这些人有妄想但达不到精神分裂症的诊断标准，如偏执型妄想（如觉得被跟踪）、嫉妒妄想（如认为配偶不忠）、被爱妄想（如认为一个名人爱上自己），或者躯体妄想（如认为自己得了不治之症）。妄想型障碍的特点是妄想不真实，但并非不合理，也就是说，除去妄想之外其他功能并未受损，可能没有幻觉，或幻觉不严重。

妄想型障碍与精神分裂症的确切关系还不明确。大部分临床医生和研究者都猜测，妄想型障碍是精神分裂症的未完全发展型，但这一猜测尚未被证实。妄想型障碍也被纳入*DSM-V*中。

分裂型人格障碍。过去这些人被认为有边缘型精神分裂症、流动性精神分裂症、假神经性精神分裂症、潜伏性精神分裂症、亚临床精神分裂症和人格型精神分裂症。他们有怪癖和奇怪的知觉、想法、言语与行为。达到*DSM-V*中该病的诊断标准需要出现下述症状：

- 牵连观念，即经常认为其他人在谈论他/她。
- 影响行为的奇怪信念或离奇想法，不同于亚文化的惯例（如被邪教支配、相信千里眼、心灵感应或“第六感”；儿童和青少年则表现为有奇异的幻想或先占观念[1]）。
- 包括身体幻觉在内的不寻常的知觉体验。
- 奇怪的想法和言语（如模糊的、赘述的、比喻性的、啰唆的或者刻板的）。
- 多疑或偏执观念。
- 情感不适或情感受限制。
- 行为/表现奇特、古怪或罕见。
- 除直系亲属外，没有关系亲近的朋友或知己。
- 过度的社交焦虑，且不因逐渐熟悉而下降，这种焦虑可能与偏执性的恐惧有关，而不是由于对自我的负面评价。

分裂型人格障碍。这些人很孤单，几乎没有朋友。他们回避社交场合，寻找不需要跟人打交道的工作机会（如护林员、程序员）。分裂型人格障碍的人几乎都不结婚。这些人表现为没有能力体验对别人的情感，无论是喜欢还是敌对，对赞美和批评也不感兴趣。有些人看起

1　先占观念，原文 Preoccupations，据译者所查资料，概指个体心智中占主导的观念，即一个人先入为主的偏见，如认为自己脸很丑。——译者注

来与他们所处的环境相隔离，仿佛置身于永恒的迷雾中。这一类型未被收入*DSM-V*中。

偏执型人格障碍。这些人的特点是感觉过敏、多疑，怀疑别人的动机。他们总是很警惕，容易被忽视，易发怒。他们认为别人在试图戏弄或伤害他们，而且会不遗余力地去证实这点。他们怀疑他人的诚实，总是留意别人忽视的细节。他们常常很死板，喜欢争论和争辩。很多人都对监控别人的电子或机械设备感兴趣。他们几乎没有温柔的情感，看不起弱小的人，缺乏幽默感。偏执型人格障碍和偏执妄想障碍的区别很小，后者有发展完全的妄想。这一类型并未被纳入*DSM-V*中。

有关这些人格障碍的效度以及它们与精神分裂症之间关系的争论还在继续。众所周知，这些人格障碍类型互有重叠，很多人又分属于不同亚型特质的组合症状。针对精神分裂症患者的谱系研究发现，他们的亲属中患分裂型和偏执型人格障碍的更多，表明这两类人格障碍可能与精神分裂症存在遗传学关系。从理论上讲，它们可以被认作精神分裂症的温和形式。这种可能性（即精神分裂症的“谱系概念”）意味着从分裂型人格障碍到重型精神分裂症之间的谱系带，各个点都有患者分布。这一观点得到近期研究结果的支持，研究发现分裂型人格障碍患者具有与精神分裂症患者类似的脑部结构改变（如脑室和颞叶增大，尾状核畸形）。此外，许多分裂型人格障碍患者在使用低剂量抗精神病药后，感受和功能都有改善。

假如真的存在精神分裂症的谱系，那么它的外边界在哪里？近年来这一问题变得愈加重要，因为有些研究者（大多在欧洲）认为，很多人都有类似精神分裂症患者的症状，有类似的幻听或精神病性体验。社区调查所用的问卷中包含类似下面这样的问题：“你曾有过这样的感受吗？有些奇怪且无法解释的事情正在发生，其他人可能不会相信？”和“你曾经看到或听到别人所看不到和听不到的画面和声音吗？” 近期发表的一篇综述归纳了35篇此类研究，发现类精神病性体验出现的概率为5%，但一些调查显示，欧洲国家有高达18%的人有过这种经历。

非精神分裂症患者有类似精神病体验的现象已被大家熟知。大约一半的双相情感障碍患者和四分之一的重度抑郁症患者可能会出现精神病性的主要症状。严重焦虑的个体、创伤后应激障碍患者以及较轻程度的抑郁症患者也会体验到少数精神病症状。但这些社区调查也存在问题，因为最常使用的问卷是复合性国际诊断访谈表（CIDI），它在检测精神病性症状方面并不可靠。此外还有文化期待的问题：有些文化中，如果你无法听到母亲给你建议的声音，会被认为不正常。一项横向调查发现，报告出现过幻听或幻视的人在尼泊尔样本中的比例为32%，巴西为14%，印度为12%，但在中国、西班牙和巴基斯坦，这一比例则低于1%。此外，大部分调查并没有将偶尔听到去世母亲的声音与精神分裂症患者听到的声音区别开来，后者经历的是长达数小时或是数天的不愉快的连续喊叫声，这也是一个问题。

可以预见，这一研究对有些精神分裂症患者来说如获至宝，他们想否认精神分裂症的存在，认为自己是正常的（见第十五章“消费幸存者”一节）。欧洲“听到声音俱乐部”就曾庆祝这一发现。有些人说，听到声音“不应该被视为需要医治的病理现象，而应该被看作有意义的、可被理解的经历，它与听者的生活史息息相关”。这些话语看起来毫无不良影响，但却已引发官方诊断的考量。当前 *DSM-V* 修订工作者甚至曾考虑加入“轻型精神病性综合征”的类别来涵盖这些人，不过随后他们决定不这样做。大部分精神病学家都反对增加这一综合征，但制药公司却积极支持，他们想要扩张抗精神病药市场。

总的来说，精神分裂症显然属于一个障碍谱系，其中有些人具有发展完全的症状，而另一些人，如分裂型人格障碍的患者，疾病发展程度较轻。很多普通人也会偶尔有幻听或其他精神病性的表现，这一点也很明显。不过，没有证据表明后者是精神分裂症谱系的另一端。精神分裂症更像是一个脑部疾病范畴，而不仅仅是现象谱的一个端点。没有证据表明我们都有一点儿精神分裂症。

分裂情感障碍和躁郁症

对精神病学研究人员来说，精神分裂症与分裂情感障碍和躁郁症的关系，就如上文所讨论的那些诊断单元一样充满争议。

埃米尔·克雷丕林1896年将精神病划分为早发性痴呆（现称作精神分裂症）和躁郁症两类，随后被精神科医生广泛接受。1980年美国精神病学会依据*DSM-III*将躁郁症改名为双相情感障碍，但这个新的术语并没有明显优势，所以我们很多人都继续沿用原来的术语。

躁郁症比精神分裂症更少见。多见于女性，且不知为何，其在有较高社会经济地位的人群中的发病率超出正常比例。躁郁症通常在30岁之前发病，但与精神分裂症不同的是，超过这个年纪发病也并不罕见。对这一疾病病因的研究与精神分裂症走的是相同路线。遗传易感性已被明确证实，据此有研究者认为这就是一种遗传病。躁郁症患者也已被证实存在脑部生化功能紊乱，研究兴趣集中在血清素和它的代谢物而非多巴胺上。虽然躁郁症生理异常的严重程度通常不及大部分精神分裂症，但也存在（如核磁共振成像显示脑室增大，神经系统异常）。

躁郁症最突出的临床特征是躁狂发作、抑郁发作或两者的混合发作。躁狂发作表现为情感高涨（或偶尔易激惹），在此期间患者异常高兴、健谈、爱交际、豪爽、浮夸、精力充沛、性欲强，且经常睡眠极少。病人说话可能会很快（紧迫的），想法冒出来的速度比听者理解的速度都快（思维奔逸）。浮夸可能会发展到妄想状态（如认为自己是总统），可能会衣着艳丽，行为危险或不恰当（抢购、愚蠢的投资）。抑郁发作表现为情绪低落、绝望、食欲减退、睡眠障碍（失眠或嗜睡）、对日常活动丧失兴趣、性欲减退、精力下降、思维变慢、感到内疚或没有价值，常有自杀观念。依据*DSM-V*的诊断标准，躁狂发作需持续至少一周（或住院），抑郁发作需持续至少两周。

尽管大众对躁郁症的刻板印象是一个人从一个极端摆动到另一个极端，然后再回来，但这种情况其实很少见。有些人会有一系列的躁狂发作，有些人会有一系列的抑郁发作，还有些人可能是这两者的组合。发作可能会间隔数月甚至数年，在发作间隔期表现正常。当然我们普通人也会有这类不同程度的情绪波动，有些人精力充沛、开心，那是他性格的一部分，有些人则习惯自我贬低、沮丧。有些人不是完全躁狂，称作轻躁狂，诊断为双相二型障碍。如果一个人有很多次的情绪波动，但达不到躁郁症的诊断标准，可被诊断为循环情感性精神障碍。大约15%的躁郁症患者会自杀。

将躁郁症和精神分裂症区分开来很容易，躁郁症主要的临床症状是情绪失调而不是思维失调。躁郁症患者可能有幻觉或妄想，但它们与高涨或低落的情绪一起出现且彼此保持一致。最重要的是，躁郁症的发作是间歇性的，发作间隔期功能回归正常，而精神分裂症并非如此，且发作会有后遗症。正是因为可以复原，政府、工业界的重要岗位以及娱乐界经常可见躁郁症患者，轻躁狂症患者的某些特质（如精力旺盛、高度自信、所需睡眠少）能在这些领域带给他们更高的创造力和更大的成功。

精神病学和心理学教科书经常暗示精神病人可以明确归属为精神分裂症或躁郁症，这两者区分很容易。不幸的是，事实并非如此，很大比例的病人有这两种疾病的症状。此外，病人的症状随着时间变化而演变的情况也不少见，初期像是教科书上的精神分裂症或躁郁症，一两年后又清楚地出现了另一种疾病的症状。曾有人开玩笑建议说，要么让精神病患者去读精神病学教科书，自己选一个他们愿意得的病，要么我们在精神病学的考虑上更灵活。我个人几乎见遍了精神分裂症和躁郁症各种症状组合的病人。

精神病学体系对此问题的解决方案是创立一个新的中间疾病类别，称为分裂情感障碍。在 *DSM-III* 之前，它被官方列为精神分裂症的一个亚型。*DSM-III* 将它独立出来，并称“目前对于此类别该如何定义还没达成共识”。*DSM-IV* 将分裂情感障碍定义为既有重度抑郁或躁狂症状，又有精神分裂症的症状，但是精神分裂症的症状需单独持续至少两周。

这种争论在精神科医生眼中毫无意义，很大程度上来说确实如此。但对患者和家属来说却很困惑，因为他们觉得精神分裂症和分裂情感障碍是不同的诊断，而事实上它们是诊断谱系的两个层面。从实践层面来说，尽管对某个特定的病人来说并不适用，但分裂情感障碍的诊断意味着在统计意义上有更好的预后。除此之外，分裂情感障碍和精神分裂症在治疗上几乎是一样的，两类患者的用药相同。

那么，分裂情感障碍和躁郁症与精神分裂症的关系到底是怎样的呢？简单讲，我们并不知道。近年来，越来越多的人认为也许克雷丕林错了，精神分裂症和躁郁症是一类疾病的两端而不是两类独立的疾病，具体症状或许取决于（如更像精神分裂症或更像躁郁症）患者的遗传特质，或取决于受影响的主要脑区是哪个部位，或取决于脑部损害在病程的哪个阶段出现。

近来，一种可能的解释得到了越来越多的关注，即这两者重要的共同之处是精神病性症状。所有精神分裂症患者，从定义上来说，都有精神病性症状（如幻觉、妄想）。但仅有一半的躁郁症患者有精神病性症状。越来越多的证据表明，有精神病性症状的躁郁症患者与精神分裂症患者密切相关，他们的病症可能甚至就是同一病种，这一点对没有精神病性症状的躁郁症患者来说就不那么适用。

下表总结了精神分裂症和躁郁症的相同点和不同点。从表中可以看出，这两种疾病有很多共同的前因变量，如出生和住院的季节、过多的围产期[1]并发症和发育异常、部分核磁共振成像结果、部分临床症状和对抗精神病药的反应。另一方面，这两种疾病的表现又显著不同，特别是在神经心理异常、某些核磁共振成像的结果、情感症状的突出程度、临床病程和对像锂盐这样的心境稳定剂的反应等方面。

精神分裂症和躁郁症是一类疾病还是两类?

A. 这两者哪些地方类似

- 两者都是冬天和春天出生的患者较多
- 两者都是夏天入院或再入院的患者较多
- 两者都有高比例的围产期综合征和皮纹学畸形，意味着有些病例在出生前就出现异常了
- 与疾病有关的染色体基因类似（如10、13、18、22）
  两者都有部分患者有严重的发育异常。如运动或语言发育延迟，教育问题和神经系统方面的表现，如协调性差（尽管在精神分裂症中更显著）
- 核磁共振成像研究发现，两者都表现出脑室增大，基底核变异（尽管在精神分裂症中更明显）
- 两者都对抗精神病药有反应

B. 这两者有哪些不同

- 躁郁症在社会经济地位较高的人群中更常见

1　婴儿出生前5个月及出生后1个月。——译者注

- 精神分裂症对男性的影响更早也更严重，而躁郁症略偏爱女性
- 遗传因素在躁郁症中表现得更明显
- 躁郁症患者在有亲属患此病的家庭中更常见，精神分裂症患者在亲属患此病的家庭中更常见，但有例外
- 地理分布中，遗传上的聚集现象在躁郁症患者中或许更常见
- 精神分裂症表现出更严重、更广泛的神经心理功能失调，尤其是记忆测试和大脑额叶功能测试
- 很多躁郁症患者都因艺术上的创造性享有盛誉
- 核磁功能成像上，精神分裂症在脑量和内侧颞叶结构上（如海马）有更明显的萎缩，而躁郁症则多见大脑白质密度过高
- 尽管两者都与神经递质有关，但躁郁症主要是与血清素有关，而精神分裂症则主要与多巴胺有关
- 临床上，躁郁症更常有包含复发、缓解的不同病程
- 情绪症状（如躁狂、抑郁）在躁郁症中更常见
- 躁郁症可以用心境稳定剂治愈（如锂盐），通常不需要合并其他药物，但是精神分裂症不是
- 电休克治疗对躁郁症更有效

推荐阅读

Carpenter, W. T. Jr., D. W. Heinrichs,and A.M.I. Wagman. "Deficit and Nondeficit Forms of Schizophrenia: The Concept." *American Journal of Psychiatry* 145 (1988): 578-83.

Diagnostic and Statistical Manual of Mental Disorders: *DSM-IV*.4th ed. Washington, D.C.: American Psychiatric Association, 1994.

Dickey, C. C., R. W. McCarley, M. M. Voglmaier, et al. "Schizotypal Personality Disorder and MRI Abnormalities of Temporal Lobe Gray Matter." *Biological Psychiatry* 45 (1999): 1393-1402.

Duke, p., and G. Hochman. A *Brilliant Madness: Living with Manic-Depressive Illness*. New York: Bantam Books, 1992.

Jamison, K. R. *An Unquiet Mind: A Memoir of Moods and Madness*. New York:Vintage Books, 1995.

Ketter, T. A., P. W. Wang, O. V. Becker, et al. "Psychotic Bipolar Disorders: Dimensionally Similar to or Categorically Different from Schizophrenia?" *Journal of Psychiatric Research* 38 (2004): 47-61.

Kirkpatrick, B., R. W. Buchanan, D. E. Ross, et al. "A Separate Disease within the Syndrome of Schizophrenia." *Archives of General Psychiatry* 58 (2001): 165-71.

Papolos, D., and J. Papolos. *Overcoming Depression*. 3rd ed. New York: HarperCollins, 1997.

Slater, E., and M. Roth. *Clinical Psychiatry*. Baltimore: Williams and Wilkins, 1969. This is the best textbook description of schizophrenia by a wide margin.

Soares, J. C., and S. Gershon, eds. *Bipolar Disorders*: *Basic Mechanisms and Therapeutic Implications*. Vol. 15 of the series *Medical Psychiatry*. New York: Marcel Dekker, 2000.

Taylor, M. A. "Are Schizophrenia and Affective Disorder Related? A Selected Literature Review." *American Journal of Psychiatry* 149 (1992): 22-32.

Torrey, E. F., and M. B. Knable. "Are Schizophrenia and Bipolar Disorder One Disease or Two? Introduction to the Symposium." *Schizophrenia Research* 39 (1999): 93-94. The entire September 1999 issue of *Schizophrenia Research* (vol. 39, No. 2) is devoted to articles on this subject.

Torrey, E. F., and M. B. Knable. *Surviving Manic Depression: A Manual on Bipolar Disorder for Patients, Families and Providers*. New York: Basic Books, 2002.

Tyrer, P. "Borderline Personality Disorder: A Motley Diagnosis in Need of Reform." *Lancet* 354 (1999): 2095-96.

Vallès, V. , J. Van Os, R. Guillamat, et al. "Increased Morbid Risk for Schizo-phrenia in Families of In-patients with Bipolar Illness." *Schizophrenia Re-search* 42 (2000): 83-90.

第三章

常与精神分裂症混淆的概念

让我感到安慰的是，我开始认为疯癫是作为和其他疾病一样的存在，我也开始接受这样的想法。

1889年凡·高致他兄弟特奥的信

理解精神分裂症的一条途径是描述什么是精神分裂症，这是我们上一章的任务。另一条途径是描述什么不是精神分裂症。对精神分裂症来说，这尤为重要，因为过去这个名词在流行文化和医学领域中广泛误用。想要增加对精神分裂症的理解，我们就必须首先搞清楚到底什么是精神分裂症。

分裂人格

精神分裂症不是多重人格，也不是“人格分裂”，然而很多人却如此认为。电影《巫女》和《三面夏娃》中所描述的“人格分裂”，正式的名称为解离障碍。这种疾病比精神分裂症少见得多，几乎只在女性身上发生，大多数案例都认为与童年期性虐待或身体虐待有关。

近年来有一些精神病学家倾向于对表现出众多症状的个体作出“人格分裂”的诊断。但这样的诊断过分严重，尤其是对那些易受他人影响的个体来说。合格的精神健康从业人员应该从不会搞混解离障碍和精神分裂症。

毒品诱发的精神疾病：吸食大麻会导致精神分裂症吗？

众所周知，很多毒品都因为能产生类似精神分裂症症状的作用而被滥用，甚至像大麻这样较为温和的毒品，也能让使用者体验到奇怪的身体感觉，失去身体与外界的界限，还产生妄想幻觉。有一部分使用者甚至会因为每次使用大麻产生的不愉快妄想状态而放弃使用大麻。像LSD[1]和PCP[2]这样药性很强的毒品通常会产生比较强的幻觉（视觉的多于听觉的）、错觉和思维障碍。症状有时会非常严重，甚至需要就医，如果医生不知道病人的毒品使用史，有时会将病人误诊为精神分裂症。安非他命[3]（兴奋剂）广为人知的是其能够短暂产生几乎和精神分裂症完全一样的症状表现。由于甲基苯丙胺[4]已经扩散到美国的边远地区，近年来类似的案例报告不断增加。

自然而然出现的问题是，毒品滥用是否能够导致精神分裂症。病人家属时常问及这个问题。现有大量证据表明，长期反复使用多种类的致幻毒品可以导致大脑损伤，破坏认知功能和记忆力，使精神分裂

---

1 一种迷幻剂，有强烈的致幻作用，其起源和发展有很多故事。——译者注
2 一种毒品，有时称为“天使粉”。——译者注
3 一种神经中枢兴奋剂，又名苯丙胺，在大多数国家被列为毒品。——译者注
4 一种神经中枢兴奋剂。——译者注

症病人的病情恶化。但是，还没有确凿证据表明使用毒品会导致原本没有精神分裂症的人患上此种疾病。近年来，欧洲研究者认为过度使用大麻可能会导致精神分裂症，但支持这一观点的证据比较薄弱。实际上，假设大麻能导致精神分裂症，加州就应该会有很多人患病。比较清楚的一点是，大麻使用，特别是重度大麻使用，会使得原本被诊断为精神分裂症高发对象的发病进程提前；使用大麻的病人会更早表现出病症。另一点则是，精神分裂症病人使用大麻会导致更严重的后果。

那么为什么一个使用致幻毒品的人，常常会得精神分裂症呢？答案可能分为两方面。第一，毒品滥用和精神分裂症的发作大都发生在相似的年龄段——十几二十岁。这个年龄段的人中，至少吸食某一种类“化合物”的比例非常高。假设吸毒和患精神分裂症之间没有任何联系，但仍然可以说很多精神分裂症患者同时也是毒品使用者。

第二，也是更为重要的一点，是吸毒和患病的次序，病人常常先是表现出精神分裂症早期的一些症状，然后开始使用毒品，试图将他们正在遭受的非正常体验合理化。生命中第一次遇到幻听是非常可怕的体验，但如果你开始使用大麻、PCP 或是类似毒品，就可以为幻听找到合理的理由。使用毒品会让你摆脱大脑出了严重问题带来的困扰。毫无疑问你上瘾了。药物或是酒精可能也可以部分缓解症状。这些案例中的病人认为他们是在治疗自己，我们将在第十章中具体讨论。

关于毒品使用和精神分裂症发作之间关系的最好研究来自德国的贺斌杰和哈夫纳博士。他们检查了232名处于患病早期的精神分裂症病人，发现14%的病人曾使用过毒品，主要是大麻。在这些使用毒品的人中间，27%的人在有精神分裂症症状之前就已经开始使用毒品，35%的病人在精神分裂症发病的同一月份开始使用毒品，38%的病人在发病一个月后才开始使用毒品。

病人家属往往会忽略发病早期的一些症状。由于不了解病人正在经历什么，他们只看到病人越来越多地使用毒品。3~6个月后，病人被诊断为精神分裂症，家属立马就将其归因为毒品滥用。这样的归因同时也减轻了家属的失责感，将自己与病人疾病发作的关系撇干净。特别是当精神健康专家暗示儿童培养问题或家庭沟通问题都会对疾病的发生有作用时，这种归因就别具吸引力。这些案例中，家属会紧抓住“毒品滥用导致精神分裂症”这个观点来反对专家的质疑。

泰德是一个大有前途的大学生，有很好的人生规划。大二进行到一半，他开始表现出欣快症，即开始产生怪异的身体感觉，以及产生自己是来拯救世界的想法。他的成绩一落千丈。他开始每天去教堂，使用LSD。在此之前，他只是偶尔在聚会上吸食大麻。他的室友、大学的管理方以及他的父母逐渐注意到他滥用毒品。一个月内他就因为精神分裂症症状被送往医院。他的父母认为精神分裂症是由吸毒导致的，并且坚信不疑。

处方药物导致的精神疾病

我们处在用药时代，年轻人滥用毒品，老年人大量吃药。只需要随便打开一户美国人家的药柜，就会发现供我们服用的药物究竟有多少。

很多药物有导致精神病症状的副作用，包括困扰、抑郁、妄想、幻觉或错觉。大部分案例中，幻觉都以视觉形式出现，说明其是由药物或别的机体疾病导致。幻听亦偶发，病人看起来就像突患精神分裂症。所以面对第一次出现精神病症状的病人，医生一定要问：“你正在吃什么药？”

刚开始使用处方药物时，往往容易表现出精神病症状的副作用。停药后，这些症状会消失，有时快有时慢。这些药物的副作用在老年人身上，或高剂量用药者身上比较常见。一些药物有时会导致错觉和幻觉，临床上表现出和前述精神分裂症症状极为相似的症状。当然，还有别的药物也能够引发这些症状，不能因为某种药物没有列在这里就认为其不会诱发这些症状。两种或多种药物之间的相互作用也能够产生类似症状。下述列表摘自《医学通讯》杂志（第50卷，2008年12月15日），所列出来的药物在括号内一般都标注了其常用名称。很多药物还有一些别的名称。

可能诱发错觉和幻觉的药物[1]

abacavir（Ziagen）	阿巴卡韦（济而刚）
acyclovir（Zovirax）	阿昔洛韦（舒维疗）
amantadine（Symmetrel）	金刚烷胺
azithromycin（Zithromax）	阿奇霉素（希舒美）
baclofen（Kemstro）	巴氯芬
bupropion（Wellbutrin）	安非他酮
caffeine	咖啡因
chlorambucil（Leukeran）	瘤可宁（苯丁酸氮芥）
chloroquine（Aralen）	氯喹
clonidine（Catapres）	氯压定（可乐定）
cyclobenzaprine（Flexeril）	胺苯环庚烯（环苯扎林）
cycloserine（Seromycin）	环丝氨酸
dapsone	氨苯砜
DEET（Off）	避蚊胺
dextromethorphan（Robitussin）	右美沙芬（惠菲宁）
digoxin（Lanoxin）	地高辛
disopyramide（Norpace）	丙吡胺

1　此处所译药品的中文名以医生实际使用为准。——译者注

disulfiram（Antabuse）	戒酒硫（安塔布司）
dronabinol（Marinol）	屈大麻酚
efavirenz（Sustiva）	依法韦仑（萨斯迪瓦）
ganciclovir（Cytovene）	更昔洛韦（赛美维）
ifosfamide（Ifex）	异环磷酰胺
interleukin-2（Proleukin）	白介素-2（阿地白介素）
isoniazid	异烟肼
levodopa（Sinemet）	左旋多巴（信尼麦）
lidocaine（Xylocaine）	利多卡因（赛罗卡因）
mefloquine（Lariam）	甲氟喹
methyldopa	甲基多巴
methylphenidate（Ritalin）	哌醋甲酯（利他灵）
metronidazole（Flagyl）	灭滴灵（甲硝哒唑）
monafinil（Provigil）	莫达非尼
nevirapine（Viramune）	奈韦拉平
oseltamivir（Tamiflu）	奥司他韦（特敏福）
propafenone（Rythmol）	丙胺苯丙酮（普罗帕酮）
pseudoephedrine（Sudafed）	假麻黄碱（速达菲）
quinidine	奎尼丁
ramelteon（Rozerem）	雷美替胺
selegiline（Eldepryl）	司来吉兰
sibutramine（Meridia）	西布曲明
sildenafil（Viagra）	西地那非（伟哥）
sodium oxybate（Xyrem）	羟丁酸钠
tizanidine（Zanaflex）	替扎尼定
trazodone	曲唑酮
trimethoprim, sulfamethoxazole（Bactrim）	甲氧苄氨嘧啶，磺胺甲恶唑（复方新诺明）
valganciclovir（Valcyte）	缬更昔洛韦（万赛维）
vincristine	长春新碱
voriconazole（Vfend）	伏立康唑（威凡）
zolpidem（Ambien）	唑吡坦（安必恩）

其他疾病导致的精神疾病

一些身体疾病会产生类似精神分裂症的症状。大部分情况下，两者不会混淆，因为身体疾病很容易诊断，但一些特殊情况中，两者可能会搞混，特别是疾病早期阶段。

关于其他疾病在多大程度上与精神分裂症混淆甚至无法区分，存在很大争议。在一份广被引用的研究中，霍尔和他在得克萨斯州的助手检查了38名医院收治的精神分裂症病人，发现9%的病人曾患有某种疾病，“导致或者加速了”精神分裂症的形成。另一方面，古兰和他的同事在加州系统地研究了269名精神分裂症病人，只发现一名病人的疾病（颞叶癫痫）没被检查到，这种病显然导致了与精神分裂症相似的症状。一份针对318名入院时诊断为精神分裂症病人的研究显示，8%的病人“先前患有器质性大脑病变”。在另一份研究中，268名入院诊断为精神分裂症的病人中，只有不到6%的病人表现出相关的器质性大脑病变。一份针对200名病人的尸检研究发现，11%的病人有大脑器质性病变。可以确定的一点是，有一小部分精神分裂症病人，由于患有别的疾病而导致了精神分裂症，而这些疾病是可以治疗的。

能够诱发精神分裂症的重要疾病包括：

脑瘤。脑下垂体肿瘤似乎非常容易诱发精神分裂症，但是别的肿瘤（比如颞叶脑膜瘤）也可能产生相同的作用。这些肿瘤可以通过核磁共振扫描检查出来，疾病早期可以通过手术治愈。

病毒性脑炎。病毒性脑炎在发作后能够导致精神分裂症样症状已被揭示很久。现在很清楚的是，脑炎在表现出更为明显的症状之前，其在早期阶段的症状很容易和精神分裂症混淆。这种情况是否常见，现在并不清楚。一份包含22名病例的研究综述概括了能导致此种后果的病毒，包括单纯性疱疹、爱泼斯坦·巴尔病毒、巨细胞病毒、麻疹、柯萨奇病毒以及马脑脑炎病毒。例如怀疑是病毒性脑炎，可通过脊髓穿刺和脑电波技术来诊断。病毒性脑炎似乎也能够产生很多短暂性精神病症状、持续几天的精神分裂症类症状。有关病毒和精神分裂症之间关系的更多讨论见第六章。

颞叶癫痫。有关癫痫和精神分裂症之间关系的争论由来已久。有报告认为，癫痫和精神分裂症拥有一些共同的易感基因，精神分裂症的发生率在癫痫患者身上较高，反之亦然。颞叶癫痫一般会产生精神分裂症样症状。一份研究发现，17%的颞叶癫痫病人都多多少少表现出精神分裂症症状。

大脑梅毒。尽管此种案例并不多见，梅毒确实是诱发精神分裂症样症状的可能原因之一。2004年，3名这样的病人就被收治入同一家州立精神病院。常规血液检查会发现一些蛛丝马迹，脊髓穿刺则可以确诊。

多样硬化症。抑郁和智力退化是多样硬化症早期的常见症状。极少数情况下，精神分裂症症状也会出现，一份报告指出，一位女士在直到多样硬化症确诊前，才表现出了长达十年的“妄想精神分裂症”症状。

亨廷顿病。作为一种中年发作的遗传疾病，亨廷顿病“常见的初步诊断”和“最常出现的误诊”就是精神分裂症。直到舞蹈状动作开始在病人身上出现，才能作出正确的诊断。

艾滋病。这可能是产生精神分裂症样症状疾病列表中最新加入的疾病。现在比较清楚的是，由于人类免疫缺陷病毒（HIV）入侵大脑，艾滋病患者偶尔会表现出精神分裂症或者双相障碍的一些症状。HIV测试应该被纳入精神疾病诊断的程序中。

别的疾病。很多别的疾病极少数情况下也会表现出精神分裂症的类似症状，如下表所示。

威尔逊氏病	(Wilson's disease)
急性间歇性卟啉症	(acute intermittent porphyria)
异染性脑白质营养不良	(metachromatic leukodystrophy)
红斑狼疮	(lupus erythematosus)
先天性基底核钙化	(congenital calcification of basal ganglia)
肾上腺疾病	(adrenal disease)
肝性脑病	(hepatic encephalopathy)
糙皮病	(pellagra)
类肉状瘤病	(sarcoidosis)
恶性贫血	(pernicious anemia)
金属中毒，例如铅、汞中毒	(metal poisoning)
进行性核上性麻痹	(progressive supranuclear palsy)
中脑导水管硬化	(aqueductal stenosis)
正常压力脑积水	(normal pressure hydrocephalus)
脑血管意外，如中风	(cerebral vascular accident)
发作性嗜睡病	(narcolepsy)
甲状腺疾病	(thyroid disease)
杀虫剂中毒，例如有机磷系化合物中毒	(insecticide poisoning)
细螺旋体病	(leptospirosis)
热带感染，如锥体虫病、脑型疟	(tropicalinfection)

对某种疾病和精神分裂症混淆有兴趣的读者可以阅读科尔曼和吉尔伯格、戴维森、利斯曼的著作，列在本章末尾。

头部外伤导致的精神疾病

头部外伤能否导致精神疾病已经激烈争论了超过两百年。1800年，詹姆斯·哈德菲尔德刺杀乔治国王未遂，因患有精神病而被判无罪，在刺杀发生的6年前，他曾受过严重的头部创伤。创伤破坏了哈德菲尔德的头骨，透过头骨上的一个洞可以看见大脑。

在有关普法战争和俄芬战争中穿颅创伤的研究里，有人格改变及精神疾病发作的详细记载。但是这种情况发生的频率、创伤的严重程度、哪部分大脑被损伤了以及头部创伤和精神病发作之间的潜伏期有多长等，并不清楚。

有证据表明，严重的头部创伤可能会导致某些个体出现精神分裂症。但是一般来讲，除非一个人头部创伤后曾数小时昏迷不醒，否则不会出现精神分裂症。此外，大部分可能导致精神病的头部创伤可能都伤及了前额叶及颞叶。一份针对3名类精神分裂症精神病病人的脑成像研究表明，3人的左侧颞叶都不正常。

问题在于，如何评估头部创伤和精神病出现之间的关系。头部创伤和精神分裂症在年轻人身上都较为常见，所以两者有时可能只是发生的时间巧合。很多年轻人都能回忆起一些头部创伤的经历，亲属亦倾向于将精神分裂症和头部创伤联系在一起，好给疾病找个解释。诊断中更为复杂的是，一些病人在精神分裂症早期阶段可能会做些不理智的事情，从而导致了头部创伤。家人可能没有注意到这些早期症状，所以将头部创伤和精神分裂症联系在一起。还有一点会混淆的是，头部创伤究竟是通过直接损伤大脑导致精神病，还是仅作为一个紧张性刺激，成为压垮骆驼的最后一根稻草。

伴有智力迟钝的精神疾病

智力迟钝是认知功能的一种损伤，可以通过智力商数（IQ）来测量。根据病人的IQ，智力迟钝可以分为轻度（50~70）、中度（35~49）、重度（20~34）以及极重（＜20）。智力迟钝可能是由染色体变异（例如唐氏综合征)、代谢疾病(例如苯丙酮尿症)或是出生前或出生后的脑损伤导致。大部分精神分裂症病人在智商测试时会表现出轻度智商下降,他们的先天智商不一定受到影响,但是他们证明自己智商的能力却丧失了(见第十二章)。

极少数情况下,病人会同时表现出智力迟钝和精神分裂症。它们可能是独立发生,仅仅碰巧发生在同一时间,也有可能它们都跟某种脑损伤相关。两者同时发生时,病人实际上很难得到恰当照料,因为治疗机构的设立要么是为了治疗精神疾病,要么是为了治疗智力低下。在美国大多数州,这样的病人从一个治疗机构被踢到另一个治疗机构,每个机构都拒绝承担责任,让病人感觉自己像是惹人生厌的麻风病人。这种病人的家人往往在没有精神健康机构提供帮助的情况下,在家里无微不至地照顾病人。

最广为人知的例子是罗斯玛丽·肯尼迪,她是约翰·罗伯特和爱德华·肯尼迪的姐姐。她在童年时就表现出轻微智力发展迟缓,最终发展为中度智力迟钝。她在21岁时,表现出了类似精神分裂症的精神疾病,让她的家人很是惊慌。鉴于抗精神疾病药物在1941年还没被发现,她接受了前脑叶白质切除手术。手术的后果是灾难性的,导致了严重的智力下降以及大脑损伤,她被终生关在一个私人疗养院,直到去世。

自闭症

自闭症作为一种婴儿期疾病,看起来和精神分裂症毫无关联。自闭症始于生命前两年半,其特点包括社交回避(例如儿童拒绝被拥抱和触摸)、言语发展迟缓、对感知觉刺激反应不正常(例如声响可能让儿童不知所措)、对无生命的物体(例如水龙头、儿童自身的影子)

或是重复动作（例如旋转）的痴迷。自闭症的发病率大概为万分之四，是精神分裂症发病率的二十分之一。曾有一种说法认为自闭症在较高社会阶层中更为常见，但是后来被证明并非如此。男性的发病率是女性的4倍。近期的研究表明，美国的自闭症发病率可能在上升。

自闭症是多个疾病的总和，而非一种单一疾病。蕾特氏症是仅发生于女童身上的一种较为温和的疾病形式。亚斯伯格症则是另一种较为温和的疾病形式，病人有正常的语言能力。自闭症样行为可在X染色体易裂症、苯丙酮尿症、病毒性脑炎和别的疾病中观察到。癫痫常伴随着自闭症，大约过半的自闭症儿童会多多少少地表现出智力低下，自闭症儿童中耳聋或失明的比例远超预计。

正如精神分裂症一样，自闭症的生理成因已经无须争论，有足够的证据支持，像卡纳尔"冷酷母亲"这样的老理论现在已经没有市场了。显然，自闭症的成因是有基因基础的：这些孩子的脑部发生了神经病理学变异，特别是小脑。一些研究还发现他们的脑成像结果异常，但却没有关于脑成像异常的研究；还有研究观察到内分泌功能异常和血生化指标异常。众多关于自闭症成因的研究中最为有意思的一个是，生下了自闭症婴儿的母亲和对照组比较，怀孕期间出血次数更为频繁。另外，儿童期注射的疫苗中的某些成分（例如麻疹疫苗、流行性腮腺炎疫苗和风疹疫苗）是否是自闭症的成因也存在很大争论。

多种药物被用来治疗自闭症，但是收效甚微。特殊训练似乎可以稍微改善自闭症儿童的行为。随着儿童年龄的增长，只有很小一部分儿童会变好，正常生活。一个例子就是坦普尔·格兰丁，她拥有博士学位，在科罗拉多州州立大学动物科学系担任助理教授，她在《图像思维》一书中记述了自己的疾病。大部分自闭症患者都会带有精神分裂症的种种"阴性"症状（例如回避、情感障碍和思维贫瘠），而不是"阳性"症状（例如错觉和幻觉）。

大部分情况下，区分自闭症和儿童期精神分裂症并不困难。自闭症几乎都开始于两岁半之前，而5岁前发作精神分裂症很罕见，10岁前也很少见。自闭症儿童会表现出回避、语言发展迟缓和重复动作，而精神分裂症儿童则会表现出错觉、幻觉和思维障碍。一半的自闭症儿童会出现发育迟缓，但这在精神分裂症儿童身上则少见。最后，精神分裂症儿童可能会有家族精神病史，但是自闭症儿童则几乎不会因为遗传而患上自闭症。

反社会型人格障碍和性爱狂魔

反社会型人格障碍、性爱狂魔和精神分裂症之间的混淆本不应该存在，但是法院的一些判决显示这种混淆实际上是存在的。反社会型人格的个体完全不顾及他人、撒谎、欺骗、违反法律、伤害他人，而且他们完全不会因此感到自责。他们也被认为是反社会的人、精神病态者、惯犯。反社会型人格患者中有一部分还有性的问题，他们会强奸别人、侵犯儿童（娈童癖），常被称为性暴力罪犯（SVP）。

1994年，堪萨斯州通过了一项法律，允许将性暴力罪犯无限期关押在公立精神病院。1997年最高法院对该法案表示支持，这项决定通常被称为亨德里克斯决议。过去，性暴力罪犯由司法系统处理，关押进监狱，但是现在他们会被判决进入精神病院。同时期，正如我们将在第十四章中所描述的，那些从精神病院出院但并未接受治疗的精神分裂症患者可能会因病犯罪，被关进监狱。这样一个将罪犯关进精神病院而将精神病患者送进监狱的转变，会让很多人认为精神健康机构比那些病人的脑子更有问题。

反社会型人格障碍、性暴力犯罪和精神分裂症三者之间没有任何关联。一项研究指出，精神分裂症病人中反社会型人格障碍的发生率并不比一般公众中的发生率高。反社会型人格障碍和性暴力犯罪是否会损害大脑还不为人知，如果会，那么其损伤肯定异于精神分裂症的损伤。

文化根源的精神病行为

极少数情况下，精神分裂症会混淆于文化导致的精神疾病或歇斯底里精神疾病。这种异化的意识状态常常由个体主动造成。在这种异化的意识状态中，个体也许会表现出极像精神分裂症的症状。比如，个体会报告异常的身体感知觉以及幻觉，可能会表现出兴奋而不理性的行为。在美国，这些情形大都和原教旨主义宗教仪式有关。在别的文化群体和国家中，这些情形以别的名称为人所知，例如纳瓦霍印第安人的飞蛾狂热、克里和奥吉布瓦印第安人的温迪戈[1]、中东地区的扎[2]、中国的缩阴症[3]、拉丁美洲的着魔恐惧[4]、东南亚的拉塔病[5]，以及各地都可见的狂暴[6]：

> 塞西莉亚除了每月在原教旨主义教堂进行彻夜祈祷仪式外，拥有完全正常的生活 。在仪式中，她声称听到有声音和她说话，她常常胡言乱语，有时行为狂野到别人不得不制止她。教会里的人对她又怕又敬畏，怀疑她被神灵附体。

除非出现了别的症状，像塞西莉亚这样的人不应该被认为是精神

1　一种食人的怪物，源自美国和加拿大地区印第安人的传说。——译者注

2　中东地区的一种宗教习俗。——译者注

3　一种常见于中国和东南亚地区的文化结合症候群和心理疾病，患者在生殖器官没有任何变化的情况下仍然认为其生殖器正在缩进体内，并且认为生殖器官缩进体内后就会致死。——译者注

4　常见于南美，指被惊吓和因为情绪创伤或目睹他人创伤而造成的肉体折磨。——译者注

5　表现为共济失调、言语障碍及抽搐的一种神经病。——译者注。

6　Amok亦称为Running Amok，源自马来西亚语，指突然大肆攻击他人和事物的暴力行为。——译者注

分裂症。但是由于这些团体认为听见声音或“胡言乱语”很重要，有时精神分裂症患者会被原教旨主义宗教团体或者仪式吸引。

推荐阅读

Achté, K. A., E. Hillbom, and V Aalberg. “Psychoses FollowingWar Brain Injuries.” *Acta Psychiatrica Scandinavica* 45 (1969): 1-18.

Clarke, M. C., A. Tanskanen, M. O. Huttunen, et al. “Evidence for Shared Susceptibility to Epilepsy and Psychosis: A Population-Based Family Study.” *Biological Psychiatry* 71 (2012): 836-39.

Coleman, M., and C. Gillberg. *The Biology of the Autistic Syndromes*. New York:Praeger, 1985.

Coleman, M., and C. Gillberg. *The Schizophrenias: A Biological Approach to the Schizophrenia Spectrum Disorders*. New York: Springer, 1996.

David, A. S., and M. Prince, “Psychosis Following Head Injury: A Critical Review.” *Journal of Neurology, Neurosurgery, and Psychiatry* 76 (2005): 53-60.

Davison, K. “Schizophrenia-Iike Psychoses Associated with Organic Cerebral Disorders: A Review.” *Psychiatric Developments* l (1983): 1-34. An earlier version of the article, widely referenced, was published by Davison and C. R. Bagley as “Schizophrenia-like Psychoses Associated with Organic Disorders of the Central Nervous System” in *Current Problems in Neuropsychiatry*, edited by R. N. Herrington. Ashford, England: Headley Brothers, 1969.

De Hert, M., M. Wampers, T. Jendricko, et al. “Effects of Cannabis Use on Age at Onset in Schizophrenia and Bipolar Disorder.” *Schizophrenia Research* 126 (2011): 270-76.

Grandin, T. *Thinking in Pictures*. New York: Vintage Books, 1996.

Hambrecht, M., and H. Häfner. “Substance Abuse and the Onset of Schizophrenia.” *Biological Psychiatry* 40 (1996): 1155-63.

Lishman, W. A. *Organic Psychiatry: The Psychological Consequences of Cerebral Disorder*. Oxford: Blackwell Science, 1998.

McGrath, J., J. Welham, J. Scott, et al. “Association Between Cannabis Use and Psychosis-Related Outcomes Using Sibling Pair Analysis in a Cohort of Young Adults.” *Archives of General Psychiatry* 67 (2010): 440-47.

Molloy, C., R. M. Conroy, D. R. Cotter, et al. “Is Traumatic Brain Injury a Risk Factor for Schizophrenia? A Meta-Analysis of Case-controlled Population-based Studies.” *Schizophrenia Buttetin* 37 (2011): 1104-10.

Torrey, E. F. “Functional Psychoses and Viral Encephalitis.” *Integrative Psychiatry* 4 (1986): 224-36.

第四章

起病、病程和预后

这个疾病会扰乱感觉、扭曲理性，将情绪搅动得一片混乱——这是在伤害人的本质属性——让诸多的不幸降临到受害者头上，制造出众多社会恶习，不管是用统计还是其他方法，这些特性让它值得研究……我们会找到精神病病因、病程规律、对它产生影响的各种情形，逆转它的出现，降低严重程度；将来也许可以让人类免受它的毒害，就算做不到，至少能确保患者得到及时治疗。

威廉・法尔，1841

初次被诊断为精神分裂症后，患者和家属会有很多疑问。这种病童年期有前兆吗？他们忽视了最早期的症状吗？完全康复的可能性有多大？患者10年、30年后能够达到怎样的独立程度？患者余生大部分时间都要在精神病院或团体之家度过的可能性有多大？这些都是重要问题，因为这些问题的答案决定了精神分裂症患者及其家属如何规划未来。

童年期前兆

认为精神分裂症最早表现始于童年的观点并非最近才出现。1857年，杰出的英国医生约翰·霍克斯说，“早在真正发病前，隐患很可能就已埋下”。1919年埃米尔·克雷丕林亦观察到，“有相当数量的病例在童年期就表现出明显且明确的精神病特性”。

精神分裂症童年期先兆的研究可追溯至20世纪30年代。最近几十年，这类研究不断涌现。很多顶级研究招募了大量特定时期出生的孩子，这些孩子在童年期就密集参加了很多检查和研究。现在，他们中的很多人已经到了精神分裂症高发年龄，所以研究者得以比较患病者和健康者的童年期记录。这类出生队列研究中，规模最大的一项是全国联合围产期项目，它招募了1959至1966年出生的55 000名美国儿童，英国、瑞典、芬兰、丹麦和以色列也有类似的小规模出生队列研究。

这些研究发现，一部分儿童（占后来精神分裂症患者的四分之一至三分之一）与其他人不一样。这种不一样包括：

1. 婴儿期关键发展事件延迟（如讲话和走路更晚）
2. 语言和讲话方面的问题更多
3. 协调性更差（如不擅长运动、体育成绩差）
4. 学习成绩差
5. 社会功能差、朋友少

需要强调的是，这些童年期先兆与精神分裂症仅是统计学上的关系，而不是针对具体个案的预测因素。大部分精神分裂症患者在童年期并没有什么特别之处。实际上，芬兰的一项研究甚至发现，有相当一部分后来患上精神分裂症的儿童在校期间表现特别好。与之相对的是，大部分关键发展事件延迟、语言和讲话问题、协调性、成绩和社交方面较差的人，并不会患上精神分裂症。

精神分裂症童年期先兆的研究也在女性精神分裂症患者的子女（这被称为“高危”研究，因为她们的孩子中大约有13%的人也会患上精神分裂症）和同卵双生子中开展过。例如，我做过一项双生子研究，在27对“患病—正常”的同卵双生子中，精神分裂症患者有7人在5岁时就与他们的手足存在明显区别。比如其中的一对，两人都是在4岁时会系鞋带，但一年后，其中一人丧失了这项能力，并且学会了奇怪的走路方式。尽管彼时并没有检查出异常，但就是这个人，26岁时患上了精神分裂症。

起病和早期症状

家属最常问的问题是，如何才能识别精神分裂症的早期症状？这个问题与第十一章中将讨论的疾病复发不同。问这个问题的是那些家有棘手孩子的家长，他们想知道孩子以后是否有发展成精神分裂症的风险。那些已有一个年长孩子患精神分裂症的家长也会问这个问题，他们担心幼子。

考虑精神分裂症的早期症状时，有一点很有用，那就是精神分裂症发病年龄段特别窄。在美国，四分之三的精神分裂症患者都在17~25岁发病。很少有人在14岁前或30岁后起病。另外，有证据表明，现在精神分裂症的起病年龄比50年前或是100年前提前了。

精神分裂症在这一特定年龄段起病的原因并不清楚。但应该指出的是，其他慢性脑部疾病，如多发性硬化和阿尔兹海默症，也有特定的起病年龄段，我们同样也不清楚其原因。有意见认为，美国的精神分裂症平均发病年龄低于欧洲，偏执型精神分裂症的发病年龄高于其他亚型，美国当前平均发病年龄比19世纪时低。有意思的是，一项研究发现赤道附近的国家精神分裂症发病年龄比较低，离赤道最近的国家（如哥伦比亚）和最远的国家（如俄罗斯）之间，平均发病年龄相差10岁。

也有些人的起病时间无法追溯。如前文所述，家人会这样描述，“她一直都与其他孩子不同”“整个童年期老师都注意到了他的反常，并让我们带他去做检查”。这些病例表明，尽管发展完全的思维障碍、妄想和幻觉直到青少年晚期或20岁出头才出现，但疾病进程在人生早期阶段就已经开始。

有古怪孩子的家庭应该从何时开始担心？我们都知道，大部分精神分裂症患者童年期都很正常，小时候并不能看出什么。我们还知道，绝大部分古怪孩子不会发展成精神分裂症，实际上很多人后来成了领导者。在青少年期（11~13岁）将正常儿童的古怪行为与精神分裂症的早期症状区分开来特别困难，这个年纪的行为常态本来就很奇怪。感觉过敏是精神分裂症的一个常见症状，但又有多少青少年没这样的经历呢？情绪化、退缩、冷漠、不注意个人形象、困惑、认为被人监视、过于关注自己的身体、思维不清晰，可能都是精神分裂症的前兆，但也有可能只是成年早期及其伴随问题的正常表现。因此，除非有证据表明有别的可能性，家长不该对孩子每个古怪的地方都忧心忡忡，而是要假定他们是正常的。已有一个孩子被诊断为精神分裂症的那些家长，因为担心最坏的情况也会发生在那些年纪小的孩子身上，所以尤其难做到这一点，但这很重要。15岁的孩子已经有足够多要担心的事情，不需要家长再告诉他们“不要做白日梦。你哥哥也这样做过，这让他生了病，住进了医院”。

家长在什么状况下应该开始担心出问题了呢？什么时候成年早期的心理变化越界变成了精神分裂症的早期症状呢？德国与加拿大的研究者为了确定早期症状，询问了众多处于疾病早期的患者和他们的家属。得到的结果汇总在下表（加上其他研究者的结果和我自己的临床经验汇总）。表中最重要的一个词是“变化”——社会行为、睡眠和饮食习惯、自我照料习惯、学校表现或情感关系的变化。家长可能会这样说，“约翰在过去6个月中完全变了一个人”或者“詹妮弗的朋友都不来了，她似乎谁也不想见”。这样的变化当然可能是由精神分裂症以外的事情引起的，但也一定要考虑该年龄段青少年使用毒品的可能性。

家属观察到的最常见精神分裂症早期症状

- 抑郁
- 社会行为的改变，特别是退缩
- 睡眠和饮食习惯改变
- 怀疑或感到别人在谈论他/她
- 自我照料习惯改变
- 学校表现改变
- 特别虚弱，精力不足
- 头疼或头部有奇怪的感觉
- 与家人或密友的情感关系发生变化
- 混乱、奇怪或离奇的想法

应该强调的是，表中这些早期症状只是家属观察到的。患者在发病早期可能经历一些家人看不到的症状，包括焦虑、坐立不安、难以集中注意力和自信心下降。他们还可能在家里人注意到之前，就已经连续几周甚至几个月听到声音（幻听）了。

儿童精神分裂症

大众普遍觉得，虽然少见，但儿童精神分裂症不过是成人精神分裂症的早期形式。大约每1位女性患病就有2个男性患病，仅有约2%的精神分裂症患者是在儿童期起病。这一比例会随着儿童和成人分界线位置的不同而变化。精神分裂症在5岁前起病极其罕见（见自闭症部分，第三章），在5岁至10岁发病率缓慢增高。从10岁开始，精神分裂症的发病率不断增高，一直到15岁，从此时开始，它进入向成人疾病峰值迈进的陡增期。

儿童精神分裂症的症状与成人精神分裂症的症状非常相似，不同之处亦可预见，即症状内容与年龄相关。例如，一项对精神分裂症低龄儿童患者的研究发现，患儿经常认为幻听的来源是宠物或玩具，而且“怪兽主题很常见……随着年龄增长，幻觉和妄想都变得更加复杂和详细”。儿童精神分裂症的另一项突出特征是，患儿通常有1~2项以下症状：癫痫、学习障碍、中等程度的精神发育迟滞、神经学症状、多动或其他行为问题。为了解决这一混乱，美国精神病学协会在它的官方命名体系中删除了“儿童精神分裂症”，建议用儿童期起病的精神分裂症或“儿童广泛性发育障碍”代替，这个术语包罗了不能清楚界定的众多儿童脑部病变。

与成人精神分裂症一样，儿童精神分裂症也被认为与遗传因素有关，很多研究者认为与成年期起病的精神分裂症相比，遗传因素在儿童精神分裂症中更为重要。这些孩子中有微小躯体异常的人比例更高，母亲有妊娠和分娩并发症史的也更多。儿童精神分裂症是脑部疾病，核磁共振成像和脑电图检测出的畸形已经证实这一点。最新核磁共振成像研究发现，儿童精神分裂症患者在青少年期就出现了与疾病有关的脑部变化，包括进展型脑容量下降和灰质明显减少。

儿童精神分裂症与成人精神分裂症都使用相同的抗精神病药物治疗。一项研究追踪了起病后14~35年的10位患者，他们仍然被诊断为精神分裂症，不过幻觉和妄想都更少一些。相反，他们似乎更安静和退缩、思维贫乏、缺乏动力。少数儿童精神分裂症患者会康复，长大后生活得很好，但这些人占多大比例仍不清楚。一般来说，精神分裂症起病年龄越小，预后越差，但也有例外。康拉德·艾肯在《静雪，秘雪》中描写了一位12岁的患儿（见第十三章）。另一个简短的虚构故事是弗拉基米尔·纳博科夫的短篇小说《符号与象征》。路易斯·威尔森在《陌生人，我的儿子》中很好地描述了该如何与患此病的孩子相处的故事。

产后精神分裂症

产妇在生产后有些抑郁较为常见，少数的可能比较严重。更少见的是，大约每1 000例分娩的产妇中有1例会出现精神病性症状。症状通常会在产后3~7天出现，可能会有妄想（如母亲认为自己的孩子有缺陷，或被绑架）和幻觉（母亲听到声音，命令她杀死婴儿）。因为这些病人的不可预测性，婴儿通常在母亲好转前被带离母亲身边。

绝大部分产后精神错乱的病例都被诊断为躁郁症或伴精神病症状的重度抑郁。少部分会被诊断为精神分裂症。丹麦最近一项大规模研究发现，9%的产后精神错乱产妇被诊断为精神分裂症。这些女性预后较差：50%在发病后1年内再次入院，98%的人在10年内复发。

这些分娩引发精神分裂症的病例可能迟早都要发病。分娩期激素水平会发生很大变化，而众所周知，有些精神分裂症女性患者对激素变化非常敏感，在生理期前症状会更突出。

迟发型精神分裂症

正如有一类精神分裂症在儿童早期起病一样，也有一类精神分裂症起病较晚。迟发型精神分裂症被宽泛地定义为在40或45岁后起病。它具体的发病率还不清楚，但并不罕见。针对它的很多研究都是欧洲人做的，美国学者对此没什么兴趣。因此欧洲研究报告的精神分裂症起病平均年龄几乎总比美国研究中报告的大，是事出有因的。欧洲学者对迟发型精神分裂症更感兴趣，或许是因为它因某种原因在欧洲更常见。

临床上，迟发型精神分裂症与起病较早的类型是类似的，不一样的是女性患者更多；在起病前，有分裂样或偏执型人格特质的人更多；有更多的视觉、触觉和嗅觉的幻觉；阴性症状和思维障碍更少。神经心理学测验和核磁共振成像扫描显示出与其他类型精神分裂症类似的缺陷。最近一项对迟发型精神分裂症患者的随访研究发现，有三分之一的精神分裂症患者发展成了阿尔兹海默型痴呆。

结局的预测因素

这些年来人们注意到，有些精神分裂症患者会完全恢复，有些会部分恢复，有些则一点儿都不见好转。这一现象促使很多专业人士去查阅最初入院采集的临床资料，试图发现哪些因素可以预测好的结局（预后良好），哪些因素可以预测坏的结局（预后不良）。这些工作指出了一系列预测因素，单个预测因素作用有限，但作为一个整体却可能非常有用。据此将精神分裂症划分为预后良好和预后不良的分型方法得以出现，并得到了广泛应用。这可能是迄今为止对此病分类的最有效方式。

最有可能预后良好的是那些起病前看起来相对正常的患者。因此，如果小时候能与其他人交朋友，没有严重的不良行为，学业上的成功达到了与他们智力相匹配的水平，他们的预后更可能是好的。相反，如果他们被亲戚们描述为“一直是奇怪的孩子”，在学校里与同学或与他们的同伴相处很有问题，被认为行为不端，或者非常退缩，他们很可能是预后不良的那一类。

现在已经非常明确的是，女性患者比男性患者预后更好。预后最好的患者没有精神分裂症家族史。越近的亲属患精神分裂症，预后越差。如果有抑郁症或躁郁症家族史，患者更可能有一个好的预后。因此，没有精神疾病或仅有抑郁或躁郁症的家族史预示着预后良好，精神分裂症家族史则预示着预后不良。

一般来讲，精神分裂症的起病年龄越小，预后越差。15岁就被诊断为精神分裂症的人可能比25岁才起病的人预后更差。初次诊断精神分裂症时年纪更大的人，特别是超过30岁的，预后可能更好。

起病的类型也是复原的一项重要预测因素，预后最好的是那些起病最突然的人。能描述患者症状在数月内逐渐发展的家属，其实是在画一幅凄凉的画，因为很可能这个患者预后会不好。相反，作为一名精神科执业医师，我很开心家属这样告诉我，“约翰直到1个月前还完全正常”，因为我知道这样的病史预示着好的预后。对自己疾病有觉察（洞察力）是好事，缺乏觉察（疾病感缺失）是坏事。

与预后良好相对应的临床症状主要以“阳性”症状为主，特别是偏执型妄想和紧张性行为。相反，如果主要以“阴性”症状为主，如退缩、冷漠、思维贫乏，则预后不好。有正常的情感是好事，情感平淡是坏事。强迫症状也被认为预示着差的预后。CT 或者核磁共振成像的诊断结果正常，意味着预后良好。如果显示脑室增大或脑组织萎缩，则意味着预后不良。患者最初对抗精神病药物的反应是一个很强的预测指标，反应越好，预后可能越好。

应该再次强调的是，这些预测因素单个的预测作用有限，只有把它们都结合在一起，才能对总体的预后情况进行预测。当然，许多病人既有好预测指标也有坏预测指标，其他人则可被清楚地归为其中某一类。

还应该记住的是，所有的预测因素都仅仅代表统计意义上的可能性，除此之外不能说明什么。我们作为经常照顾精神分裂症患者的医生，见过太多例外，因而对任何预测都保持谨慎。我曾见过一个患者，童年期正常，没有精神分裂症家族史，22岁急性起病，最初有紧张性症状，但从他初次住院以后，就再也没有恢复，预后不良。我也见过有不良预后指标的患者几乎完全康复的情况。

预后的预测因素

预后良好	预后不良
相对正常的童年	童年期有严重问题
女性	男性
无精神分裂症家族史	有精神分裂症家族史
起病时年龄大	起病年龄小
急性起病	慢性起病
偏执或紧张性症状	主要以“阴性”症状为主
有正常的情感	情感平淡
对疾病有好的觉察	对疾病的觉察差
正常的CT或核磁共振成像结果	异常的CT或核磁共振成像结果
最初对药物反应良好	最初对药物反应差

男女差异

尽管早期精神病学教科书认为精神分裂症在男性和女性中的发病

率相同，但最近研究清楚地表明，男性更容易患病。其中最明显的是，男性起病时间更早——在美国，男性比女性发病早3~4年。对十七八岁精神分裂症患者的分析发现，每4~5名男性对应1名女性。

精神分裂症对男性来说是更为严重的疾病。男性对抗精神病药的反应没那么好；他们需要更高剂量的药；他们复发率更高；他们的远期适应情况——社会生活、婚姻、工作记录、自杀率和功能水平等指标——也不如女性好。当然，也有很多女性病程不乐观，很多男性恢复得很好，但是统计很清楚地表明，精神分裂症在男性中发病更普遍、更早，也更严重。

目前尚不清楚这种性别差异的原因，这是精神分裂症众多需要被研究问题中的一个。需要注意的是，儿童孤独症和儿童精神分裂症都更偏爱男性，而男性胎儿对环境引发的问题更敏感，如感染。男性更早患精神分裂症，也更严重，这一事实可能只是大自然母亲格言的又一个反映：从很多方面来讲，男性都是较弱的性别。男性精神分裂症更严重的原因的另一个猜测是，女性性激素（雌激素）可能有抗精神病性的效果，有保护作用。这一可能性促使研究者开展一些有前景的临床试验，把雌激素用作辅助药物来治疗女性精神分裂症患者（见第八章）。虽然可能性不大，但精神分裂症可能与糖尿病类似，可分为两大类：早发型——较严重，主要影响男性；迟发型——较缓和，主要影响女性。

可能的病程：10年后

对初次住院的精神分裂症患者来说，1年后的情景是比较乐观的。杰弗里·利伯曼博士和他的同事完成了一项研究，70例患者中，74%的人1年后被认为“完全缓解”，12%的人“部分缓解”。精神分裂症患者进入缓解期的平均时间是42周，分裂情感障碍是12周。

精神分裂症更长期的预后就没有第一年时那么乐观。21世纪初，关于精神分裂症病程走向有三分之一法则之说：有三分之一的人痊愈，三分之一的人好转，三分之一的人没有变化。最近在欧洲和美国开展的精神分裂症患者长期随访研究发现，这个法则是过分简单化且过时的，比如，病程超过30年的显然比病程超过10年的要好。药物可能已经改善了很多病人的长期病程，而去机构化的正面效应也降低了患者对医院的依赖，使更多病人有能力在社区生活。另外，精神分裂症患者的死亡率，尤其是自杀率非常高，且在明显增长。

斯蒂芬斯分析了25项至少随访10年的研究，较好总结了精神分裂症的可能病程。病人“康复”“好转”“未好转”的比例在各个研究中因最初选择病人的不同而变化很大，如大量入组急性反应性精神病患者会提高完全康复的比例。依据迄今为止的所有研究，精神分裂症的10年病程如表中所示，更趋向于“四分之一”而不是“三分之一”法则。

精神分裂症的病程

10年后

25% 完全康复

25% 很大程度好转，能相对独立

25% 有好转，但需要广泛的支持网络

15% 住院，没有好转

10% 死亡（大部分是自杀）

30年后

25% 完全康复
35% 很大程度好转，能相对独立
15% 有好转，但需要广泛的支持网络
10% 住院，没有好转
15% 死亡（大部分是自杀）

25% 完全康复。所有精神分裂症患者都要被纳入分析，包括那些精神分裂样障碍持续不足6个月的。如果仅入组狭义的精神分裂症患者（如病症表现至少持续6个月），完全康复的比例将低于25%。不管他们是使用抗精神病药物、麦芽油、藏族心灵疗愈，还是黄色软心豆粒糖来治疗，只要完全康复的都算，所有精神分裂症的治疗方式必须效果好于自然痊愈才会被视为真正有效。那些在生病头两年内就康复了的病人通常独立发作次数不超过两次：

> 安德里亚大学二年级时成了重度精神病人，住院6周。她慢慢康复，过去6个月，她在家里使用药物和支持性心理治疗，下一年就能复学。她认为生病是因为失恋，因为她的家人，他们谈起这个疾病时，只是含糊地称为“精神崩溃”。

这样的家庭通常会否认家人得了精神分裂症，也很少加入国家精神病者联盟（NAMI）这样的组织（之前被称作精神病患者的国家组织）。

25% 有很大程度好转。这些病人通常对抗精神病药物反应良好，只要吃药，就能保持良好的康复状态。他们可以相对独立地生活，有社交活动，可能会结婚，经常能够从事兼职或全职工作：

> 彼得童年时正常，高中生活顺利。此后结婚，参军受训，旅行。无精神疾病家族史。21岁时分配到德国，自那时起，他的身体开始有奇怪的感觉，后来又听到声音。他开始大量饮酒，这似乎能缓解幻听症状，后又转用大麻和可卡因。他的情况迅速恶化，因袭击一个认为要毒害他的官员而被捕。他住进医院，最终因残疾退役。后面3年中，他又住了3次院。

彼得对超高剂量的药物逐渐有了反应，出院时几乎完全康复。他每周都来进行药物注射，住在自己的公寓里，白天会探望家人（包括离异的妻子和孩子）和朋友。他显然有能力干一份工作，但却没有去做，因为他害怕工作会影响退伍军人管理局每月发放的残疾基金。他唯一的遗留症状是，会在一天的晚些时候听到声音，他能将其忽略。

25% 中等程度好转。这些病人对药物的反应没有那么好，通常有"阴性"症状，在发病前有适应不良史。他们需要广泛的支持网络，在能满足这一需求的社区，他们或许可以过上满意的生活，但在不具备这一条件的社区，他们可能就成为牺牲品，最终无家可归，或是住在公共庇护所：

> 弗兰克小时候就不合群，但却有突出的音乐才能，并因此获得了大学奖学金。大学三年级时，他的成绩慢慢下滑，因为他抱怨总是有幻听。住院和药物治疗让他有了中等程度的改善，最终他被安置在社区的过渡住所。弗兰克理应去参加日间活动，但却经常在大街上自言自语，或在废纸上谱曲。他一个人待着，换衣服、刷牙、吃药都需要别人提醒。

15% 没有改善。这些是难治性患者，在此之前我们几乎不能为他们做些什么。有些对第二代抗精神病药物如氯氮平有反应（见第八章）。那些没有反应的病人则需要得到收容所长期的庇护照料。放回社区通常是违背他们意愿的，结果往往凄惨：

> 桃乐茜是个安静的孩子，成绩全优。在桃乐茜的童年期，她妈妈因为精神分裂症住了两年院，一个兄弟则待在智力迟钝者机构。她15岁时第一次入院，住了1个月。除了被诊断为“青少年暂时情境性反应”外，这次住院的其他信息都无法获得。此后，桃乐茜退学，在当地工作、结婚，有了3个孩子。直到22岁前，她看起来一切正常。但此后，她觉得有人要害死她，人们在谈论她，整天都能听到飞机在头顶飞过的声音。她不管孩子也不做家务，只是一脸惊恐地坐在角落。检查发现，她有明显的思维障碍和紧张性僵直，非常害羞，易退缩。
>
> 接下来15年，桃乐茜大部分时间都在住院，对药物只有极低程度的反应。早年间她曾短期回归过家庭，做家庭主妇，近几年，她在过渡住所住过几个月。但在那里她总是受到男人侵害，被判断为没有能力保护自己。她留在了医院，日复一日，静静坐在椅子上。她礼貌地回答问题，但毫无感情，表现出明显的思维和言语贫乏。

10% 死亡。这些人几乎都是死于自杀或意外，其他因素将在后文详细讨论。

可能的病程：30年后

近年来，病人30年病程预后要好于10年病程的观点已广为接受。这与广泛传播的刻板印象截然相反，这个刻板印象可追溯至克雷丕林，他悲观地认为疾病是慢慢恶化的。长期预后会更好的一个主要原因是衰老可以改善大部分人的精神分裂症症状。症状在患者20~30岁时最严重，40多岁时减轻，50~60岁时显著减轻。我们并不知晓个中原因。当然，也有很多例外，但精神分裂症确实是少有的几种让衰老成为优势的情况之一。

精神分裂症长期病程揭示主要来自曼弗雷德·布罗伊尔博士、吕克·琼皮博士和他的同事开展的研究，以及格尔德·胡伯博士和他在欧洲的同事的研究，此外还有考特尼·哈丁博士和她的同事在佛蒙特州立医院的去机构化患者中开展的研究。这些人追踪的患者中，有的已经生病超过40年，这些不同研究所达成的共识让人印象深刻。琼皮总结追踪时间平均为36年的病人时说道，"大约五分之三的精神分裂症先证者[1]有着不错的结局，他们能康复，或有明显好转"。对于佛蒙特州的慢性精神分裂症病人，哈丁和她的同事在他们离开医院后追踪了20~25年，"这些人的功能现状与他们之前住院时有着惊人的不同"。大约四分之三的病人只需要很少的帮助或者不需要帮助，就能正常进行日常生活。

对大部分精神分裂症患者而言，幻觉、妄想这样的"阳性"症状和思维障碍会随着时间消退。25岁因为这些症状而严重丧失工作能力的人，可能到了50岁，这些症状就只剩下轻微残留。这就像疾病在发展过程中燃烧殆尽，只留下早期活动的伤疤。病人也学会了如何与症状相处，不去在意听到的声音，在公共场合不对它们作出反应。

精神病学文献中，通常把精神分裂症的残余相称作慢性缺陷状态，教科书中描述如下：

> 这位病人，不管是待在机构之内，还是在外面，都已经形成了与疾病共存的方式。他通过自己和他周围环境的视角，在适应自己病态

1 指在对精神分裂症进行家系调查时，其家系中第一个被确诊的人。——译者注

想法上取得了或多或少的成功。与急性发作期的体验相比，他的阳性症状如幻觉和妄想，已经变得苍白、重复和形式化。它们仍然会对他产生影响，但不会恶化，也没有新的或不可预期的东西出现。阴性症状，思维障碍、被动、紧张性言谈举止、情感平淡占主导地位，但即使这样，病人也已经习以为常，出现的模式也比较固定。病人的态度和行为会像机器人那样固化和僵硬，这不仅是因为思维贫乏，还因为病人行为模式的选择有限。

所有这些规律都有例外，所以最后的病程可能会不一样。少数病人会终生带有各种各样的症状。例如我医治的一位75岁男性患者，他一直经历整天的幻觉，持续了50年。他的病情几乎不被药物影响。这些病人显然是例外，但他们的确存在。

目前，很多山达基教徒和其他一些反精神病学活动者倾向于将慢性精神分裂症的很多症状归结为用药的后果。事实上，同样的临床表现在药物出现以前，就已经存在50年了。精神分裂症用药当然会产生一些镇静效果，对老年人尤甚，但这种效果在总的临床表现中仅占很小的比例。同样，这些晚期症状也常被归咎于长期住院，但这也仅能解释很小比例的临床表现。这些晚期症状也可能源于抑郁和绝望，病人长期生病，且看不到出院希望，可能占了小部分比例。绝大多数在慢性精神分裂症患者中观察到的晚期临床症状，都是疾病以及疾病对大脑影响的直接后果。

如表中所示，只有10%的精神分裂症患者在30年后需要住院（或者在提供全方位护理的类似机构，如疗养院）。绝大部分都能在社区中生活，其中大约有15%的人需要广泛的支持网络。

最近一直困惑精神卫生专业人士的谜题是，精神分裂症患者都去哪儿了？对比以往的住院率和现在在门诊接受治疗的患者数，我们可以发现，大约有一半预期患者流失了。问题的答案是，大部分流失的病人都生活在社区，通常不吃药，适应水平各异。例如在巴尔的摩，在社区生活的精神分裂症患者，有一半没有继续接受医疗机构的治疗，或是服用药物。一个案例如下：

> 这位72岁的隐居者被警察从乡下破败的房子里强制带离。他20多岁时因为精神分裂症住过两次院，短暂当过职员，然后便回去与年迈的父母住在一起。父母去世后，他依赖社保残疾基金，继续住在那个房子里。房子里没有电，也没有自来水，房间里塞满了成堆的报纸，一直堆到天花板。他用固体酒精炉做饭，不麻烦任何人，除了独处以外没有任何要求。

这类例子中，热切的独立性以及与自己疾病相处的能力是值得称赞的。然而，悲哀的是，如果他能吃药，能接受完善的康复服务的话，本可以过上好得多的生活。很多有关精神分裂症长期病程的问题都没有得到解答。精神分裂症发作次数越多，对大脑造成的伤害越多吗？长期病程多大程度上会受提供工作和社交的康复项目影响？

有关“康复模型”的讨论和所有精神分裂症患者都能康复的观点，参见第九章。

发展中国家的精神分裂症患者有更好的预后吗？

20世纪60年代，世界卫生组织（WHO）做了一项横跨9个国家的精神分裂症流行病学对比研究：国际精神分裂症试点研究（IPSS）。前期结果在1973年发表，指出在尼日利亚和印度这样的发展中国家，精神分裂症患者的预后要比丹麦、英国、苏联和美国这种发达国家的病人要好。这一结果产生了一种观点，教科书中不断重复，即在发展中国家，精神分裂症的预后更好。很多科学家都在推测其可能原因，例如有更多的家庭和社区支持、耻感更轻、对病人的社会要求更少。

WHO发布结果后，此项研究的数据效度和研究结论受到诸多质疑。有人认为在尼日利亚和印度样本中，急性发作的精神分裂症更多，正如病毒性脑炎一样。因为有器质性病因的病人通常可以完全缓解，这被认为可以解释有差异的结果。过去这些年，研究者提出另一种选择偏差的可能，如发展中国家的严重精神分裂症病人可能因饥荒和内科疾病去世了，因此样本有偏差，呈现出更好的预后。抛开这些保留意见，精神分裂症在发展中国家结局更好这一结论反复被提及，WHO的后续研究也继续支持这一观点，但这份研究和前述研究一样，存在很多方法学问题。

近年来，几项研究得出了与WHO相反的结论。2007年，帕劳共和国的一项研究认为，本国精神分裂症的结局"不符合帕劳共和国患者的病程或结局比其他地方好的假定，不管是发达的还是不发达的国家"。2008年的一份报告分析了23项研究（包含来自低收入或中低收入国家的精神分裂症结局），认为这些病人的预后与发达国家相比，几乎没有区别。 2009年，埃塞俄比亚农村地区的研究发现（可能是目前为止研究方法最好的研究），仅有6%的病人症状完全缓解，三分之一的人在3年后仍然患病。很明显，WHO的结论是站不住脚的。在各个国家，都有精神分裂症患者完全康复，也有患者经历长期病程，而大部分的人，则位于这两种极端情况之间。

死亡的原因：为什么精神分裂症患者死亡年龄更小？

精神分裂症患者的平均死亡年龄小于未患病人群。3项研究（发表时间从1989—1991年）表明，对精神分裂症患者总死亡率的估计“大约是普通人的2倍”，男性“超出预计5.5倍”，女性“超出5.63倍”。1999年，马萨诸塞州的一项研究发现，与常人相比，患重病的男性少活了14.1年，女性少活了5.7年。

精神分裂症患者的死亡率很高，而且还有证据表明它在继续升高。2005年瑞典的一项研究显示，1960—2005年，精神分裂症患者的死亡率增加了5倍。死亡率急剧增高与精神病可用床位数量下降密切相关：病床数下降，死亡率增加。

造成超额死亡率的最大单一原因是自杀，精神分裂症人群自杀率比普通人群高出10~13倍，第十章中我们将详细讨论。然而除自杀外，还有其他因素。包括事故、疾病、不健康的生活方式、医疗服务不足和无家可归。

事故。尽管精神分裂症患者没有普通人开车多，但研究表明他们每英里的交通事故率是普通人的2倍。也有相当多的（但数量不明）精神病患者是交通事故中丧生的行人。例如我治疗的一位病人，突然离开人行道，走到车道里，此时一辆公共汽车正好开过来。混乱、妄想以及幻听导致的注意力分散，都有可能造成这种死亡。例如1995年，精神分裂症患者玛格丽特 · 金认为自己是耶稣，爬进位于华盛顿特区的国家动物园围墙后，被狮子袭击身亡。精神分裂症群体中，意外窒息死亡的也明显较多。对精神分裂症超额死亡率的分析表明，12%的额外死亡源于事故。

疾病。有证据表明，精神分裂症患者患传染病更多，心脏病、二型（成年起病）糖尿病、女性乳腺癌，所有这些都可能会增加死亡率。精神分裂症患者患肺癌、前列腺癌、一型（青少年起病）糖尿病和类风湿性关节炎的概率更低，这部分抵消了增高的死亡率（在第五章中讨论）。有关前列腺癌的数据特别有趣，一项研究发现，抗精神病药的治疗剂量越高，患前列腺癌的概率越低，说明抗精神病药有某种程度的保护作用。

不健康的生活方式。众所周知，精神分裂症患者烟瘾很重（见第十章）。英国一项研究发现，与大众相比，102名精神分裂症患者的饮食脂肪含量偏高，纤维含量偏低，并且他们很少运动。

医疗服务不足。生病后，精神分裂症患者向医护人员解释自己症状的能力下降，而医护人员倾向于忽视他们的抱怨，认为这些抱怨也是疾病表现之一。如第一章中所述，有证据表明，精神分裂症患者的痛觉阈值升高了，所以他们通常不因症状诉苦，而诉苦的时候，病情往往已经严重到无法治疗。即使确诊，精神分裂症患者也不大可能接受标准的内科和外科治疗。例如，最近一项研究发现，精神分裂症患者做心导管插入术手术的概率比普通心脏病患者低41%。

无家可归。尽管目前对此还没有充分研究，但无家可归似乎使得精神分裂症患者更容易发生事故、生病，从而造成死亡率升高。英国的一项研究追踪了48名无家可归的严重精神病患者18个月，发现3人死于疾病（心脏病、癫痫发作时的窒息、动脉瘤破裂），1人死于车祸，还有3人扔下铺盖不知所终。从美国各地的零散报道可以看出，无家可归精神病人的死亡率很高。例如，俄克拉荷马州的一名女性自一月份从精神专科医院出院后，住进了一个旧鸡舍里，她冻死在那里，两年都没人发现。在休斯敦，一名无家可归的女性精神分裂症患者和她的儿子被汽车撞死，当时她正推着购物车。在加州圣地安娜，一位女精神分裂症患者被火车撞死，当时她推着购物车，里面装着她的狗，购物车卡在了火车轨道上。一旦我们对美国无家可归精神分裂症患者的死亡率认真地展开研究，有可能会发现其死亡率高得惊人。

推荐阅读

Aleman, A., R. S. Kahn, J.-P. Selten. "Sex Differences in the Risk of Schizo-phrenia." *Archives of General Psychiatry* 60 (2003): 565-71.

Cannon, M., P. Jones, M. O. Huttunen, et al. "School Performance in Finnish Children and Later Development of Schizophfenia: A Population-Based Longitudinal Study." *Archives of General Psychiatry* 56 (1999): 457-63.

Ciompi, L. "Aging and Schizophrenic Psychosis." *Acta Psychiatrica Scandina-vica*, Suppl. no. 319, 71 (1985): 93-105.

Harding, C. M., J. Zubin, and J. S. Strauss. "Chronicity in Schizophrenia: Revisited." *British Journal of Psychiatry* (Suppl. 18), 161 (1992): 27-37.

Harris, A. E. "Physical Disease and Schizophrenia." *Schizophrenia Bulletin* 14 (1988): 85-96.

Harris, M. J., and D. V Jeste. "Late-Onset Schizophrenia: An Overview." *Schizophrenia Bulletin* 14 (1988): 39-55.

Henry, L. P., G. P. Amminger, M. G. Harris, et al. "The EPPIC Follow-up Study of First-Episode Psychosis: Longer-Term Clinical and Functional Outcome 7 Years after Index Admission." *Journal of Clinical Psychiatry* 71 (2010): 716-28.

Howard, R., P. V Rabins, M. V Seeman, et al. "Late-Onset Schizophrenia and Very-Late-Onset Schizophrenia-like Psychosis: An International Consensus." *American Journal of Psychiatry* 157 (2000): 172-78.

Lewis, S. "Sex and Schizophrenia: Vive la Difference." *British Journal of Psychiatry* 161 (1992): 445-50.

Liberman, R. P., and A. Kopelowicz. "Recovery from Schizophrenia: A Concept in Search of Research." *Psychiatric Services* 56 (2005): 735-42.

Malmberg, A., G. Lewis, A. David, and P. Allebeck. "Premorbid Adjustment and Personality in People with Schizophrenia." *British Journal of Psychiatry* 172 (1998): 308-13.

Menezes, N. M., T. Arenovich, R. B. Zipursky. "A Systematic Review of Longitudinal Outcome Studies of First-Episode Psychosis." *Psychological Medicine* 36 (2006): 1349-62.

Peschel, E., R. Peschel, C. W. Howe, and J. W. Howe, eds. *Neurobiological Disorders in Children and Adolescents*. San Francisco: Jossey-Bass, 1992.

Resnick, S. G., A. Fontana, A. F. Lehman, and R. A. Rosenheck. "An Empirical Conceptualization of the Recovery Orientation." *Schizophrenia Research* 75 (2005): 119-28.

Robling, S. A., E. S. Paykel, V J. Dunn, et al. "Long-term Outcome of Severe Puerperal Psychiatric Illness: A 23 Year Follow-up Study" *Psychological Medicine* 30

(2000): 1263-71.
Shaner, A., G. Miller, J. Mintz. "Evidence of a Latitudinal Gradient in the Age of Onset of Schizophrenia." *Schizophrenia Research* 94 (2007): 58-63.
Torrey, E. F., A. E. Bowler, E. H. Taylor, et al. *Schizophrenia and Manic-Depressive Disorder*. New York: Basic Books, 1994. See chapter 5.
Welham, J., M. Isohanni, P. Jones, et al. "The Antecedents of Schizophrenia: A Review of Birth Cohort Studies." *Schizophrenia Bulletin* 35 (2009): 603-23.
Wilson, L. *This Stranger; My Son*. New York: Putnam, 1968. Paperback by New American Library.

第五章

有关精神分裂症病因的研究发现

无论什么形式的精神病，实则都是一种疾病——但性质和表现区别于别的常见疾病——尽管如此，精神病患者却依然和那些常见疾病患者一样接受相同形式的治疗。

詹姆斯·邓肯，1875

正如上面所说，精神分裂症是大脑疾病并不是什么新提法。新的点在于，大量研究一致证明此观点是正确的。这些研究始于20世纪80年代；90年代势头迅猛——90年代被一致认为是“脑的十年”；到21世纪，这些研究依旧势头不减。2005年，有关精神分裂症研究的双年国际会议吸引了超过1 500名研究者参加；而在20年前，这会议只有150人的规模。

本章将回顾有关精神分裂症起因的相关研究发现。下一章将讨论精神分裂症成因的一些理论模型，也即这些研究如何相互支撑。读者需要注意的是，当前精神分裂症的研究进展非常迅速，这里回顾的研究，即使有些还尚未发表[1]，都已多少过时。

正常大脑

在讨论精神分裂症病人的不正常大脑之前，我们先来看看正常的大脑——3磅重蘑菇样的器官，脑干连接到脊柱，向背部延伸。大脑被人为分为4个脑叶（前额叶、顶叶、颞叶以及枕叶），4个脑叶被垂直脑裂分为前后两部分。在脑裂的底部，是胼胝体，胼胝体是包含大量连接两个大脑半球的神经纤维的薄带状物。

大脑位于穹顶状颅骨里，浸泡在脑脊液中，起到进一步的保护作用。脑脊液位于大脑周围，通过一些通道进入大脑中心——脑室。因为大脑很难接触，且受到很好的保护，我们对它以及相关疾病的了解也相对较少。有人开玩笑说，如果能让大脑跟肝脏换个位置，我们也许就能了解它的功能，以及到底是什么导致了精神分裂症。

大脑的工作依赖于大约一千亿个神经元以及十倍于神经元数目的神经胶质。据说单单一个大脑中的神经元和神经胶质数量，就比盘古开天辟地以来的天数多得多。直到近些年，我们都认为精神分裂症是神经元疾病，但是目前神经胶质问题也被怀疑是重要原因。神经胶质分为4种类型：星形胶质细胞、少突神经胶质细胞、小神经胶质细胞以及室管膜细胞。神经元互相连接，平均每个神经元与1 000~10 000个其他神经元相连。基于此，大脑中相关连接的复杂度已经超过了人类的理解范围。正如一位学者巧妙总结的那样："如果大脑简单到我们可以理解它，那么我们就简单到无法理解它了。"

神经元之间互相沟通的主要途径是神经递质，神经递质是神经元

1 至2013年本书英文版出版时。

之间互相传递信息的化学物质。两个相邻神经元的神经轴突之间的间隙，称作突触，其宽度只有百万分之一英尺。神经递质在突触间传递的速度最高每秒六百单位。已知的神经递质超过一百种，而且可能还有更多。一些神经递质对于精神分裂症研究者来说别具意义，例如多巴胺、去甲肾上腺素、血清素、伽马氨基丁酸和谷氨酸。

想要理解人类大脑，必须要意识到大脑是哺乳动物两百万年[1]来进化的产物。一些部分是非常古老的结构，例如海马和小脑，而别的部分是进化晚期才出现的，例如外侧前额叶和内顶叶。精神分裂症影响大脑的很多部分（下文将进一步解释），但似乎影响新大脑区域更多。精神分裂症研究者常常提到动物模型，但这只是一种一厢情愿的提法。以老鼠为例，老鼠大脑并没有像人类大脑那样的外侧前额叶或是内顶叶，而这两个区域在精神分裂症的发展过程中都尤其重要。不存在精神分裂症动物模型的事实，是导致多年来这个领域的研究进展非常缓慢的另一个原因。

理解人类大脑的另外一个重点在于，高级大脑功能以网络的方式执行。对于基本的大脑功能来说，特定的脑区域可能占主导，比如视觉区或者控制手脚肌肉运动区。但所有的高级大脑功能，比如内省或是规划未来，都是很多大脑区域以一种极其复杂的方式紧密联系在一起的。所以说，没有哪个区域是对应于精神分裂症的，它是很多区域的集合以及它们之间的连接。这说明精神分裂症症状可能由这些区域中的任一区域异常或是连接异常导致。越来越多的研究者也认为，精神分裂症是由神经网络异常导致，而非单单归因于神经元或是神经胶质细胞。

---

1 原文为200年，人类进化史约为200万年，此处应为作者笔误。后与作者沟通，确认如此。——译者注

已知的事实有哪些？

虽然我们无法确切知道精神分裂症的起因是什么，但是我们比二三十年前知道的多得多。下列这些事实已经得到了很好的论证。

1. 精神分裂症是一种家族病。说它是家族病，并不是说它仅仅发生于家族里面，它不能说明疾病起因。实际上精神分裂症较多发生在同一家族这一事实，已经被揭示至少两百年了。许多人假设疾病发生在同一家族，那么其必定是遗传的，但事实并非如此。例如说，说法语发生在法国的家族里，但是它和基因毫无关联。肺结核也常发生在家族中，但大都是因为家庭成员互相传染。但确实，有家庭成员患精神分裂症，是已知的最高风险因素。如果你的母亲患有精神分裂症，那么你患病的风险大概是9%。如果你的父亲或兄弟姐妹患有精神分裂症，那么你患病的风险大概是7%。

2. 易感基因。精神分裂症研究最大的失败，就是过去十年内没有鉴别出任何与精神分裂症相关的主要基因。与此相反，倒有数百个相关性很小的基因被鉴别出来。病人若暴露于别的因素中，这些基因显然会使他们更加容易患上精神分裂症。双胞胎研究亦表明了易感基因的存在。同卵双胞胎中，如果一个人得了精神分裂症，那么另一个人患病的概率大概是30%（不是很多教科书错误断言的50%）。在异卵双胞胎中，如果一方患病，另一方患病的概率约为7%，跟非双胞胎兄弟姐妹类似。

3. 神经化学改变。除却占主导的多巴胺理论，基于其他精神分裂症神经生化理论（第六章中将详细讨论）以及大量的研究数据，研究者广泛认同神经生化发生了改变，但是对于如何改变并无统一意见。多个神经生化研究检查了血液、脑脊液和死亡脑组织，也在患者身上做神经成像研究，但是得到的结果并不一致。研究的主要困难在于，用于治疗的很多药物也会引发神经生化改变。因此，很多原本有效的研究结果也被证实是治疗药物的作用。另一个主要问题是，这些神经生化活动存在明确的大脑区域差别，所以要研究很多脑区才能得到最终结果。

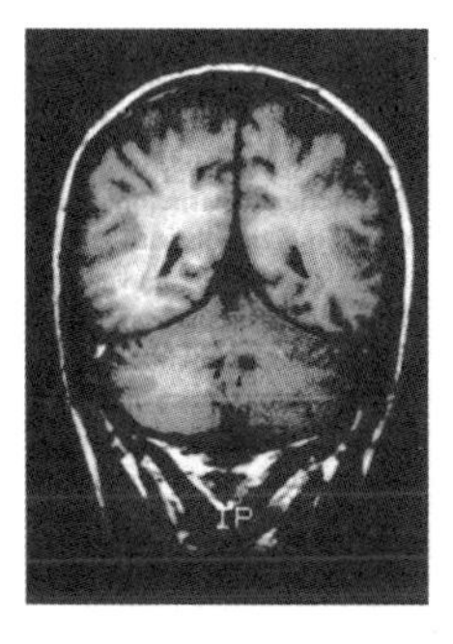

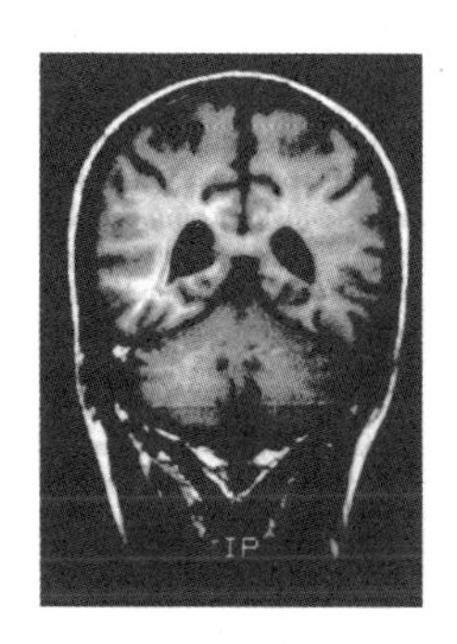

来自一对28岁同卵双胞胎的脑成像，图像显示精神分裂症患者的脑室明显增大（右），表明一些组织的损伤可能跟疾病相关。

神经生化物质中主要被研究的是神经递质及其受体，特别是多巴胺、血清素、去甲肾上腺素、谷氨酸以及伽马氨基丁酸。过去多巴胺最受研究者关注，但是现在研究主要集中在谷氨酸以及伽马氨基丁酸上面。研究还集中在神经多肽类，特别是胆囊收缩素、神经降压素和生长激素抑制素。近年来，大脑中的蛋白也得到了诸多关注。例如2010年的一份精神分裂症蛋白研究综述，指出了16种脑灰质蛋白，以及8种脑白质蛋白。

4. 结构和神经病理学改变。患者大脑的结构变化是说明精神分裂症乃一种大脑病变的最翔实证据。超过100份脑成像研究表明，精神分裂症患者注满脑脊液的脑室比常人要大15%。另外一些对死后大脑组织的脑成像和神经生理学研究指出，患者大脑体积减小，细胞减少以及海马、杏仁核、海马旁回、内嗅皮层、扣带等脑区细胞的结构改变。大部分研究中，精神分裂症病人和正常人之间的差异非常小，为

5%~10%，两组人之间有很多相似之处。这从实践层面说明，从大脑病变角度无法对精神分裂症作出诊断，也就是说，不能因为大脑的差异就判断一个人是否患有精神分裂症。

精神分裂症中还有别的脑区也发生了病变。2010年一篇对42份神经成像研究所作的综述表明，内侧前额叶区，包括前扣带发生了病变，也包括外侧前额叶、脑岛、上颞叶、海马、杏仁核、丘脑以及后扣带。

与上面讨论的许多神经生化研究相反，精神分裂症患者在接受抗精神病药物治疗之前的脑结构和神经病理学改变已经很清楚。针对从未接受过药物治疗的精神分裂症患者的研究发现，这些患者和接受药物治疗后的患者情况相似。一个例外是，接受药物治疗的患者的基底神经节增大，特别是尾状核，这部分是由药物治疗带来的血液供应增加导致的。上述别的结构改变被认为是疾病本身发展所带来的。

5. 神经心理缺陷。精神分裂症的神经心理缺陷是最引人注目的变化，在数百份文献中都有记载。例如早前一份对认知损伤的综述指出："四分之三的精神分裂症病人表现出中等到重度的功能失常。"

精神分裂症中4种类型的认知功能损伤最严重：注意力、特定类型的记忆、执行功能（计划、问题解决、抽象化等）以及疾病自知感。注意力缺陷可以通过警觉性和专注性的测试来测量。精神分裂症病人常常注意力涣散，而实际上，"注意力涣散"是19世纪早期用来形容精神病的另一个常用名词。

精神分裂症的记忆力缺陷主要表现在短时记忆（或称为工作记忆）上。例如很多病人都很难记住3个物体超过5分钟。但病人的长时记忆一般不受影响，病人回忆发病前的事情的能力一般很正常。

执行功能缺陷在像理解格言意义（见第一章）这样的任务中很明显。另外一种测量执行功能的常用方法称为威斯康星卡片匹配任务，该任务要求参与者根据不断变化的要求，基于形状或颜色对卡片进行分类，精神分裂症患者很难根据变化的要求来改变卡片匹配的方式。

第四种常见的神经心理缺陷是疾病自我意识，也称为病感失认症。第一章中我们已有所论及，并说明病感失认症亦可测量。疾病意识感的损伤在治疗精神分裂症中极具实践价值，我们将在第十章的“不服药”一节中进一步讨论。

精神分裂症中的神经心理缺陷是由疾病发展本身导致的，而不是由药物治疗所引起的。研究比较了不接受药物治疗的病人和接受药物治疗的病人，发现两者没有差异。精神分裂症中神经心理缺陷常和其他症状一同出现，而且在发病期和恢复期的病人中变化很小。

需要强调的是，精神分裂症的神经心理缺陷只会影响特定的大脑功能。很多别的脑功能保持正常或接近正常，包括常识、口语能力以及空间视觉能力。

6. 神经异常。精神分裂症患者的神经异常自19世纪中期以来就经常被报告。从1960年开始，有超过60项研究几乎一致指出，与正常人相比，精神分裂症患者表现出更多的神经异常。

神经异常可能有两种类型。“硬性”神经异常症状包括膝跳反射（膝反射）或抓握反射（常在婴儿身上观察到），这些一般说明大脑特定功能的损伤。“软性”的神经症状包括感知同时性刺激无能（不能感受两个同时存在的触觉）、图写感丧失（无法闭着眼识别出写在你手掌上的数字）以及身体左右侧混淆，这些表明神经网络功能的损伤。精神分裂症患者中“软性”神经异常较“硬性”神经异常更为常见。1988年的一份综述认为，50%～60%的病人都有神经异常。

精神分裂症中眼神经异常也受到研究者关注。研究最多的是快速眼动，快速眼动虽然很难被肉眼察觉但是可以通过特定的机器来观察。一些病人表现出异常的眼球反射和眨眼频率（或眨眼过多或几乎没有眨眼）。

精神分裂症神经异常的研究中需要特别注意的是药物治疗的影响。众所周知，这些药物可能会造成患者颤动、运动障碍以及其他神经异常，有人假设精神分裂症患者表现出来的神经异常是由药物导致的。与这一看法相反，超过20份研究表明，从未接受过药物治疗的患者与接受过药物治疗的患者表现出同样多的神经异常。所以可以说，精神分裂症患者身上的大部分神经异常都是由疾病发展带来的，当然也存在药物副作用的可能性。

7. 电生理异常。大脑不同区域间传递信息的一种方式是电脉冲，很多精神分裂症患者的电脉冲存在异常。这可以通过测量诱发电位来证明——诱发电位是由听觉、视觉或感觉输入诱发的电脉冲活动。异常的诱发电位（特别是P300[1]成分）早在20世纪70年代早期就有报告，病人的脑电波也存在异常，大约三分之一的精神分裂症病人存在脑电波异常。精神分裂症患者中，脑电波异常的概率是躁狂患者的2倍，是正常群体的4倍。一份精神分裂症电生理异常的综述总结认为，"脑电波和诱发电位的异常支持了精神分裂症是一种大脑疾病的观点"。

8. 免疫和炎症异常。自20世纪初开始，精神分裂症病人的免疫与炎症异常就有所记载。例如1942年有研究指出精神分裂症患者对皮下注射蛋白的皮肤反应减弱。这些免疫异常在抗精神病药物出现前就已经很清楚。

近年来，有关精神分裂症免疫与炎症异常的报告还在继续。细胞活素类，特别是白介素-6及其受体中的重要发现不断出现。也有报告指出淋巴细胞和免疫球亚蛋白亦存在异常。这些免疫功能和炎症异常一般能在感染和自体免疫疾病中观察到。

1　一种通过特定技术记录到的头皮表面的事件诱发电位。——译者注

免疫和炎症异常研究的一个障碍在于，抗精神疾病药物实际上同样会导致这些异常。所以一般来说很难分清楚这些异常是由疾病本身导致，还有由药物治疗导致的。大量证据表明这两种可能性都存在，因为在未接受药物治疗的病人身上也能观察到类似异常。

9. 特定病原体的抗体数增加。过去10年来，由于抗体研究的增加，研究者对病原体与精神分裂症之间关系的兴趣也在增加。大部分研究都在检测弓形虫抗体——弓形虫由猫科动物携带，但是能够感染人类和多种生物。2012年一篇综述指出，在检测弓形虫抗体的38个研究中，有36个研究指出，与控制组相比，精神分裂症患者更易带有此抗体。另有研究指出，一些别的病原体也与精神分裂症有关，包括单纯性疱疹1型与2型、巨细胞病毒、流行性感冒病毒、柯萨奇病毒、脊髓灰质炎病毒、风疹、麻疹、流行性腮腺炎以及衣原体。有些研究是在精神分裂症患者身上做的，有的研究则检测采集自精神分裂症小孩的母亲的血清。

多项研究报告指出，精神分裂症患者携带有内源性逆转录酶病毒。内源性逆转录酶病毒是一种古老的病毒，它们在数百万年前将自己嵌入人类的基因中，随我们的基因一起传播。它们像基因一样一代传给一代，但实际上它们是病原体。在特定情况下，内源性逆转录酶病毒可能会被激活，影响别的基因。除了精神分裂症之外，内源性逆转录酶病毒也被怀疑是硬化症的成因。

10. 别的可能导致精神分裂症的风险因素。父母或兄弟姐妹患有精神分裂症是一个已知的风险因素。带有特定基因也是风险因素，虽然风险较小。为了更好地阐述这些风险因素，我们将其列在精神分裂症风险因素表中。在美国，年轻人患上精神分裂症的概率为1%。从表中我们可以看到，母亲患有精神分裂症将会使孩子的患病率上升至9.3%。相反，带有特定基因所导致的患病概率上升微乎其微，只是从1%上升到1.2%（换句话说，从千分之十上升到千分之十二）。

精神分裂症已知风险因素

风险因素	精神分裂症患病率
母亲患有精神分裂症	9.3%
父亲患有精神分裂症	7.2%
兄弟姐妹患有精神分裂症	7%
从特定国家（例如牙买加和摩洛哥）移民到另一个特定的新国家（如英格兰和瑞士）	2.3%
上述在新国家出生的移民的孩子	4.5%
孩子出生时父亲年龄大于55岁	2.2% ~ 5.9%
孩子出生时父亲年龄大于45岁	1.2% ~ 1.7%
使用大麻	2.1% ~ 2.9%
在城市出生和长大	2.2% ~ 2.8%
带有弓形虫抗体	2.7%
带有轻度畸形	2.2%
头部外伤	1.7%
童年期性虐待	1.5%
母亲有孕期或妊娠并发症	1.3% ~ 1.4%
能够预示精神分裂症的遗传多态性	1.1% ~ 1.2%
出生在冬季或春季	1.1%
母亲在流行性感冒期间受孕	1.1%

注：在美国，年轻人患精神分裂症的概率大约为1%。此表显示多种风险因素对患病率的影响。

移民确实是精神分裂症风险因素之一，但是只存在于从特定国家（牙买加和摩洛哥）移民到特定国家（英格兰和瑞士）的群体中。一项发现指出，移民后出生的孩子比他们的父母更容易患精神分裂症。很多理论尝试解释这一现象，包括心理社会理论和病原体接触理论。另外一项发现是，童年时期移民的人比稍年长后移民的人更容易患精神分裂症。

出生时父亲年纪比较大是一种诱发精神分裂症的中度风险因素，

特别是当父亲的年龄超过55岁时。与乡村相比，出生或成长在城市也是一种中度风险因素。同样，被弓形虫感染、第三章中所述吸食大麻、有轻度畸形（比如拱状腭）等孕期发育问题，也属于中度风险因素。

诱发精神分裂症的低风险因素，除了带有某些特定基因，还包括童年期头部外伤史、童年期受到性虐待、母亲怀孕或妊娠期间出现并发症、出生在冬天或春天、母亲怀孕期间遭遇流感。这些都是统计学意义上的风险因素，但这些因素的作用太小，并不太重要。它们之间的因果关联也不清楚。例如一个人曾被性虐待，是患有精神分裂症的父母实施的吗？如果是这样的话，那么性虐待本身就不是风险因素，而是患了精神分裂症的父母。

最后，精神分裂症还有一个已经证实的但是非常奇特的事实。精神分裂症患者几乎从不会患风湿性关节炎，风湿性关节炎患者从不会患精神分裂症。如此说来风湿性关节炎似乎是精神分裂症的防护因素。自1936年以来，已有18份相关研究，其中14份研究认为风湿性关节炎患者中精神分裂症患者比例低于预期。在方法层面最为出色的3份研究中，2份研究分别指出在110名和301名精神分裂症患者中，没有人患有风湿性关节炎，第3份研究中的风湿性关节炎发病率也很低。

精神分裂症和风湿性关节炎之间存在很多相似性，这让它们的负相关关系更为有趣。两种疾病都是19世纪初才开始有系统描述。两种疾病的发病率都是1%，在同卵双胞胎中的共发比例都大约为30%（例如，当双胞胎中的一方患病，另一方患病的概率为30%）。两种疾病在城市的发病率都比乡村高。两种疾病之间最大的差异是风湿性关节炎在女性中的发病率是男性的3倍。

一些理论试图解释这种相反的关系，但是没有一个得到证实。有可能某种基因使得一个人对两种疾病的易感性两极化。一些研究者也假设生物化学因素在两种疾病中起了作用，包括前列腺素、原发性脂肪酸、β-内啡肽以及色氨酸。如果这两种疾病都是由类似病毒引起的，那么可以认为被一种病毒感染后人体会对第二种病毒产生免疫效果。最令人感兴趣的挑战在于，如果我们能够弄清楚其中一种疾病的发病原因，将对第二种疾病的理解大有帮助。

我们能对精神分裂症患者的大脑做些什么总结呢？总的说来，可以说精神分裂症被绝对而明确地证明为一种大脑疾病，就像多样硬化症、帕金森症和阿尔兹海默症一样。正如亨利・格里辛格博士一百年前所言："精神病学和神经病理学不仅仅是紧密关联的领域，而实际上是遵从相同规律的不同语言形式。"过去使用的这种二分法将精神分裂症归类为"功能性"障碍而非"器质性"障碍，现在我们知道这种分类不对，精神分裂症无疑也要归为器质性障碍这一类。

大脑的哪部分被影响了？

对于精神分裂症主要影响哪些大脑区域，研究者从未停止过争论。过去每个研究组都有自己偏好的脑区，如前扣带或外侧前额叶，然后集中精力研究这个区域。这种情况由于脑成像技术的出现而发生了改变，现在可以同时研究多个脑区。另一个因素是脑库中可用的精神分裂症患者尸体的大脑越来越多，比如由史丹利医学研究所创建于1995年的脑库。从那时起，对精神分裂症进行神经病理学研究才成为可能。

上面已经提到，现在很清楚的一点是，精神分裂症是包含多个脑区网络的大脑疾病。没有特定的精神分裂症脑区，而是存在相应的大脑网络。可以肯定的是，精神分裂症发病进程中，多个脑区神经元和神经胶质细胞，也包括多个脑区之间的白质连接受到了影响。

精神分裂症影响的神经网络包括内侧前额皮层（包括前扣带），

以及在疾病稍晚期影响的外侧前额叶。这些区域和位于额叶与颞叶之间的脑岛联系密切，也和颞顶回相连。颞顶回是听力中枢，也许正因为这个原因，精神分裂症病人才会很容易出现幻听。颞上回紧邻下侧前额叶，所以也被认为是导致病感失认症和其他精神分裂症症状的原因。颞上回和下顶叶之间的连接处称为颞顶连接处，在很多脑成像研究中也多有报告。

海马和海马旁回这些进化上更早出现的结构也在精神分裂症中发挥作用。很多针对精神分裂症脑组织的显微研究都发现了海马异常。位于丘脑后侧的丘脑后结节亦被认为与精神分裂症很多新症状有关。虽然尚不清楚具体关联是什么，但是后扣带和内侧小脑也被认为与精神分裂症有关。有关上述脑区的研究已经很完备。

脑成像研究已经证明很多脑区异常能够导致精神分裂症。例如在一例治疗癫痫的脑外科手术中，当刺激病人的颞顶连接处时，病人会产生“出现了另一个人”的感觉和“有人站在我身后”的想法。内顶叶的激活则使她产生行为被别人控制的感觉。内侧前额叶与内顶叶的激活使她身体感觉扭曲、自我感扭曲。一言以蔽之，精神分裂症病人体验到的所有症状都是由大脑病变造成的。

关于精神分裂症在大脑中的解剖学位置，还有另一个事实。近年来的研究指出，大脑左半球较右半球而言，更易受精神分裂症的影响。例如患有颞叶癫痫的病人，如果癫痫在左半球，则更可能表现出精神分裂症症状。此外，视觉诱发电位、脑电波、横向眼动、听觉辨别、电击皮肤反应、信息处理以及神经学证据都表明，精神分裂症跟左半球密切相关。

大脑损伤是从什么时候开始的？

精神分裂症对大脑的损伤从何时开始这一问题激发了研究者的辩论，促成了神经发展理论（见第六章）。这个问题很重要，因为它对于预防此疾病有实用价值。

越来越清楚的一点是，即使有些精神分裂症症状直到青春期或更晚才表现出来，但至少四分之一的精神分裂症病人大脑的损伤开始于生命早期。支持这一观点的证据来自一系列研究，包括怀孕与妊娠并发症、微小畸形、出生季节、出生或成长在城市，以及表明大脑病变发生在发育早期的一些显微研究。

是否所有精神分裂症病人的大脑病变都发生在生命早期，还是仅仅是一个亚群体？目前我们还不知道答案。我们知道的是，大约四分之一的精神分裂症病人在生命早期发生了大脑病变。例如同卵双生子研究。比较5岁之前两人的神经或行为差异，虽然那时精神分裂症的症状还远未表现出来，但27对里面有7对（26%）双胞胎表现出很明显的大脑差异。

需要弄清楚的是，这些生命早期就发生了大脑病变的个体是否是一个临床亚群体，他们是否因为不同的原因才患上了精神分裂症？是否每个精神分裂症患者都在生命早期发生了大脑病变，只不过无法被检测到？这是目前精神分裂症研究者面临的最重要的问题。

上述这些有关精神分裂症的知识与事实，有完备的研究支持，不存在争议。存在争议的是如何将这些事实置于一个因果关系理论中。下面几章中我们将阐述一些可能的方案。

推荐阅读

Arnold, S. E., and J. Q. Trojanowski. "Recent Advances in Defining the Neuropathology of Schizophrenia." *Neuropathology* 92 (1996): 217-31.
Bogerts, B. "The Neuropathology of Schizophrenic Diseases: Historical Aspects and Present Knowledge." *European Archives of Psychiatry and Clinical Neuroscience* 249 (1999): Suppl. 4 IV/2-IV/13.
Ellison-Wright,l., and E. Bullmore. "Anatomy of Bipolar Disorder and Schizophrenia: A Meta-Analysis." *Schizophrenia Research* 117 (2010): 1-12.
English, J. A., K. Pennington, M. J. Dunn, et al. "The Neuroproteomics of Schizophrenia." *Biological Psychiatry* 69 (2011): 163-72.
Geddes, J. R., H. Verdoux, N. Takei, et al. "Schizophrenia and Complications of Pregnancy and Labor: An Individual Patient Data Meta-analysis." *Schizophrenia Bulletin* 25 (1999): 413-23.
Harrison, P. "The Neuropathology of Schizophrenia: A Critical Review of the Data and Their Interpretation." *Brain* 122 (1999): 593-624.
Knable, M. B., J. E. Kleinman, and D. R. Weinberger. "Neurobiology of Schizophrenia." In A. F. Schatzberg and C. B. Nemoroff, eds., *Textbook of Psychopharmacology*, 2nd ed., Washington, D.C.: American Psychiatric Association Press, 1998, pp. 589-607.
McNeil, T. "Perinatal Risk Factors and Schizophrenia: Selective Review and Methodological Concerns." *Epidemiologic Reviews* 17 (1995): 107-12.
Mesholam-Gately, R. I., A. J. Giuliano, K. P. Goff, et al. "Neurocognition in First-Episode Schizophrenia: A Meta-Analytic Review." *Neuropsychology* 23 (2009): 315-36.
Mortensen, P. B., C. B. Pedersen, T. Westergaard, et al. "Effects of Family History and Place and Season of Birth on the Risk of Schizophrenia." *New England journal of Medicine* 340 (1999): 603-8.
Müller, N., M. Riedel, M. Ackenheil, et al. "The Role of Immune Function in Schizophrenia: An Overview." *European Archives of Psychiatry and Clinical Neuroscience* 249 (1999): Suppl. 4 IV/62-IV/68.
Oken, R. J., and M. Schulzer. "At Issue: Schizophrenia and Rheumatoid Arthritis: The Negative Association Revisited." *Schizophrenia Bulletin* 25 (1999): 625-38.
Torrey, E. F. "Studies of Individuals with Schizophrenia Never Treated with Antipsychotic Medications: A Review." *Schizophrenia Bulletin* 58 (2002): 101-15.
Torrey, E. F., J. J. Bartko, and R. H. Yolken. "*Toxoplasma gondii* and Other Risk Factors for Schizophrenia: An Update." Schizophrenia Bulletin 38 (2012):642-47.
Torrey, E. F., A. E. Bowler, E. H. Taylor, and I. I. Gottesman. *Schizophrenia and Manic-Depressive Disorder: The Biological Roots of Mental Illness as Revealed by the Landmark Study of Identical Twins*. New York: Basic Books, 1994.
Torrey, E. F., J. Miller, R. Rawlings, et al. "Seasonality of Births in Schizophrenia and Bipolar Disorder: A Review of the Literature." *Schizophrenia Research* 28 (1997): 1-38.

第六章

精神分裂症的病因理论

它（精神病）不再被认为是耻辱，或是由某些刑事犯罪造成的疾病，它现在被认为是机体的障碍，是脑部疾病。

亚玛・布里格姆，1837

有关精神分裂症最引人注意的事实是，19世纪中期的研究者比20世纪中期的研究者更接近真正的病因。截至19世纪30年代，英国和美国的大部分精神卫生专业人士都达成了共识：精神病是脑部疾病。例如，英国的威廉・布朗认为“精神病是……由脑部器质性变化引起的。”研究者们勤勉地研究精神病人死后的大脑，寻找异常之处，但结果却相互矛盾，因为那时的技术不足以支撑发现。1867年，亨利・莫兹利认识到：“也许在我们还无法到达的大脑内部深处发生了分子或化学变化……假如因为看不到变化便认定为没有变化，那就跟盲人坚持认为没有颜色，聋人断言没有声音无异。”

难以置信的是，在布里格姆、布朗、莫兹利和他们的同事认为精神病是脑部疾病的一百年后，他们的精神病学后辈却把精神病当作恶劣教养模式或贴错标签的产物。在任何医学领域或是所有科学领域，都没有出现像精神病学这样如此深远的倒退。

正如上一章所述，在20世纪的最后25年，精神分裂症的研究终于回归正轨。目前的挑战是将快速累积的数据整合成连贯的理论，然后证明其正确性。这让我们想起了埃德娜·文森特·米莱的十四行诗，诗中描写了“确凿的、散落分布的”“像流星雨一般的真相”：

足以驱逐我们疾病的智慧之丝
日日都在生产，但却没有织布机
可以将它织成布

将精神分裂症的有关事实编织成连贯理论的最大障碍是异质性问题：精神分裂症是一种疾病还是多种疾病？大部分研究者推测是后者，但现在还没有确凿证据。一例个案可以被用作2个相反的方向——大部分精神分裂症的病例可能最终都只有一个主要病因。刘易斯·托马斯博士指出，梅毒、肺结核、恶性贫血都是这样的情况，即，有各种让人困惑、几乎不可能是同一种病的临床表现，然而每种情况的主要病因都是单一因素（螺旋菌、结核菌和维生素缺乏）。当然，精神分裂症可能也是这样（可能躁郁症也是）。

这一章将总结精神分裂症的病因理论，包括那些是目前研究热点的理论，也包括那些现在被认为是过时的理论。读者应当记住，很多理论不是互相排斥的，最终的答案可能是这些理论的结合。由于我自己也是这一研究领域的，所以在谈到相矛盾的理论时，我可能不完全客观。

遗传理论

20世纪60年代，生物学研究者提出精神分裂症的遗传理论，用来替代精神分析理论。遗传理论逐渐被接纳；2008年时，一些德高望重的遗传学家宣称，“精神分裂症患病可能性的遗传度估计为81%”。批评者（包括我在内）认为这个比例太过夸张。

最初，遗传学家认为精神分裂症是由一个显性基因或隐性基因决定的。他们从有多人患病的家系中采集血样，试图找到假定基因。到90年代，23对染色体上都有发现候选基因。研究者后来确定，精神分裂症是由多个有微小作用的基因引起的，而不是由几个有很大作用的基因决定。随着90年代人类基因组的破译，使用全基因组关联研究（GWAS）这样的技术在整个基因组中找出致病基因成为可能。21世纪早期涌现出一批GWAS研究，但未有任何有价值的发现，因为找到数以百计的基因，理论上都只有很小的作用。可以说，即使精神分裂症确实是遗传病，它也比之前任何人设想的要复杂得多。

质疑仅靠遗传就能引发精神分裂症的理由众多。同卵双生子中另一人只有30%会生病（同病一致率）意味着非遗传因素异常重要。众所周知，近亲繁殖（如近亲结婚）大部分情况下不会增加患精神分裂症的风险。精神分裂症的遗传理论也很难与第五章中提到的流行病学研究结果相契合，特别是冬季和春季出生率过高。对遗传理论最不利的是这样一个事实，从19世纪到20世纪中期，欧洲和美国的大部分精神分裂症患者都困在医院里，生育率非常低。但精神分裂症的患病率并没有降低，还有研究者认为其实际上升高了。如果推定的致病基因没有传递下去，而患病率居然没有下降，那就肯定不是寻常的遗传病。

近年来，精神分裂症的遗传理论朝着两个方向发展。一个方向认为，单凭基因不能引起精神分裂症，而是让人在同时暴露于产伤、传染源、营养因素、免疫缺陷等环境因素中时更易感。这一取向已经促成了几个易感基因的发现，其中最突出的是儿茶酚氧位甲基转移酶（COMT）、约束蛋白质、精神分裂症断裂基因一号（DISC 1）、神经调节素一号、G蛋白调节因子四号（RGS4）、代谢型谷氨酸受体三号（GRM3），以及G72基因。这些易感基因被认为控制着精神分裂症相关的神经化学和神经生理学的新陈代谢功能，例如COMT被认为可以影响前额叶皮层功能，GRM3调节谷氨酸，RGS4调节细胞内代谢。当前研究计划是将这些易感基因与环境因素如传染源或营养不良结合起来，也就是研究遗传与环境的交互作用。在这样一个理论下，遗传仍然是精神分裂症的主导性病因，但却需要与其他因素同时出现，或被其他因素激发。

精神分裂症遗传研究的另一个新方向是表观遗传学。这个术语暗示，问题不在于基因的基本结构，而是这些基因的微小变化。常见的一种表观遗传学变化类型被称作单核苷酸多态性（SNPs），它会影响基因表达。SNPs引发精神分裂症的作用方式可能是与特定的传染源协同发生作用，下文将作解释。

遗传学理论发展到哪里了呢？现在已被广泛认可的是，单靠基因是无法引发精神分裂症的。还被广泛认可的是，基因可能与其他因素一起增加了精神分裂症的易感性。对这些其他因素，以及具体的遗传学或表观遗传学的病因路径的识别还未有重大进展。

神经化学理论

从20世纪60年代至今，神经化学理论与遗传理论统治了精神分裂症的研究。在脑细胞之间传递信息的化学物质——神经递质，分外引人关注。在神经递质中，多巴胺成了研究者的关注热点，因为释放多巴胺的苯丙胺会引发精神分裂症样症状。另外，早期抗精神病药可以阻断多巴胺，所以大家普遍认为过量的多巴胺会引发精神分裂症，而抗精神病药是通过阻断多巴胺起作用的。遗憾的是，针对此理论进行的40年的研究，只发现了极少的支持证据，而且有些新型抗精神病药不阻断多巴胺，也能起作用。

另一个神经递质谷氨酸，近年来也被认为大有前景。大部分的兴趣都源自这样的事实，即毒品苯环利定（PCP）会引起精神分裂症样症状，也会阻断谷氨酸。谷氨酸是主要的大脑兴奋性递质，通常与伽马氨基丁酸（GABA）配对，是一种主要的抑制性递质。与多巴胺不同，支持谷氨酸和GABA以某种方式与精神分裂症病因相关的证据众多。

当然，已知的神经递质已超过100种，而且越来越清楚的是，它们以一种复杂的方式相互作用。因此，当有一种神经递质异常，它会影响下一个，再影响下一个，等等。精神分裂症的研究者也在研究其他的神经化学物质。引起相当兴趣的一组是神经肽，它们有些也属于神经递质，内啡肽即一种神经肽。另一组引发关注的是细胞内传递信息的那些神经化学物质（细胞内信号传导）。

毫无疑问，精神分裂症患者中，存在神经递质异常以及其他神经化学的异常。但这些异常是疾病的病因，还是疾病发展的结果，仍不明朗。如果它们是病因，那又是什么引起了这些异常呢？有些研究者将遗传理论与神经化学理论结合在一起，试图填补这一空白，但这一取向的效度还有待检验。

发育理论

精神分裂症的发育理论简练且广为接受。理论假设脑部发育过程中出了问题。在胎儿期，神经元以每分钟250 000个的速度产生。然后它们移动到所属的脑部区域，分化成特定的神经元类型。对多余神经元的修剪始于胎儿期，一直持续到至少出生3年后。很明显在这个长期而复杂的过程中，出错的可能性很大。

精神分裂症的发育理论并不关注是什么引发的精神分裂症，而关注疾病是什么时候开始的。依照发育研究者的观点，任意一个因素理论上都可能引起发育问题。这些因素可能包括基因、传染源、酒、化学物质、药物、辐射、营养不良，或者是严重应激的经历。一位发育理论支持者总结道："遗传性脑病或易受环境侵害、感染或感染后的状态、免疫紊乱造成的伤害、围产期创伤或脑病、发育早期接触有毒物质、初级代谢疾病，或其他早期发育事件。"最初的损伤一旦发生在脑部发育的关键时期就会造成伤害。然而大部分情况下，伤害不会立刻显现，一些非特异性的迹象可能例外，如儿童期协调性不佳或有行为问题。依据发育理论，待脑部发育成熟，精神分裂症的迹象和症状就会出现。

精神分裂症发育理论与一些结果相符，如第五章中描述的轻度身体异态、妊娠及分娩并发症、过高比例的冬季和春季出生率。发育理论学者还指出，在动物模型中，人为损伤动物胚胎的关键脑区组织，会造成动物发育期行为异常。在一个动物模型中，海马损伤的小鼠对促使多巴胺释放的化学物质反应异常，这样就将发育理论与多巴胺理论联系在了一起。发育理论最重要的支持证据，来自精神分裂症神经元紊乱的一些报告，这种紊乱只可能发生在胚胎发育期。

尽管很简洁，发育理论亦有很多局限。支持构成理论基石的证据相对较少，例如神经元紊乱。动物模型也被批评不够相关，例如，小鼠对应精神分裂症的症状是什么？又，如果精神分裂症病程果真大多数始于胎儿期，那么为什么我们没观察到更多的轻度身体异态、癫痫和精神发育迟滞呢？最后，发育理论跟神经化学理论一样，都是病理生理学理论，或疾病病程理论，并没有解答识别初始病因的问题。

传染和免疫理论

第五章指出，精神分裂症的炎症、免疫和感染方面的研究近年来越来越多。此类研究因全基因组关联研究（GAWS）的成果而得到极大推动，结果显示，在精神分裂症患者身上出现率更高的基因，与免疫系统以及机体对传染源的反应有关。

理论上讲，传染源是精神分裂症病因的可能选项。大部分传染源都与易感基因协同起效，基因将内源性逆转录酶病毒一代代传下去。在家中，暴露于传染源可能会产生传染的家族模式，从而造成遗传的假象。已知有几个传染源是影响特定神经递质的。有趣的是，最近发现弓形虫可以分泌多巴胺，成为精神分裂症患者多巴胺偏高的一种可能解释。传染源也可能会引发精神分裂症中微小的结构性和病理性异常。的确，动物模型已明确表明病毒进入了脑细胞，引起神经化学变化，但却完全没有引发足够大的神经病理学改变。最近研究表明，单纯疱疹病毒与精神分裂症患者的神经病理学改变和认知损害都有关。

从流行病学上来讲，传染源作为精神分裂症病因的候选项颇有吸引力。很多传染源都是季节性的，这或许可以解释精神分裂症患者的季节性出生模式。移民，以及在城市出生或长大的人，他们精神分裂症患病率更高的现象或许也可以用对传染源的接触来解释。如果最初的感染发生在妊娠阶段，传染源可能也可以解释轻度身体异态和妊娠及分娩并发病症的出现。尽管精神分裂症大部分情况下都是直到少年晚期或20多岁时才显现，但最初的感染可能发生在胎儿期或者童年期。这可以用很多传染源从最初感染到最终显现之间，存在漫长的潜伏期来解释，这点大家都很熟悉。很多病毒和寄生虫，包括弓形虫在内，可被抗精神病药抑制的现象也引起了人们的兴趣。很有可能这些药物是直接作用于传染源，而对神经递质的作用是附带的。

传染和免疫理论很有吸引力，而且证据越来越多，但却没有决定性证据出现。只有我们找到了引发精神分裂症的传染源，并且证明用药物抑制这些传染源后，精神分裂症的症状也会被抑制，才是最终证据。沿着这条思路的研究进展活跃，特别是关于弓形虫的研究，会定期在斯坦利医学研究所的网页上更新。

营养学理论

脚气病、糙皮病、恶性贫血这些疾病会有精神病性症状的原因，是缺乏维生素，这支持了精神分裂症的营养学理论。研究者研究了很多种营养不良和食物过敏情况，收获却很少（必须要提到的是，这些研究有很多方法学问题）。20世纪50年代，汉弗莱 · 奥斯蒙德和亚伯兰 · 霍弗尔开始用高剂量烟酸，以及其他维生素和矿物质来治疗精神分裂症患者，宣称取得了成功，但他们的结果没有得到证实。

近年来，精神分裂症的营养学理论有一定程度恢复。让人感兴趣的一个领域是脂代谢异常，特别是作为脑细胞重要构成的脂肪酸。另一个引起人们兴趣的是蛋白质代谢异常，特别是氨基酸，例如蛋氨酸、色氨酸、甘氨酸和丝氨酸，这些是蛋白质的构成要素。与早期正分子精神病学的主张相反，当前研究大部分都很严谨，且用了对照。使用营养补充剂的临床实验将在下一章中描述。

近期研究亦激发了对精神分裂症营养学理论的研究兴趣，研究报告称，妊娠期遭受一定程度饥饿的产妇更容易生出精神分裂症孩子。1992年，荷兰的一项研究发现，在1944—1945年冬天经历饥荒的孕妇（那时纳粹德国缩减了此区域的食物供给），假如她们是在饥饿高峰期的头三个月怀孕，有两倍的概率会生出患精神分裂症的后代。与此类似，2005年中国的一项研究也发现，安徽省经历了1959—1961年饥荒的产妇，有两倍的概率会生出患精神分裂症的后代。

这些结果有多种可能解释。首先营养剥夺可能影响了胎儿的脑部发育，让大脑后来更容易发展出精神分裂症。或者有可能孕妇因饥荒吃一些平时不会吃的食物，比如荷兰孕妇吃郁金香，中国孕妇吃树皮。营养剥夺也可能削弱了机体的免疫系统，让人更容易遭受感染，进而影响大脑。

精神分裂症营养学理论最有希望的证据，来自澳大利亚约翰·麦格拉思博士等人对维生素D缺乏的研究。2010年的一项研究中，他们报告，发展成精神分裂症的孩子更多在出生时表现出维生素D水平异常。维生素D理论也能解释一些流行病学的结果，如季节性出生、城市出生或长大的孩子患病风险更高，一些移民群体中患病率更高。

费思·迪克森博士等人开展的研究是精神分裂症营养学理论另一个有前景的方向。在美国，牛奶和小麦中发现的蛋白质，尤其是谷蛋白和醇溶蛋白，被认为可以引起腹泻病，也被怀疑与精神分裂症有关。最近有报道称，近期发病的精神分裂症患者体内的醇溶蛋白抗体高于控制组。另一项研究发现，精神分裂症患者血液中的牛酪蛋白含量高于发病前。然而我们并不清楚这些结果意味着什么，尚需进一步研究。

内分泌理论

甲状腺功能严重减退、甲状腺功能亢进、肾上腺功能亢进（皮质醇增多症）都可能引起类似精神分裂症的精神病性症状。这些现象引发了对内分泌失调作为精神分裂症可能病因的研究兴趣。一个相关现象是，产后精神错乱被认为由产后剧烈的激素改变引发。这一现象让有些研究者怀疑是否更轻度的内分泌失调也会引发精神分裂症。

指向这一方向的一个研究发现是，精神分裂症患者中会有强迫性饮水，又称多饮出现。饮水与脑垂体后叶的激素水平有关。垂体前叶也暂定与部分精神分裂症患者有关，使用多巴胺刺激药物阿扑吗啡后，这部分病人会产生各异反应。也有人称精神分裂患者由垂体前叶分泌的性激素（促卵泡激素FSH和促黄体生成素LH）是异常的。众所周知，女性患者的生理期停止了。

胰岛素昏迷[1]能短暂缓解精神分裂症患者症状的现象，引起了人们对胰岛素代谢的兴趣，也有观点认为，第一型（胰岛素依赖型）糖尿病患者中精神分裂症更少见，而在第二型（非胰岛素依赖型）糖尿病患者中更常见。近年来，精神分裂症与糖尿病的关系又重新引起了大家的兴趣，这是因为第二代抗精神病药（尤其是奥氮平和氯氮平）会使一些病人的血糖水平显著升高。也有大量的研究关注精神分裂症中的褪黑素和松果体，但目前能达成共识的，仅仅是这些激素的水平存在异常。

内分泌失调对精神分裂症的确切意义还不清楚。它可能说明内分泌对疾病应激的反应，也有可能是抗精神病药物造成的效果。内分泌失调也可能是病程本身的一部分。

1　两个意思，第一指胰岛素所致低血糖导致的深度意识障碍。第二指精神分裂症的一种治疗方法。——译者注

应激理论

应激理论偶尔会被遗传学家和发育缺陷理论支持者引用，可当作可能的病因辅助因子。应激可能引发精神分裂症的观念由来已久，实际上，“爱情上失意”和类似的应激因素在19世纪时常被当作精神疾病的病因。应激理论由于战争而获得发展，战争期间，人们注意到有些士兵在战争的极端压力下，会突然患上精神分裂症样短时精神障碍。

1968年，布朗和伯利主张生活应激是精神分裂症的重要病因，此后至少有13项相关研究展开。这其中，仅有3项研究支持布朗和伯利的结果。拉布金早在1980年就断言，“没有证据指出精神分裂症患者比其他患者经历了更多事件”。1985年，坦南特更是直截了当地说：“没有强有力证据支持生活压力与精神分裂症起病之间的因果关系。”1993年，诺曼和马拉进一步说道，“没有证据表明精神分裂症患者比其他精神疾病患者有更高水平的生活事件应激”。

认为应激事件与精神分裂症有关联的研究大都存在严重的方法学问题。精神分裂症早期阶段，患者刚开始生病，通常都表现得不正常，因此会诱发这样那样的危机。认为存在正相关的研究把这些危机当成了精神分裂症的原因，而不是它早期的结果。1911年，尤金·布鲁勒博士在经典著作《早发性痴呆》中敏锐地捕捉到这个差别：

> 有些个案有极好的既往病历（病史），其疾病迹象出现在疑似精神创伤之前，所以这样就很难把疾病归咎于精神创伤。显而易见的是，大部分个案中，爱情失意和工作降职等是疾病的结果，而不是原因（假定它们与疾病有关系的话）。

如果青年期的生活应激不会直接让病人患精神分裂症，那更早期的应激会吗？例如儿童期应激，或妊娠期母亲的应激。儿童期应激的解答来自儿童性虐待研究。最近对37项此类研究的综述总结道："性虐待与诊断为精神分裂症之间的相关性，并没有达到统计显著水平。"另一个研究着眼于因肺结核而与父母分离的幼儿，还有研究关注儿童期癌症的效应，这些情况都非常应激，但都没有发现精神分裂症增多的证据。对于孕妇，研究者关注了洪水、台风、地震、战争和肯尼迪总统遭暗杀事件的影响，但都没发现后代中精神分裂症会显著增多。

流行病学的研究结果进一步说明，应激只是引发精神分裂症的一个次要因素——可能是压垮骆驼的最后一根稻草。如果应激至关重要，那为什么在监狱和集中营里没有爆发精神疾病？为什么精神分裂症的患病率在宗教法庭和法国革命时期没有升高？为什么在第二次世界大战期间精神分裂症的患病率是下降而非上升？总之，如果应激真的起作用的话，那它的作用并不会超出一个次要因素。与其说应激是精神分裂症的病因，不如说应激可能在疾病的复发中起了作用，第十一章中将进一步讨论。

一些过时的理论

随着科学各个领域内知识的更新，新的理论被提出，用来解释观察到的现象。同时，不再切合事实的旧理论被抛弃，并最终淘汰。科学各个领域都有陈旧废弃的理论。其中一些特别著名的理论如下：

手淫理论。该理论在19世纪很出名，部分是由于手淫在精神分裂症爆发高峰期的青少年中很常见。

邪灵迷信。即使是今天，世界上仍有很多地方的很多人相信，是邪灵引发了精神分裂症。

弗洛伊德理论。20世纪的上半叶，弗洛伊德精神分析理论在美国占据了统治地位。弗洛伊德认为，精神分裂症是由差的养育方式引起的。弗洛伊德自己对此病几乎一无所知，也回避接诊此类病人。1907年，他在一封信中承认，“我很少接诊痴呆（早发性痴呆，现称精神分裂症），也几乎不看其他类型的重症精神病”。四年后他写道，“我不喜欢这些病人（患精神分裂症的）……我感到他们远离我和人类事物”。仍然相信弗洛伊德精神分裂症理论的精神卫生专业人员是不称职的。

坏家庭。除弗洛伊德的坏母亲理论外，20世纪50年代，一系列有关坏家庭的理论被用来解释精神分裂症病因。与这些理论相关的人包括西奥多・利兹、格雷戈里・贝特森和唐・杰克逊。对照研究检验了这些家庭交互理论，发现是错的，因此这些理论被废弃。坏家庭理论的一个分支称作“情绪表达”。它认为那些对精神分裂症患者过分挑剔、敌意、过分卷入、过度识别的家庭，会导致患者复发。20世纪80—90年代，有关情绪表达的论文有很多，甚至还有几本书出版，但随着研究指出其没有科学依据后，该理论也就逐渐消失了。

虽然情绪表达的概念已默默消失，但它对我们有什么启发吗？精神分裂症患者在那些身边人平静、能清楚和直接沟通的情境中表现最好。第十一章中，我们将讨论正确态度（有判断力、对疾病的接纳、家庭平衡、期待符合现实）的贡献，这是高情绪表达的对立面；只要家人努力做到态度正确，他们就无须担心情绪表达的问题。

除了缺少科学依据以外，坏母亲和坏家庭理论都违反常识。任何养过孩子的父母都知道，父母的影响力并没有大到仅仅靠偏心，或是传递给孩子不一致的信息，就能引发像精神分裂症这样的疾病。此外，那些有一个孩子患精神分裂症的家庭，通常别的孩子都是完全正常的，他们是对这些理论的最有力反驳。

坏文化。除坏母亲和坏家庭之外，有几个人提出，坏文化也可能导致精神分裂症。这一观点最初由人类学家玛格丽特·米德和鲁思·本尼迪克特于20世纪30年代提出，近些年来，得到一批知识分子支持，他们中大部分都倾心于社会学、社会主义。

一个例子是作家克里斯托弗·拉希，1979年，他在《自恋的文化》中断言，精神病“在某种程度上是某一特定文化的个体表达”。他还引用朱尔·亨利的话：“精神病是一个文化所有问题的最终表现。”该理论的另一个例子来自列万廷、史蒂芬·罗斯和莱昂·卡明1984年出版的《生来并非如此》一书，在前言中他们声明：“我们都致力于创造一个更公正的社会——社会主义。”在对精神分裂症的生物学研究表示了不屑之后，作者写道，“一个完善的精神分裂症理论，必须能够理解，是社会和文化环境促使某些类别的人出现了精神分裂症症状”。他们相信，社会和文化环境，引起了脑部的生物学改变，“可能反映或对应着精神分裂症的脑部特征”。从现代知识的视角来看，这样的理论构建是倒退的，现在已经很少见。

托马斯·斯扎斯则博士是纽约州锡拉丘兹市的一名精神分析学家，他出名不是由于精神分裂症理论，而是因为非精神分裂症理论。依据斯扎斯则的观点，精神分裂症和其他精神障碍仅仅是语义的假象，并不真实存在。这对于那些受此病折磨的人，以及他们的家人来说，无疑可喜。我们批判斯扎斯则的理论，仅是因为它的传播广泛，因为它常被山达基教徒和其他反精神病学者引用（见第十五章）。

英国精神分析学家罗纳德·莱恩的理论或许是这些过时理论中最怪异而令人困惑的。他提出的观点是：精神分裂症是人对病态社会的正常反应，甚至是成长体验。这是个浪漫的说法（如果不愚蠢的话），对很多60年代的激进分子很有吸引力。莱恩的观点源于弗洛伊德以及家庭互动理论。莱恩的理论让人感到心酸，因为他的大女儿患有精神分裂症，并且住院多年。随着年龄的增长，莱恩不再抱有幻想，他开始酗酒。1982年，他对采访者说："我曾被视为知道答案的人，但我却从来没有知道过。"

推荐阅读

Carlson, A."The Dopamine Theory Revisited. "In S. R. Hirsch and D. R. Weinberger, eds. *Schizophrenia*. Oxford：Blackwell Science, 1995.

Dickerson, F. B., J. J. Boronow, C. Stallings, et al."Association of Serum Antibodies to Herpes Simplex Virus 1 with Cognitive Deficits in Individuals with Schizophrenia."*Archives of General Psychiatry* 60（2003）：466-72.

Dickerson, F.B., C. Stallings, A. Origoni, et al. "Markers of Gluten Sensitivity and Celiac Disease in Recent-onset Psychosis and Multi-episode Schizophrenia."*Biological Psychiatry* 68（2010）：100-104.

Garver, D. L."Neuroendocrine Findings in the Schizophrenias."*Endocrinology of Neuropsychiatric Disorders* 17（1988)：103-9.

Gottesman, I. I. *Schizophrenia Genesis: The Origins of Madness*. New York：W. H.Freeman and Company, 1991.

Harrison, P.J., and D. R. Weinberger."Schizophrenia Genes, Gene Expression, and Neuropathology:On the Matter of Their Convergence."*Molecular Psychiatry* 10（2005）：40-68.

Lieberman, J., and R. Murray, eds. *Comprehensive Care of Schizophrenia*. London：Martin Dunitz Publishers, 2000.

McGrath, J. J., T. H. Burne, F. Féron, et al. "Developmental Vitamin D Deficiency and Risk of Schizophrenia：A 10-Year Update."*Schizophrenia Bulletin 36*（2010）：1073-78.

Owen, F. and M. D. C. Simpson. "The Neurochemistry of Schizophrenia." In S. R. Hirsch and D. R. Weinberger, eds. *Schizophrenia*. Oxford：Blackwell Science, 1995.

Petronis, A., I. I. Gottesman, T.J. Crow, et al. "Psychiatric Epigenetics：A New Focus for the New Century. "*Molecular Psychiatry* 5（2000）：342-46.

Tennant, C. C. "Stress and Schizophrenia：A Review."*Integrative Psychiatry* 3（1985）：248-61.

Torrey, E. F"Are We Overestimating the Genetic Contribution to Schizophrenia?" *Schizophrenia Bulletin* 18（1992）：159-70.

Torrey, E. F. and R. H. Yolken."Familial and Genetic Mechanisms in Schizophrenia."*Brain Research Reviews* 31（2000）：113-17.

Torrey, E. F. B. M. Barci, M. J. Webster, et al."Neurochemical Markers for Schizophrenia, Bipolar Disorder, and Major Depression in Postmortem Brains." *Biological Psychiatry*, 57（2005）：252-60.

Torrey, E. F, A. E. Bowler, E. H. Taylor, and I. I. Gottesman. *Schizophrenia and Manic-Depressive Disorder: The Biological Roots of Mental Illness as Revealed by the Landmark Study of Identical Twins*. New York: Basic Books, 1994.

Weinberger, D. R."Schizophrenia as a Neurodevelopment Disorder."In S. R. Hirsch and D. R. Weinberger, eds. *Schizophrenia*. Oxford : Blackwell Science, 1995.

Yolken, R. H., and E. E Torrey, "Are Some Cases of Psychosis Caused by Microbial Agents? A Review of the Evidence. "*Molecular Psychiatry* 13 （2008）: 470-79.

Yolken, R. H., F. B. Dickerson, and E. F. Torrey."Toxoplasma and Schizophrenia."*Parasite Immunology* 31（2009）: 706-15.

Yolken, R. H., H. Karlsson, F. Yee, et al. "Endogenous Retroviruses and Schizophrenia."*Brain Research Reviews* 31（2000）: 193-99.

第七章

治疗精神分裂症：入门

减轻精神错乱痛苦的手段，不是重塑人性中最神圣的部分。致力于此的人也不要假装这会有效。在以人性替代残暴、以善良替代虐待、以和平替代怒火、让心存爱意而不是仇恨的过程中，他们感到了人性的支持和满足。他们承认希望通过以上的治疗行为，让人性最终获得神圣光辉。

狄更斯，《家庭箴言》，1852

与一般人认为的相反，精神分裂症是明确可以治疗的疾病，但注意这不是说它可以治愈，不要搞混。成功的治疗意味着控制症状，然而治愈则意味着永久性地消除病因。在明确精神分裂症的病因之前，此病都无法治愈，因此，我们仍需继续改进治疗。

用糖尿病的疾病模型解释精神分裂症最好不过，两者之间有很多相似之处。精神分裂症和糖尿病都有儿童型和成人型，两者持续多年的病程都常有复燃[1]和复发[2]；两者经药物治疗后都可以被很好地控制，但不能治愈。我们不会说“治愈糖尿病”，而是说“控制症状”，让糖尿病患者过上相对正常的生活。同理，精神分裂症亦是如此。

如何找到好医生?

找到好医生实属不易，这任务常常落在精神分裂症患者的亲友身上。在美国，既通晓疾病，又有志于治疗精神分裂症的医生非常少。这令人非常诧异，也很悲伤，因为精神分裂症是世界上最重要的慢性疾病之一。在欧洲，找个好医生就相对容易一些。

因为精神分裂症是生理性疾病，且主要治疗手段是药物，所以医生必不可少。想要妥善治疗精神分裂症，迟早都要医生参与。医生不但需要开出合适的药物，而且为了排除其他和精神分裂症类似的疾病，医生还需要作初步诊断检查，例如实验室检查。在治疗精神分裂症之前，最好还要检查是否有脑部肿瘤或疱疹病毒性脑炎。只有医生才能胜任这些工作。

无论是治疗精神分裂症还是其他疾病，寻找好医生的最佳办法，都是去问医院里的工作人员。问他们如果他们自己家人有类似问题，他们会推荐哪位医生。医生和护士自然知道谁是好医生，也互相分享这种信息。只要你去问他们，一般他们都会告诉你。如果你有亲人在医院工作（例如姐夫有个做护士的妹妹），那就再好不过 。不管亲疏，动用你的全部亲朋关系去寻找一位了解精神分裂症的医生。不要怕动用一切人际关系，因为这些信息无比珍贵，可以节省你几个月的时间 。

1　复燃指经治疗后，病人症状减轻，但尚未达到康复的标准，病情又再加重。——译者注
2　复发指患者症状消失后再次出现，病情复发。——译者注

另一个办法是咨询有过精神分裂症患者的家庭。他们常常能告诉你当地的诊治资源，可以帮你节省几周时间，避免盲目地寻找，或是找错方向。NAMI 中本地医疗资源章节里，最有价值的部分正是这些信息（NAMI中"地方和国家章节"可以通过NAMI网站查找）。

医学会或美国精神病学会的参考列表对找好医生毫无用处。只要打电话给他们，他们就会提供3个（医生的）名字。不过，这些名字只是从网页上的医生列表中随机抽取的，这些医生都是为了获取病人才出现在列表中。医生只要愿意支付年费，就可以加入学会，学会其实都没有审查和确认过他们的诊疗水平。甚至那些正处于医疗过失调查中的医生，名字也仍会继续出现在列表上，直至他们明确退出学会，才会除名。当然了，开除会籍的事情相当罕见。所以，医学会和精神病学会提供的推荐名单并不好，不比从电话簿的精神科医生里随机挑出来的强。

能治疗精神分裂症的医生应该是什么样的呢？理想状态下，他/她应该同时有技术能力和对疾病的兴趣，而且还要能对患者产生共情[1]。有精神科或神经内科的培训经历或有益助，但不是必要条件。有些对精神分裂症感兴趣的内科医生或家庭医生，也能治疗得当。一般来说，刚刚受训结束的年轻医生，会倾向于认为精神分裂症是一种生理性疾病。然而，也有反例：有些资深医师会告诉你，"我一直强调，这确实是种疾病"，但也有一些年轻医生，对精神分裂症仍然缺乏了解。

治疗精神分裂症的好医生还应该拥有的特质是善于和病人、家庭以及治疗团队中的其他成员合作。临床心理学家、精神科护士、社工、个案管理员、康复师及其他治疗团队里的成员，都是治疗过程的一部分。不管这位医生有多高的精神药理学水平，如果他不愿意和患者家

---

1 指心理医生能从患者的角度去感受其喜怒哀乐，并准确表达出来。——译者注

庭一起工作，或者不想成为团队的一员，他都不是治疗精神分裂症的理想医生。

为了找到好医生，可以直接问以下问题，如："您认为是什么引起的精神分裂症？""您使用氯氮平的经验如何？""您怎么看待利培酮这个药（或者其他药）？""心理治疗对治疗精神分裂症有多重要？"这些开放性的问题能较快引出医生的生物学理论取向，同时也能感受他对治疗方案新知识的了解情况。患者及家人对精神分裂症的治疗方案越来越熟悉后，他们知道的可能和医生一样多，甚至更多，这很常见。寻找好医生的最高标准，是找那种知识渊博，而且将精神分裂症患者看成 "受苦的患者，而不是令人难懂的、神秘的、精神残缺的人"的医生。

医生在专业上的"专科医师资格"重要还是"专科医师认证"重要？"专科医师资格"是指医生完成了该专业的住院医师培训。"专科医师认证"是指医生参加并通过了该专业的考试。这种委员会考试非强制，也不是拿行医执照或加入任何专业学会的必备条件。这些证书只说明医生拥有通过专业考试的理论知识。它们并不说明医生在通过考试以后会及时紧跟理论知识变化，因此，资格证书与能力之间的相关性较小。所有医学专家都需要每5年参加一次考试来重新认证。除非不得已，否则"专科医师资格"和"专科医师认证"相比，没有必要非得选择获得"专科医师认证"的医生。

那些外国医学毕业生怎么样呢？在美国，相比其他医学学科，外国医学毕业生更多选择精神病学。在很多州，这些外国精神科医生是精神卫生中心和州立医院精神科医生中的主要组成部分。1996年，一份调查报告显示，公立精神卫生机构里外国医学毕业生的人数差不多是美国医学毕业生的两倍（42% 比 22%），而前者诊治的病人中，精神病性障碍患者占的比例几乎是后者的两倍（20% 比 11%）。因此，外国医学毕业生是美国公立精神科里的中流砥柱，如果没有他们，去机构化（deinstitutionalization）[1]的灾难会比现在更严重。

从积极方面来看，我认识的外国医学毕业生里，有些精神科医生非常有爱心、有能力。从消极方面来看，很多外国医学毕业生的水平良莠不齐。两所外国医学院给美国州立医院输送的大量精神科医生，外国医学毕业生执业考试（ECFMG）的通过率非常低。一些不能通过基本执业考试的外国毕业生会去参加州里的特定考试，通过者的执业地点则仅限于该州。也就是说，州政府不认为他们有能力治疗“健康焦虑症”，但却可以让他们在州立医院里治病。

外国医学毕业生治疗精神分裂症带给患者的最大烦恼，是无法避免的沟通困难。口头交流仅是其中一部分，更重要的是其他非语言的沟通，共同理想、价值观等这些称为文化的东西。即使有共同语言和文化，精神科医生和精神分裂症患者之间的沟通也很困难，更不用说没有共同语言和文化背景，这种情况下沟通几乎不可能。诊断妄想需要在患者所处的文化背景里进行。在一种文化背景中适切的事情，在另一种文化背景中可能就不适切了。对思维方面轻微障碍的评估，则需要精通语言中的成语和隐喻。打个比方，一位精神科医生因为病人诉说“有蝴蝶在她的胃里”[2]而增加药量。还有一位精神科医生将患者说“孩子是鸟送来的”[3]这句话当成妄想的证据，精神科医生问：“您是指鹳鸟么？”“是的，就是。”精神科医生说：“太疯癫了。”我还看到有一位在国外受训的精神科医生在诊断访谈时问了有关格言的问

1　去机构化是指欧美国家在20世纪70年代开始的精神病院改革，缩短住院周期，避免长期住院，以期让患者及早回归社会，能有更好的社会功能。但近年去机构化运动也遭到诟病，认为过早让患者出院。很多患者症状都没消除，就被赶出院。后文将有详述。——译者注

2　美国俚语，意思是忐忑不安的感觉。——译者注

3　美国对怀孕的一种比喻，类似中国说“孩子是石头缝里钻出来的”。——译者注

题，“及时补一针就不会长苔[1]是什么意思？”这样的问题，不但让精神分裂症患者失去信心，而且还让人不知所云。

如果不是医生，而是其他人去治疗精神分裂症会怎么样呢？实际上，临床心理学家、护士、社工、个案管理员、康复师和其他非医生的工作人员经常去治疗精神分裂症患者，而且，他们是治疗团队中接触患者最密切的人。在不少团队里，医生几乎只是负责药物治疗的管理，在整个治疗计划中也只是参与了很小的一部分。

另一个使用非医生人员治疗精神分裂症的原因是用药[2]。在美国很多州，精神科医生助理或护士都有处方权。在夏威夷、新墨西哥州和路易斯安那州，临床心理学家也有处方权，在其他州，类似的处方权分配也在讨论中。毫无疑问，精神科医生会强力反对这种处方权制度。经过适当的药物使用培训，加上完善的监督，非医生团队里的任何一员都可以胜任一般精神分裂症案例的治疗，并指引那些疑难病例去找负责督导的精神科医生。吸引精神科医生在州立精神病院、公立诊所或乡镇地区工作是很困难的。在长期缺乏精神科医生的情况下，充分使用非医生团体是合理的解决办法。

给寻找治疗精神分裂症好医生的人的最后一个建议是“小心”。医生也是人，因此会存在各式各样的医生。在整个医疗界，你可以发现一些医生是不诚实的、有精神病、依赖酒精或药物，或者反社会，甚至有上述多种问题。我觉得，精神科之所以吸引很多那样的医生，通常是由于医生对自身的心理问题感兴趣。因此，人们不应理所当然地认为治疗精神分裂症的医生就不会有精神问题。一旦你的医生表现比较奇怪，就赶紧换医生。林子大了，什么鸟都有。

---

1 其实这是两句俚语凑成的，“及时补一针，省去以后的九针”和“滚石不生苔”，作者用此说明了外国医学毕业生不熟悉当地文化，张冠李戴。——译者注

2 比如中国法律规定，精神科药物必须由医生开处方。——译者注

什么是合适的诊断检查？

精神分裂症若完全发作，大部分的病例都不难诊断。幻觉（妄想）是最常见、最突出的精神病症状。超过四分之三的患者会有这两种症状。无论日常交谈，还是检验患者对谚语的理解，都会让各种形式的思维障碍突显出来（例如思维中断和抽象思维困难）。患者的情绪会变得迟钝或不适切，行为会变得不寻常、木僵或是古怪。

患者初次发病，出现了精神分裂症症状，什么样的诊断检查和步骤比较适合？大部分公立精神专科医院和私人诊所，都会大致进行诊断检查。毫无疑问的是，其中被诊断为精神分裂症的患者，有一些其实是本书第三章里描述的疾病。既然如此，怎样才能最大限度地将那些貌似是精神分裂症（实际上不是）的疾病全面排除呢？如果是我或我家人因为初次出现精神分裂症症状，而被送去医院，我会推荐以下诊断检查。

病史和精神状况检查。这些都是精神科初诊时的常规检查，但也往往做得不够完善。除此之外，医生还应专门询问有无视幻觉、头痛和近期头部外伤。总的来说，除了中枢神经系统外，其他器官系统也可以引起精神分裂症类似疾病（例如，腹痛提示急性间歇性卟啉症，尿失禁提示正常压力脑积水）。医生在检查中最需要关注的问题是，“你有没有正在服用的药物？”这是一石二鸟的问题，不但可以问出是否使用毒品（毒品可以引起或加重精神症状），而且还可以问出处方药的使用（有些处方药的副作用可引起精神病症状，见第三章）。此外，由于急性精神病发作的患者常常不能有条理地说出病史内容，家属或朋友在这个时候可以帮忙提供一些必要信息。

体格检查和神经系统检查。这些检查常常做得很简单，因而漏诊了许多躯体和神经科疾病。对精神分裂症患者进行仔细的神经系统检查，会在许多病人身上发现异常结果（见第五章）。上述治疗团队中的非医生成员需要经常面对、筛查精神科病人，可以教会他们使用神经系统检查里一个很有用的方法——书写检查，例如写下一个句子或画一个时钟。正如罗伯特·泰勒教授在《心理伪装：从躯体疾病中认出心理问题》中所说，测试可以帮助识别以精神分裂症样症状首发的其他脑部疾病，如脑部肿瘤，或亨廷顿氏病。

基本的实验室检查。很多医院的常规检查都包括血常规、血生化、尿液分析，但异常结果有时被忽视，或是没有继续跟进。血常规可以提示一些意料之外的结果，例如恶性贫血、艾滋病、铅中毒。同一份血液样本可以做很多种不同的血液生化检查。这些检查通常也包括内分泌和代谢失调检查。如果常规检查项目中没有包括甲状腺功能，那还应该额外去检查一下。常规检查还应该包括梅毒。尿液的分析还应该检测是否服用了毒品[1]。哈罗特·索克斯医生及其同仁发明了一套有效且性价比高的方法，用来诊查精神病患者的躯体疾病。心电图检查也很有必要，因为一些治疗精神分裂症的药物会影响心脏。在使用药物之前先测一次心电图，作为基准，或有利于以后作药物副作用的评估。

心理测验。各个医院对心理测验的选择各不相同，主要取决于临床心理学家。心理测验能检测精神分裂症的早期症状或是发作边缘期症状，同时也有助于鉴别其他脑部疾病。急性激越的病人通常没有耐性完成心理测验。

磁共振成像扫描（MRI）。磁共振成像扫描目前应用广泛，技术日益先进，价格也逐渐便宜。没有 MRI 则可做 CT 扫描，但在探测大多数脑部病理的敏感度方面，CT 比 MRI 差一些。每位精神病初次发

1　因为内分泌疾病、甲状腺疾病、恶性贫血、梅毒、艾滋病、毒品都可以引起精神病性症状，因此有必要去完善这些检查。——译者注

作的病人，都应该做一次MRI扫描。MRI可以鉴别那些和精神分裂症很像的疾病，如：脑肿瘤、亨廷顿病、威尔逊氏病、异染性脑白质病变、结节病、硬膜下血肿、Kufs病、病毒性脑炎和中脑水管狭窄。表现出精神分裂症症状多年的病人做CT，没有什么诊断意义，因为在几年时间里，疾病体征和症状都已经发展得很明显，也比较容易诊断出来。

腰椎穿刺。其实腰椎穿刺（腰穿）是个简单的诊查过程，不比抽血痛多少。脑脊液通过下腰部的液囊，经由穿刺针引流出来。因为液囊和大脑脑脊液管道相通，所以检查这些脑脊液，就可以提供大脑状况的一些信息（例如病毒抗体）。腰穿一般用于诊查脑部疾病，例如多发性硬化。腰穿将来可能会列入诊查精神分裂症的常规检测中[1]。腰穿可以检查出各种疾病，特别是中枢神经系统的病毒性疾病。首发精神分裂症患者如果表现出下列症状，就说明需要做腰穿：

首发精神分裂症腰穿适应症

1. 患者称头痛（20%的人会这样）或颈部僵硬，且有恶心感、发烧
2. 精神病性症状快速发展
3. 地点定向障碍（例如患者第一天知道自己在哪里，但第二天就不知道了）
4. 幻视或幻嗅（幻味）
5. 神经系统体征或症状提示有可能是中枢神经系统疾病，而非精神分裂症（例如，眼睛凝视一方时，眼球出现快速震颤）
6. 当前患有，或是近期有过流感/发热

精神分裂症患者做腰穿检查的副反应比较少，精神分裂症患者很

1　对于精神分裂症的诊断，腰穿不是常规进行的。但如果伴有发热、意识障碍、抽搐等神经系统体征，医生会建议进行腰穿检查，以鉴别脑炎等其他神经系统疾病。——译者注

少出现腰穿后头痛，头痛发生率大概只是非精神分裂症患者的三分之一。德国有一项关于腰穿和CT扫描诊查作用的研究，130例新发精神分裂症样症状患者经过上述检查后，发现了12例神经系统疾病，其中包括3例艾滋病脑炎，2例其他病毒引起的脑炎，2例神经梅毒，1例莱姆病和1例多发性硬化。

脑电图（EEG）[1]。脑电图的检查意义和腰穿几乎一样，实际上，医生经常同时开出这两项检查。我个人认为，对于首发精神病性症状的年轻患者，常规诊查程序应该包括腰穿和脑电图。有下列病史则应该要作脑电图检查：脑膜炎或脑炎，出生时并发症，或严重头部外伤；如果是突发起病的精神病，则必须要做脑电图检查。有时候颞叶癫痫看起来很像精神分裂症，可以通过脑电图甄别。

最有用的是鼻咽部电极脑电图——像放置在头皮那样，将电极放置在嘴里面。患者整夜无睡（睡眠剥夺），之后来检查。这种复杂脑电图检查的诊断意义更高。脑电图安全无害，仅仅测量脑电波；没有任何副反应，没有有害后果。

其他测试。根据一些特定检查结果，可以决定是否进行其他非常规的诊断测试 。现在有一些新型脑部扫描方式（例如，功能磁共振、PET 扫描），但几乎都是用于研究的。地塞米松抑制试验（DST）曾一度被认为可区分某些患者，但事实证明并非如此。随着科技进步，精神分裂症的诊断工作将日益复杂、日益精确。

住院：自愿与强制

大多数病例中，急性精神分裂症患者都需要住院治疗。住院治疗

1 脑电图检查是一种无创、无辐射的检查，对于鉴别脑器质性精神病有重要意义。——译者注

有诸多益处。最重要的是，住院可以在可控的情况下进行精神卫生的专业观察，便于作实验室检查来排除有类似症状的其他疾病，可以完成心理测验，也可以用药，并让专业人员观察药物副作用。另外，住院治疗还可以使饱受折磨的家属暂时喘一口气。

住院治疗常常是对病人的必要保护。一些病人会在疾病影响下伤害自己或他人（例如，幻听叫他们去那样做）。本・西尔科克是一名精神分裂症患者，他在疾病急性发作时跳进伦敦动物园的狮子园，差点丢了性命。事后他说，“医院是安全的地方，在受到如此惊吓后，（我认为）真的很有必要住在医院，有安全保护”。因此，大多数医院会让急性发作的激越病人住在封闭病房，是有必要的。但即使是在这样的封闭病房，病人有时也仍会出现危险，需要更多管制。病人腕部和踝部会被绑起来（通常使用皮带），也会穿一种特制衣服，将手臂限制在背后（也即人尽皆知的那种衣服），或关在隔离的房间[1]。在正规医疗系统内，这些约束患者的方式一般只持续几小时。有人会谴责封闭病房以及约束病人的手段，认为这是野蛮而古老的做法。有这种想法的人，通常从未正面处理过精神分裂症急性发作患者。或许未来有一天，我们可以发明治疗急性精神病患者的特效药，不再需要约束病人。

精神分裂症患者住院还有其他好处。好的精神科诊疗机构会有团体治疗项目。在团体治疗中，患者会发现原来自己的经历并非独一无二。工疗、娱疗和其他互动团体活动可以达到同样的效果。一个人在经历了急性发作，并体验到第一章中所描述的那些困扰后，如果知道

1　封闭病房管理仍是中国精神病院的主要管理形式，很多家属认为把患者约束或者关闭起来是很残忍的，但如果任由患者受幻觉妄想的影响而做出自伤、伤人的行为，后果更不堪设想。封闭治疗的效果粗暴直接，但相对安全，患者仅仅是被约束起来，以防他出现过激行为，受到人身攻击。——译者注

原来还有其他人也同样经历过，会感到平静一些。需要注意的是，除非患者已经开始用药治疗，否则上述团体活动不会有太大效果。

精神分裂症患者可以选择几种不同类型的医院住院治疗。过去，州立精神病专科医院是最普遍的选择，但现在不一样了。由于在州立医院住院的患者不能获得精神病联邦机构（IMD）的医保报销，使得州立精神病专科医院逐步被病人淘汰，第十四章中我们将再次讨论。州政府关闭州立医院，迫使患者前往综合医院或其他“类医院”机构住院。这种做法有效地将州政府的财政负担转移给联邦政府。

这种和谐的精神病床位数字游戏倒是帮州政府省钱了，但对临床治疗并无益处。很多综合医院并没有能力处理急性发作精神分裂症患者，显而易见不会有什么好结果。私人医院也良莠不齐；很多营利性的连锁医院臭名远扬，因为只要患者还有社保余额，他们就一直让患者住院，余额用尽，他们就宣布患者已经治愈，扫地出门。2002年，一项关于非营利性和营利性精神科住院机构的对比研究发现，在精神科治疗上，非营利机构几乎在所有方面都优于营利性机构。

为精神分裂症患者寻找医院需要很仔细。到目前为止，最重要的方面是负责治疗的精神科医师的能力。州立医院、荣军医院、综合医院、大学附属医院和私人医院里的精神科医生都良莠不齐。和其他大多数疾病不同，治疗精神分裂症，并不是给的钱越多疗效就越好。

以前，评价医院水平最有用的方法是邀请美国医疗机构评审联合委员会（JCAHO）前来评审。医院申请评审后，评审委员会派出一支民意调查小组去进行评估，同时也提供咨询与指导。民意调查集中于为患者提供的治疗和服务，也包括以下方面：治疗环境、患者的安全性、员工的职业水平和医院的管理。民意调查小组会对医院给出3种认证：三年期认证、临时认证（需要后续的检查来确保认证没有问题），或不给认证。得到JCAHO的认证会让人们认为这个医院是好的，但是，即使是获得认证的医院，医院的病房也有可能低于标准水平。近来，一份联邦报告指出，医院、私人医院与委员会之间有“暧昧关系”，委员会的评审信誉因而受到质疑。医院为民意调查支付几十万美元，期望得到认证；委员会因此也常不顾患者治疗水平调查的结果，仍然给予很多医院认证。JCAHO的认证结果因此不再能用来衡量医院水平。

近几年，住院治疗有一个很明显的变化：住院天数。过去，精神分裂症患者住院治疗往往需要几周甚至几个月[1]。然而，在个案管理和保险公司的施压下，平均住院日已经急剧降到了以天数计。1993年，急性精神病患者的平均住院日是13天，到2009年，就已经降到了9天。患者常常过早出院，这对患者及其家庭成员来说是个大难题。

理想的情况下，精神分裂症患者生病后，可以自己察觉出来，并主动去寻求诊治。但不幸的是（正如第一章所说），这相当罕见。精神分裂症是一种脑部疾病，而负责识别躯体器官是否出现病态、判断是否需要治疗的器官也是大脑，但现在大脑本身病了。这种糟糕情况下，患者常常只能被强制送去治疗[2]。我们在这一章讨论住院治疗的事情，而门诊治疗和其他限制较少的辅助治疗形式，将在第十章讨论。

有关精神病人强制住院治疗的全部法律都是州立法律，不是联邦法律。州与州之间的立法各式各样，特别是针对那些长期住院、被管治病人的法律。1970—1980年，美国对州立法做了很大改动，导致强制精神病患者住院治疗变得很困难。这种改变导致在很多州，除非精神分裂症患者有伤害自己或伤害别人的紧急风险，否则很难强制患者住院。如此严格的法律引发出许多问题，现在，越来越多的人认为需

1　参考译者所在医院最近一年的平均数据，封闭病房住院的平均天数为6周多，开放病房的平均住院天数为3周多。——译者注

2　精神分裂症患者发病时，很少有人能主动要求去治疗，往往都是家属反复劝说或者强制送来医院治疗的。——译者注

要修改法律，以便能够强制患者住院治疗。

强制精神病人住院有两个根本的合法原由[1]。第一个是参考国家亲权，让州政府担当类似父母的职责去保护精神病人，它起源于“国王就是子民的父亲”这个理念。这适用于精神错乱的人，因为精神症状，他们无法寻求治疗，也无法满足基本需求。第二个强制住院的合法理由是，州政府有权力去保护人们远离危险病人。这适用于精神病患者危及他人的时刻。

有两种强制住院方式——紧急住院和长期住院。法律规定强制住院的根本目的在于，在适当的时候，安排精神病人住院，让他们得到更好的治疗，并且保护他们，避免伤害自己或别人。各个州的法律大同小异，强制住院的条件与手续如下：

1. 为疑似精神病患者申请紧急强制住院必须先提交申请表。在大多数州，提出申请的人包括以下几种。例如，在田纳西州，可以为患者提出申请的人有：父母、法定监护人、法定监管人、福利官、配偶、负责其生活和治疗的亲戚、注册内科医师、注册临床心理学家（符合一定标准的）、健康或公共福利官、州里有逮捕权力的警官，以及患者所在部门的负责人。此外在很多州，法律允许任何人提出紧急住院申请。
2. 提出申请的人可以请医生（不一定是精神科医生）检查被强制住院的患者。有些州要求两名医生做检查，有些州则允许临床心理学家来检查。如果检查者认为这个人患有精神病，且达到州政府所认定的强制住院标准，那么将检查报告附在申请表后，结案。在很多州，近期医生证明可以代替检查报告。
3. 检查可在医生办公室、精神卫生机构或者其他地方进行。

1　中国在2013年颁布了《精神卫生法》。——译者注

4. 假如患者拒绝做检查，很多州会有法规让住院申请人书写一份陈述或申请表。例如，在内华达州，法律会建议申请人这样写，“有理由相信此人有精神病，且在没有人身自由限制的情况下，他/她会伤害自己或他人”。

5. 一旦提交了申请书，病人就必须接受医生检查。如果拒绝，法律执行官可以强行带他/她去医院进行检查。

6. 另外，如果一个人在公共场合看起来有精神问题，在公共场合举止奇怪或具危险性，警察、法警、精神科危机小组等都可以强行带这名疑似精神病患者前往医院，让医生检查。

7. 根据检查结果，诊查医生会决定疑似精神病患者是否达到州政府规定的强制住院标准。如果这位疑似精神病患者达到标准了，那么将实行紧急强制住院，病人会被留在医院。如果没达到标准，立即释放。

8. 在大多数州，紧急强制住院可以持续72小时（不含周末及假期）。除非院长或者患者家属提交法庭申请表，要求长期住院，否则当管制期结束后，要立即释放病人。如果这个申请通过，那么患者将需要一直住院，直至召开听证会。

9. 长期强制住院的听证会可以在医院或法庭举行。在大多数州，除非医生证明患者出席会不利于他/她的精神健康，否则患者便须出席听证会。虽然那样的听证会与其他法庭程序相比，不是那么正式，但如有必要，也会给患者指定一名律师，也会实施常规的法律程序，如举证以及相应的审判过程。证词来自负责诊查的医生、家庭成员以及患者本人。

10. 听证会有精神卫生委员会、法官，或是法律权威参与。在一些州，假如患者要求，陪审团将参与最后的判决。

在强制住院治疗诉讼程序中，州与州之间最大的区别是强制住院的理由以及证据标准。界定危险行为标准较严格的州，比界定危险行为模糊的州更难批准强制住院治疗（例如，得克萨斯州法律之前规定，可以为了患者福利、安全保护以及其他人的安全保护，强制管制一个精神病人）。一些州会以“严重残疾”或“需要治疗”为由，强制管制病人，这让重性精神病患者更容易被强制住院治疗。

能让精神病人得到合法强制治疗的众多因素中，最重要的是法官，以及当地社区的标准。律师都知道，一部法律可以有很多不同解释，这种情况对于精神病强制治疗法规来讲更为明显。一些人认为证据确凿的事情，在别人眼里有可能会觉得毫无说服力。社区标准同样多种多样，有些地区倾向于“将所有的疯子关起来”，但在其他地区，除非病人有危险行为，否则不太同意对病人采取强制治疗。同样重要的因素还有地方社会氛围。例如，精神病人被控谋杀罪的消息见诸报端，大家因此可能会倾向于把急性发病的人都关起来。但如果反过来，本地报纸揭露州立医院住院环境恶劣，大家就可能倾向于认为除非相当必要，否则不要关病人。

一个明显有精神病的人，如果因为法律规定以及司法官员审批过严而没有强制治疗，可能会发生许多极其恐怖的事情。1984年，哥伦比亚市区，我亲自检查了一位有严重幻听的流浪女性，她拿着斧头在市里游荡，但警察拒绝带她去医院采取强制治疗，他们说这是因为她还没有做任何危险的事。在威斯康星州，“一个男人将自己关在房子里，大腿压着一支步枪，喃喃自语说：‘杀，杀，杀’”。法官认为这个男人的暴力倾向还不严重，因而不能实施强制治疗。

在威斯康星州的另一个强制治疗听证会上，一位男性精神分裂症患者沉默不语、拒食、不洗澡，关禁闭时还吃过自己的粪便。但因为他的行为被认定为未构成危险，所以被释放。强制治疗听证会的对话节选如下：

公诉人："医生，请问偶尔吃大便的行为能说明他自残的风险很高么？"

医生："那不是可以吃的东西……它包含有一些有害又无用的成分。"

公诉人："但是，医生，你能确定偶尔消化一下那些成分一定对人体有害？"

医生："偶尔吃大便倒确实不会。"

于是公诉人就取消了这个患者的强制治疗资格，认为他没有身体伤害或者死亡的紧急危险，并结了案。

正是如此荒唐而不人性的法律，使得简化强制住院改革迫在眉睫。1979年，华盛顿州首先开始了改革，其他州纷纷效仿。现在，大约有一半的州将治疗需求或病情恶化作为强制治疗的标准。

1983年，美国精神病学会提交了一份强制住院规范的建议——如果精神病患者的行为表明他们的精神状态有"明显恶化"，明显需要治疗，那么就可以强制住院治疗。我相信这是制定州法律的好范本。病人病情复燃，可以在出现危险行为之前就及时治疗。如若等到那些深受重性精神疾病折磨的患者出现危及自身或他人行为时才去治疗，怕是为时已晚。法庭也认识到这些标准的重要性和有效性。1998年，华盛顿高级法院表明"保护社区远离精神病人威胁，照顾那些无法保护自己的人"的立法意愿。同样，2002年，威斯康星州在其法案"第五标准"（Fifth Standard）中确认了治疗标准的必要性。

理应治疗却拒绝去医院的患者，对其家庭而言意味着什么？这意味着，这个家庭必须首先去了解他们州的强制住院程序和标准。最快的方法是去最近的精神专科医院，找办理入院手续的部门，或者联系本地法庭的专业职员（他们往往是这个领域的专家）。另外的信息资源包括美国精神疾病联盟（NAMI）里有关本地或本州的章节、你所在地区的精神科专家、精神卫生机构在本地或本州的分院、公诉人或警察。治疗倡导中心网站上较好地总结了每个州关于强制治疗和协助治疗的标准。此外，家属也要了解如何证明患者确有危险性。对他人的威胁严重吗？真的会伤到别人吗？答案取决于你们州的法规如何规定，以及怎样实施。家属如果愿意，可以在听证会上作证。家属对有效证据的了解程度，往往决定了精神分裂症患者是否能得到治疗。即使在最人性化、治疗法规最完善的州里，家属仍需要坚定不移地要求州政府提供治疗。实际上，很多精神分裂症患者的家庭成员最后都因此变成了业余律师。

精神分裂症患者强制住院的远期结果各种各样。坏的结果是，有些经过强制住院的患者拒绝和家人联系。一些患者甚至可能会离家出走。一个叫“精神病幸存者”的极端团体（见第十五章），主要由曾经被强制住院的患者构成，他们充满怨恨。那样的人已将自身疾病当成一种标签。

好的方面是，一些患者积极看待强制住院，认为可以得到治疗。在有关此问题的研究中，约翰 · 卡内教授和他的同事访谈了35位在纽约强制住院的患者，访谈分两次，一次在刚入院时，一次在住院2个月即将出院时。他们发现，大部分患者“对于强制治疗是否必要的观点有很大的变化”。其他大部分研究也有类似结果。我曾参加过一个强制住院的听证会，女儿作证，要求患精神分裂症的母亲强制住院，母亲告诉女儿，永远都不会再和她说话。但一年后，经过治疗，母亲完全康复，她由衷地感谢女儿，女儿是唯一能勇敢送她去住院治疗的家人。

住院以外的方式

因为上述理由，精神分裂症第一次发病时很有必要住院。对于那些诊断明确又复燃的患者（常常是因为停药），有时也可以不住院。可能的替代方式有下述几种。

一个替代方式是在急诊室或诊所打针。训练有素的医生可以让近半数精神分裂症患者在6~8小时内减轻精神症状，让患者回家。但这个方式会有一个问题，就是家属通常已被患者近期的行为折磨到疲惫不堪，需要休息，不愿意马上带患者回家。

另一个替代方式是移动治疗小组，其接受度越来越高。小组会去患者家里，评估情况，通常就地直接展开治疗。这种方式能有效减少住院，但有良好技术和协作精神的随访人员必不可少。

另一个近期发展出的模式，是让病人在州和乡镇的公共卫生机构精神科短期住院，因为与医院相比，这种床位的费用便宜很多。第十四章称为“类医院”的这些公共卫生机构，在不同的地方有不同的叫法，例如叫精神疾病的公共卫生机构（IMDs）或危机家园。加州的IMDs有超过200张床位，它除了名字和州立精神专科医院不同以外，其他各个方面几乎都一样。

还有一种替代方式是让患者在家治疗，公共卫生护士或者医生（很少见）家访。这种技术在英格兰很常见，也很有效。1967年，本杰明·帕萨曼尼克教授和他的同事在肯塔基州路易斯维尔市的研究证明了家访的可行性，研究结论指出，“药物治疗与公共卫生护士组合的家访方式，对于避免住院是有效的。无论何种标准下，在家治疗都可以和住院治疗相媲美，有过之而无不及”。我在乡镇执业时，在家属要求情况允许时让患者在家治疗的情况下，我曾实践过这种方法。这需要每天两次、连续一周的家访，并进行药物注射，结果表明这个方法可行。

“半住院”是另一种不错的替代方式。日间医院（就是白天在医院，晚上回家）和夜间医院（就是病人仅仅在晚上才回医院睡觉）都能在某些病人中起效果。因为这两种形式的成本都比正式医院低，所以在社区中或能发挥作用，它们与24小时运作的医疗机构合作。很不幸，因为联邦医疗保险报销制度的限制，在美国这两种原本应该大力发展的医院都很少见。

治疗支付、保险平等和医疗改革

选择住院的最佳地点以及后续精神康复的地方，都有金钱限制。住院和康复花费巨大，即使是最有钱的人，看到精神科治疗的账单后都可能会被吓到。

和很多美国人一样，很多精神分裂症患者没有医疗保险。1998年，一项研究表明，首次入院的525名精神病患者中，44%的人没有保险，39%的人有商业保险，15%的人有医疗补助和医疗保险，2%的人由退伍军人管理局支付。那些持有商业保险的患者，报销也很困难，保险公司限制了住院天数，而且可以门诊报销的病种比内科和外科少很多。政府因此大力推进精神科保险范围的平等，1990年后，大多数州通过了法定平等法案。

需要支付账单的保险公司抗议精神科病种保险平等。这是因为精神科医生有过骗保和故意增加费用的恶名。1985年，一份研究指出，在因骗保和滥用医疗补助和医疗保险而被保险公司除名的医生里，精神科医生占了很大部分。20世纪90年代，精神科医生在精神科住院商业保险的骗保中占了很大比例（参考乔·沙凯的描述：《疯狂的精神卫生系统，贪婪、暴利和欺骗》）。

抗议精神科病种保险平等的理由还包括美国精神病学会对精神病诊断的边界定义模糊。几乎任何人都能符合某个诊断，然后理论上就能报销心理治疗费用或是住院费用。1999年12月，《华尔街日报》的社论报道过这个问题：

> 所谓“平等”的理由根本不存在，除了那些明显精神障碍的治疗，“精神卫生”本身是个模棱两可、可延伸概念的术语。精神卫生保险被患者和整个医疗群体滥用了，后者愚弄了保险公司，为了让那些无病呻吟的患者感觉好一点点，迫使保险公司无休止地付钱，而且还不断游说，不断扩大精神疾病的概念范畴，并争取保险报销。

2008年，经过倡导者的多年努力，国会终于通过了法定保险平等法案。这些法律中，对于精神障碍的报销范围，医保和商业保险必须提供与内外科一样的报销，包括免赔额和共付额[1]。但是，大多数精神分裂症患者并没有商业保险，保险平等法案对这些患者没有太大益处。

但是，如果美国医保系统改革的话，可能会有戏剧性的改进。例如，将2011年奥巴马总统提出的计划书付诸实施。在计划书中，从2014年起，所有美国人都被纳入保险，这种情况下，保险平等将有利于那些患有重性精神病的人。改革计划书还包括禁止保险公司因为患者在投保前发病而不予报销的规定。因为精神分裂症通常起病于青壮年，这个禁令可以减轻患者负担。

医疗卫生改革方案还包括其他3个对于精神分裂症患者有利的规定。第一个是医疗援助覆盖没有买保险的贫民。第二个是州政府示范工程里的财务基金预算方案要包括医疗服务（包括精神医疗服务）。第三，至少要有一个州的示范工程包含精神疾病机构的改革（见第十四章）。最后，医疗卫生改革也包括送医到家。因此，医改可能有助于支持公共卫生护士在患者家里治疗精神分裂症，前面已提到，在家

1　保险公司和投保人协议共同承担部分医疗费用，投保人须自行缴付不超过某个百分比的金额。——译者注

治疗精神分裂症是一种“住院以外的办法”。

不管如何，2013年制订的特定方案已经开始起效，很明确的是，类似的尝试和示范工程都将继续进行。美国在医疗卫生服务方面的花费比其他任何一个国家都要多，但收获与付出不成正比。改革方案最终会让精神分裂症患者获益。同时，对于那些没有商业保险的精神分裂症患者来说，最重要的事情是申请医疗援助。最简便的方法是去申请纳入“补充社保”(SSI)，因为被SSI接纳的人能自动获得医疗援助资格。SSI的申请将在第九章讨论。

门诊治疗、管理治疗和治疗者的连续性

随着精神科的住院时间变得越来越短，越来越多的精神分裂症患者在社区机构接受治疗。和住院治疗一样，门诊治疗的质量也良莠不齐。

门诊精神科服务的质量取决于3个方面：

专业能力。精神科医生、临床心理学家、社工和精神科专科护士在能力方面各不相同。很不幸，大多数的培训都是让这些专业人员成为心理健康专家，而不是精神病学专家。培训专业人员治疗精神疾病的项目有好几个，但这样的方案仅仅是特例，并不普遍。

优先处置重性精神病。精神科门诊服务明显供不应求。夫妻婚姻问题、贫困或弱势群体没有工作或自尊低、老人的孤独问题、孩子因为情绪问题在学校成绩不好，这些仅仅是精神科门诊服务的冰山一角。当然，这些群体的需求都是有意义的，都是需要关注的，但是，如果大量精神卫生资源都用在这里，那留给重性精神病患者的资源就会不足。这在美国很多精神卫生中心都很常见。简单说，就是究竟应该选择发展“心理卫生”，还是选择发展治疗精神疾病。

公共精神卫生资源的分配最终会是一个伦理问题。哪个群体最有价值？哪个群体更需要服务？哪个群体能最好地利用服务？如果给每个阶层都提供精神服务，对社会有什么好处？艾普斯博士指出，重性精神病患者更缺乏可替代的资源，也病得更重，这些群体应该获得优先权。

服务连贯性。虽然嘴上经常说服务连贯性，但在美国，精神分裂症患者实际上很难获得连贯的服务。正如苏珊·席汉在《世界之大，竟无我容身之处》一书中所述，主角希尔维亚·弗鲁姆金患病18年，在8家医院住院27次，共换过45个治疗场所。

连贯治疗的关键是治疗者的连续性。换句话说，治疗者或治疗团队一旦负责一个重性精神病患者的精神卫生服务，那么只要患者在管辖区域内，就要一直跟进。玛丽·安·特斯特教授是国家认可的精神卫生服务组织的领导人之一，她定义了这种治疗者的连贯治疗："慢性精神病人需要的就是我们要去关注的……治疗小组成员不一定能满足患者全部的要求（他们可能还包括了其他人或代理）。然而，他们从不把责任推到别人身上。责无旁贷，不管病人有什么样的举止，小组都会有所行动。这种稳定的行动意味着患者可以一直有连贯治疗的资源。"我在别的地方曾称这样的措施为"连贯治疗小组"。

照料者的连贯性考虑到患者需求，在理论上是合乎逻辑的。精神分裂症患者常很难与别人建立关系。而让患者在不同治疗小组间转换，非常不现实。精神卫生专家认为，照料者的连贯性有很多优点——有利于更好地了解患者，更好地评估药物治疗的历程，评估康复的可能性，还可以与家属协同工作。连贯治疗的方案得到了推广社区治疗计划的高度赞扬，并在威斯康星州麦迪逊市进行推广。截至2010年，连贯治疗小组的模式已经传播到全美三分之一的州，而且其中12个州在全州范围内提供服务。很可惜，有些 PACT 小组仅仅徒有其名，并没有包含最重要的一些组成部分。

我们已经清楚了解应该如何为精神分裂症患者提供优质的门诊服务，那么，为什么我们不这样做呢？答案有两方面。第一，门诊服务的财政结算方式“先天不足”。这个问题关系到另一个更大的问题——美国医疗保险基金如何筹集。医疗援助和商业保险可以报销精神科门诊服务的一部分费用，但不是全部。没有财政支持，便无法运作连贯治疗小组或是避免患者疾病复燃。实际上，我们常说当前资助精神科门诊服务的系统已经病入膏肓，比患者病得还重。

优质门诊服务无法在大多数地方开展的另一个原因是治疗管理。治疗管理实际上名不副实，它其实仅仅管理财务开支。治疗管理起源于20世纪90年代，用于遏制医疗费用快速增长的趋势。它确实完成了目标，但由于引入盈利动机，保证不了患者的预后，导致精神分裂症等慢性病的服务质量下降。

试想，如果治疗管理公司的报销是基于复燃更少、药物副反应更小、因为症状减轻而有更好的生活质量等条件的话，精神卫生服务会有什么不同？这些公司为了追求高利润，降低了精神分裂症患者服务的标准；支付很低的工资，却让员工高强度工作；有好药不用，使用廉价药物；除非病人完全复燃，否则几乎不让患者住院；而且会让患者过早出院。这种激励机制完全不利于优质服务。大多数治疗管理公司在财政上都做得很好，但大多数患者的临床效果却很糟糕。这个项目实质是管理财务开支，不是管理治疗。

儿童患者的治疗

患精神分裂症的儿童，除了在治疗和康复服务上的需求和成年患者一样以外，还有一些特殊需求。精神分裂症几乎不会在5岁前发作，

5～16岁，发病率的上升也很慢。16岁以后，发病率才会快速上升。

关于儿童期精神分裂症的第一个重要问题是诊断要明确。患有精神分裂症的儿童也许还有行为问题、药物/酒精滥用、严重抑郁，或神经系统问题（如抽搐），这些问题易被忽视。因此，在美国常把他们归为“严重情绪困扰”（SED），而不详加诊断。最近几年，“神经生理性疾病”（NBD）已被用于涵括精神分裂症、自闭症、重性抑郁、躁狂抑郁症、强迫症、抽动症和其他已知儿童期脑部疾病。

第二个问题，几乎半数州或鼓励、或要求家长放弃监护权，以便获得州寄宿服务的资格。2003年，一份政府研究报告指出，因为这个理由，已有一万三千名儿童的监护权转移到州政府。这种不近人情措施的施行，完全是因为财务问题：在法案（收养援助和寄养行为）的规定中，联邦医疗援助可以为那些由州监护，并在寄宿服务中的孩子报销医疗费用，而其他孩子的医疗费用则无法报销。因而，为了能将财政负担转嫁给联邦政府，节省自身开支，州政府会鼓励甚至是要求家长放弃精神分裂症患儿的监护权，以此作为办理寄宿服务的条件。文明社会中精神疾病治疗体系的失败非常可悲，而事实上，在政府的鼓励下，失败就这样发生了。

第三个问题，大部分州会遣送这些儿童去其他州的私人机构，而不是在当地接受治疗。例如，1990年马里兰州送了680名严重情绪困扰的儿童外出治疗，有些甚至被送到很远的佛蒙特州和佛罗里达州，州政府为此花费了3150万美元。目前，这种措施逐渐变得少见。

最后一个问题是，患有精神分裂症的儿童不像成年人，他们还没有完成学业。因此，学校必须要包含在治疗计划之中。大多数学校系统都很难处理这些有缺陷的儿童，而且学校也尽力逃避。因此，为了保护孩子的权利，父母必须学习联邦法案，这些法案包括1973年颁发的《康复法案》第504条（规定残疾学生获得教育援助），《残疾人教育法案》（IDEA） 和《美国残疾人法案》（ADA）[1]。很多州有额外法规要求为残疾儿童提供教育服务。我们的目标是为每一个精神分裂症患儿提供个性化教育计划（IEP）。

治疗精神分裂症或神经生理性障碍儿童，有3个重要原则：

1. 治疗必须合并教育和工作技能培训。两个示范项目参见芝加哥的“万花筒”和“门槛”。
2. 除非有禁忌症，否则孩子尽可能留在家里治疗。
3. 服务方案要做到灵活可变，且调节良好。有些服务可能是必需的，包括集体宿舍、寄养、日间项目、荒野露营，转入成年期精神卫生服务前，还应有衔接服务。儿童精神分裂症的治疗往往涉及镇、县和州政府，覆盖了教育、少年司法、社会服务、儿童福利，以及精神健康部门，协调好方方面面着实不易。

偏远地区的服务

生活在偏远地区的精神分裂症患者，很难得到治疗，接受康复服务。向偏远地区提供优质服务，所面临的挑战是：距离远、路程崎岖、精神病学专家/医院过少。想要提供优质服务，以下办法也许会奏效：

1. 家庭医生、内科医生、助理医师、执业护士，或是公共卫生护士，都可以参加首诊，开药治疗并监测病情。为此，可以首先让他们接受一些培训，定期继续教育，并可随时打电话请教精神科医生。在加拿大，萨斯喀彻温省利用家庭医生和公共卫生护士，成功为从省医院出院的患者提供持续照料。同样，大不列颠哥伦比亚省的家庭

1 《中华人民共和国残疾人保障法》第三章中亦有类似的法律规定，保障残疾儿童的受教育权利。——译者注

医生在农村医院提供众多精神科服务，由来自温哥华的精神科医生每月探访一次。本杰明·帕萨曼尼克博士和他的同事40年前在肯塔基州路易斯维尔市已经证明，这种利用公共卫生护士去给社区里的精神分裂症患者提供主要服务的方案是可行的。最近，同样的方法也在爱荷华农村地区老年精神病患者的随访工作中得到成功应用。

2. 短期精神科住院可以利用综合医院的病房以及疗养院、其他医疗或者社会服务机构的急诊病床。瑞丁和马圭尔在纽约北部农村证明，让综合医院床位接收急性精神病发作患者是可行而有效的。

3. 不管在农村地区还是在城市地区，连贯治疗都一样重要。南卡罗来纳州的实践表明，在农村地区使用PACT模式，可以实现前文所述的连贯性治疗。

4. 每天穿梭于不同城镇的“移动医疗”，在农村地区很有用。“移动的日间项目”，包括5个地区，每个地区每周服务一天，这种模式很成功。

5. 鉴于大多数农村地区都缺乏精神科医生，因此需要重点培训当地的警察、急诊工作人员和救护车工作人员，使之能对急性精神病发作患者进行正确处置。达特茅斯医学院在新罕布什尔州和佛蒙特州偏远地区开展的培训课程就是一个很好的例子。

6. 随着互动视频技术的突飞猛进，“远程精神科会诊”应该很快就变得经济可行。——在农村综合医院安装好视频设备，然后连接到中央精神病机构。试验项目已经推广到内布拉斯加州、堪萨斯州、爱荷华州、俄勒冈州、蒙大拿州，以及加拿大、澳大利亚和其他一些地区。远程精神科会诊肯定会成为未来偏远地区精神科服务的基石。

推荐阅读

Allness, D. J., and W. H. Knoedler. *The PACT Model of Community-Based Treatment for Persons with Severe and Persistent Mental Illnesses: A Manual for PACT Start-up.* Arlington, Va. :National Alliance for the Mentally Ill, 1998.

Cadet, J. L., K. C.Rickler, and D. R. Weinberger. “The Clinical Neurologic Examination in Schizophrenia.”In H.M. Nasrallah and D. R. Weinberger, eds. *The Neurology of Schizophrenia.* Amsterdam :Elsevier, 1986.

Garfield, R. L., S. H. Zuvekas, J. R. Lave, et al. ”The Impact of National Health Care Reform on Adults with Severe Mental Disorders. ”*American Journal of Psychiatry* 168 (2011) :486-94.

Goldman, H. H.“Will Health Insurance Reform in the United States Help People with Schizophrenia ? ”*Schizophrenia Bulletin* 36 (2010):893-94.

Peschel, E., R. Peschel, C. W. Howe, et al. *Neurobiological Disorders in Children and Adolescents.* San Francisco :Jossey-Bass, 1992.

Stevens, A., N. Doidge, D. Goldbloom, et al. “Pilot Study of Televideo Psychiatric Assessments in an Underserviced Community.”*American Journal of Psychiatry* 156 (1999):783-85.

Taylor, R. *Psychological Masquerade: Distinguishing Psychological from Organic Disorders.* New York: Springer Publishing, 2007.

Torrey, E . F.“Continuous Treatment Teams in the Care of the Chronic Mentally Ill. ”*Hospital and Community Psychiatry* 37 (1986):1243-47.

Torrey, E . F. “Economic Barriers to Widespread Implementation of Model Programs for the Seriously Mentally Ill. ”*Hospital and Community Psychiatry* 41 (1990):526-31.

Torrey, E. F. *American Psychosis:How the Federal Government Destroyed the Mental Illness Treatment System.* New York:Oxford University Press,2013.

Torrey, E. F. *The Insanity Offense: How America’s Failure to Treat the Seriously Mentally Ill Endangers Its Citizens.* New York: W. W. Norton, revised paperback edition, 2012.

Wagenfeld,M.O.,ed.*Perspectives on Rural Mental Health.*San Francisco:-Jossey-Bass,1981·No.9 in the *New Directions for Mental Health Services* series.

第八章

精神分裂症的治疗

精神失常，像雨，落在善与恶上，虽然它永远是可怕的厄运，但比起疟疾、发烧，它的罪恶和羞耻并没有多多少。

格拉斯哥皇家精神病院，1860

一如很多内科疾病，药物是治疗精神分裂症的最重要手段。药物不能治愈精神分裂症，但可以控制症状，跟药物治疗糖尿病的道理一样。当前用来治疗精神分裂症的药物还远不够完美，但如果能认真服药，且正确使用，药物对大多数患者而言都有不错的效果。

治疗精神分裂症的主要药物通常被称为抗精神病药。它们也被称为神经阻滞剂或者镇静药。但最标准的名字是抗精神病药，这样显得更名副其实。第一个抗精神病药物是氯丙嗪（chlorpromazine），商品名[1]有冬眠灵等（以下的商品名将写在括号中）。氯丙嗪1952年于法国偶然被发现。

1 商品名与通用名（或叫化学名）相对应，商品名是指厂家自己给药物起的名字，而通用名是指这个药物的化学成分。一种药物只有一个通用名，但因为有不同的厂家生产而有多个商品名。——译者注

抗精神病药有效果吗？

抗精神病药物的有效性毋庸置疑。它们对精神分裂症的阳性症状[1]特别有效，但对阴性症状[2]和认知症状[3]的效果就差很多。平均来说，抗精神病药对70%的患者有明显效果，20%的患者能稍微改善，10%的患者完全无效。规律使用抗精神病药物，能显著降低复燃率和再住院率。例如，早在1975年，约翰·戴维斯教授在汇总24项关于患者服用抗精神病药的研究后指出：那些规律服药的患者，其复燃率仅为没有规律服药的人的一半。2012年，斯特凡·洛伊希特等汇总了65项研究后指出，精神分裂症患者在服药一年后的复燃率为27%，而没有服药的则是64%。这意味着，服药不能确保患者不再发病，不服药也不意味着患者一定会发病，但服药可显著降低复燃风险。还有其他一些证据表明，抗精神病药可以改善第五章中描述的那些伴发神经系统症状。需要注意的是，即使是已经服药多年的患者，也有可能会复燃。

药物如何起效？

多年来，我们都假设抗精神病药主要通过靶向大脑神经递质受体起效，特别是多巴胺。后来逐渐发现，一些抗精神病药物的靶向也有其他受体，如5-羟色胺、谷氨酸、γ-氨基丁酸、肾上腺素、组胺。知道某一种抗精神病药的受体靶向可以获悉可能存在的副作用，但不能预测效果。一些抗精神病药物也会对感染媒介起效，并作用于免疫系统，这可能是它们起效的方式。概括讲，我们不清楚药物如何起效。

---

1 阳性症状指精神分裂症的幻觉、妄想和行为紊乱等症状。——译者注
2 阴性症状是指情感淡漠、意志减退、活动减少等精神分裂症的症状。——译者注
3 认知症状指获取外界信息并进行梳理、分析、记忆、反应等。——译者注

但不要急，因为医生也不知道阿司匹林是如何起效的。

你该相信谁的话？

抗精神病药是一个大生意。在专利保护期过期前，奥氮平片（再普乐）是礼来制药公司（Eli Lilly）最畅销的药物，一年销售额约30亿美元。2010年，抗精神病药销售总额是160亿美元。因为治疗精神分裂症市场巨大，大制药公司都会资助精神分裂症的顶级研究者，尝试影响他们，以求支持制药公司开发的药。研究者也因此在写文章或给临床医生作报告时，推荐使用某种特定药物。所以，你不能太相信精神卫生专家写的关于药物的信息。另外，药厂在这些药的研发上花费巨大，可能仅会报告那些有利的研究结果。应该规定所有研究都公开。

我个人从没有收过医药公司的钱，本章中的推荐都是基于我同事的意见，他们和制药公司也没有关联。我还参考了《好药差药新闻》《医疗信息》以及精神分裂症患者预后情况研究小组（PORT）2009年的推荐，该小组由国家精神卫生研究所资助，与医药公司无关。我相信这些都是最可信的推荐。其他一些指南，例如《得克萨斯药物治疗方案》（*TMAP*），主要由医药公司资助，因此会有失偏颇。

应该服哪种药？

美国上市的抗精神病药口服剂有18种。其他国家也有差不多数量的抗精神病药。在美国，除了氨磺必利[1]（amisulpride），没有一种药是

1　氨磺必利为第二代抗精神病药，已在中国上市。——译者注

明显优于其他药物的。氨磺必利在欧洲、以色列以及澳大利亚有售。20世纪90年代初，氨磺必利在欧洲初次上市，主治抑郁和精神病。一些精神分裂症治疗专家认为，除氯氮平外，氨磺必利比其他抗精神病药都更有效。很不幸的是，氨磺必利从未在美国做过推广，可能因为已经过了专利保护期，因此制药公司没有太大的利润动机来做推广。

抗精神病药可以分为第一代（20世纪90年代前上市）和第二代（20世纪90年代后上市）。以前这些被称作典型和非典型抗精神病药，这种分类基于对神经递质的不同反应模式，但现在这样的分类方式已经不再合理。

应该如何选择药物？如果有可能，药物选择应该由患者、患者家属以及医生联合决定。共同决定药物不仅显示出对患者及家属的尊重，还有助于达成更好的治疗契约，提升服药依从性。正如一篇文章所说，联合决策可以“在精神疾病消退后的康复之路上，提供一种模式，让患者及家属去评估治疗方案的优点和不足”。我曾经治疗过一些对自身疾病很了解的患者，他们能够根据自己的感觉来适当增减抗精神病药剂量。不幸的是，大概只有一半的精神分裂症患者会参与共同决策。另外一半由于疾病感缺失，否认自己有问题。这样的患者常常需要强制治疗，第十章里将有讨论。

选用抗精神病药时，需要考虑以下事项：

以往的治疗经历。如果以往某种药效果好，那建议继续选用，如果以往某种药物效果不好，就建议不要再选用。

效果。多年来，医药公司一直声称第二代抗精神病药比第一代抗精神病药更有效。然而第二代抗精神病药的定义并不明确，其中很多药并不比第一代抗精神病药更有效。美国大型政府研究项目临床抗精神病药干预效果试验（CATIE）证明了这个观点，其结果发现，在4种第二代抗精神病药里，只有一种效果优于第一代抗精神病药。喹硫平

表 8.1 美国市面上的口服抗精神病药

第一代			
抗精神病药	商品名	通常每日剂量（mg）	是否过了专利保护期
氯丙嗪 chlorpromazine	冬眠灵	400～600	是
氟奋乃静 fluphenazine		5～15	是
氟哌啶醇 haloperidol		5～15	是
洛沙平 loxapine		60～100	是
奋乃静 perphenazine		12～24	是
甲硫哒嗪 thioridazine		400～500	是
氨砜噻吨 thiothixene		15～30	是
三氟拉嗪 trifluoperazine		10～20	是
第二代			
抗精神病药	商品名	通常每日剂量（mg）	是否过了专利保护期
阿立哌唑 aripiprazole	安律凡	10～30	即将
阿塞那平 asenapine		5～15	否
氯氮平 clozapine		400～600	是
伊潘立酮[1] iloperidone		12～24	否
鲁那西酮[2] lurasidone		40～80	否
奥氮平 olanzapine	再普乐	15～20	是
帕利哌酮 paliperidone	芮达	6～12	否
喹硫平 quetiapine	思瑞康	400～800	是
利培酮 risperidone	维思通	4～6	是
齐拉西酮 ziprasidone	卓乐定	120～200	是

（思瑞康）、齐拉西酮（卓乐定）和利培酮（维思通）不优于第一代抗精神病药奋乃静，但第二代抗精神病药奥氮平（再普乐）比其他药物的复燃率更低。实际上，一些未发表的实验显示，一些第二代抗精神病

1 此药暂未在国内上市。——译者注
2 此药暂未在国内上市。——译者注

药的效果差于第一代抗精神病药氟哌啶醇，如阿立哌唑（安律凡）、伊潘立酮（Fanapt）[1]和齐拉西酮（卓乐定）。一般认为，除了氯氮平以外（详见下文），大多数的一代和二代抗精神病药的效果相当——尽管某种药物可能对有些患者特别有效。一个例外是，在大多数（不是全部）研究中，研究者认为奥氮平（再普乐）和利培酮（维思通）的效果在一定程度上要优于其他抗精神病药（氯氮平除外）。因此，既然疗效都差不多（氯氮平除外），在选择抗精神病药时，药物副作用和其他因素就成了最重要的决定标准。

体重增加以及血糖升高（糖尿病）。这些是最严重和最常见的副作用。体重增加是心脏病发作和中风的危险因素。那些原本没有血糖问题的患者也可能血糖升高，且可能来势汹汹。如果血糖升到很高，就可能会发生酮症酸中毒（ketoacidosis），可能致命。这个问题似乎取决于基因，较常见于非裔美国人。这两种副作用在服用第二代抗精神病药的患者中更常见，特别是氯氮平和奥氮平（再普乐）。氯丙嗪、甲硫哒嗪、喹硫平（思瑞康）、利培酮（维思通）、帕利哌酮（芮达）都容易导致体重增加。氟哌啶醇、氟奋乃静、齐拉西酮（卓乐定）和阿立哌唑（安律凡）可能副作用最轻。但不管是第一代还是第二代，任何抗精神病药都有可能有这些副作用。因此，对于医生而言，在服药前先测量基础体重，服用氯氮平和奥氮平（再普乐）前先测量基础血糖，是个好习惯。服用这些药的第一年，应该定期检查体重和血糖。对于那些服用氯氮平的患者，检查白细胞计数的同时，可以用同一份血液检查血糖[2]（见氯氮平章节）。服用会引起体重增加药物的患者，应该听从营养学家的建议，管理好自己的饮食，而且为了控制体重，应该增加

1 此药暂未在国内上市。——译者注

2 国内医院检查白细胞计数与检测血糖时，因实际需要通常分别需要一份血液标本。——译者注

运动量。用药前几个月是体重增加最快的时期。

锥体外系症状（Extrapyramidal symptoms，EPS）。锥体外系症状包括肢体僵硬、震颤、动作迟缓、颈部或眼球的急性肌肉僵硬（急性肌张力障碍）；坐立不安（静坐不能），患者不停地来回踱步。这些都是常见的抗精神病药副作用。虽说急性肌张力障碍不会引发永久性损害，且可以使用抗胆碱能药物（如甲磺酸苯扎托品）在几分钟内恢复[1]，但急性肌张力障碍对患者来说依然很危险。因此，很多精神科医生给患者开易引起EPS的抗精神病药时，往往会预防性地开抗胆碱能药物。这些抗精神病药包括氟哌啶醇、氟奋乃静、利培酮（维思通）和帕利哌酮（芮达）。其他抗精神病药也可能会引起EPS，但比起上述几种药少得多。氯氮平和喹硫平（思瑞康）很少引起EPS。此外，一些从没使用过抗精神病药的患者也可能表现出肢体僵硬和震颤——实际上是精神分裂症神经系统症状。EPS可以用抗胆碱能、β受体阻滞剂和苯二氮（benzodiazepine）这些药物去治疗，但这些药本身也有副作用。

迟发性运动障碍。这是抗精神病药最严重的副作用，通常在长年累月使用抗精神病药后才会发生。迟发性运动障碍包括舌头和嘴巴的不自主运动，像咀嚼、吸吮、用舌头顶起面颊、抿嘴。有时也会伴发身体突然抽动，手臂或大腿的无目的运动，极少数情况下会出现全身动作。该障碍通常发生于服药期间，也会发生在停药后不久。有时它会长期存在，且到目前为止，仍未发现有效的治疗方法。

迟发性运动障碍的发生率很难查明，因为它可能是疾病本身的过程，也可以是药物副作用。一项病历研究发现，1845—1890年在英格兰精神病院住院的六百多名患者中，“异常的行为或姿势非常普遍…… 三分之一的精神分裂症患者有运动障碍（常常等同于迟发性

---

1 国内医院通常会肌注东莨菪碱针，物美价廉，起效快。——译者注

运动障碍)”。一项研究调查了未接受过抗精神病药治疗的精神分裂症患者，结果表明，30岁以下的患者有12%会出现迟发性运动障碍，30~50岁则有25%的发生率。很多迟发性运动障碍发生率的评估结果都认为，这些案例与用药相关，但实际上，患者中有很大比例并非如此。关于这个问题，恰好有一项研究，标题为“不是所有的颤动都是迟发性运动障碍”，作者隆科和怀亚特认为，药物相关迟发性运动障碍的真正发生率低于20%。1980年，美国精神病学会在针对这个问题的一项研究中，将发生率降到10%~20%。

虽然任何抗精神病药都有可能引起迟发性运动障碍，但第一代抗精神病药似乎比第二代抗精神病药更容易引发此症状。因为使用时间还不长，新抗精神病药似乎更少引起迟发性运动障碍。女性似乎比男性更容易出现迟发性运动障碍。患者、家属和精神科医生应该注意迟发性运动障碍的早期表现，特别是患者舌头抵着面颊这个动作。如果症状出现，患者可以换用第二代抗精神病药，和（或）尝试其他可能有效的治疗方案：昂丹司琼（ondansetron）、丁苯那嗪（tetrabenazine）和ECT。即使不针对性治疗，迟发性运动障碍也不一定会恶化。在对44名患者长达10年的随访中，患者一直都在使用抗精神病药，这其中，30%的患者恶化了，50%保持原样，20%获得改善。

性方面的副作用和意外妊娠。很多抗精神病药会提升催乳素的水平。当然催乳素升高也可能是精神分裂症本身导致的。这种激素水平提升可以引起乳腺分泌（溢乳）、乳腺轻微肿大（男性乳房发育症）、月经不调、性功能障碍。抗精神病药中，最容易引起催乳素升高的是利培酮（维思通）和帕利哌酮（芮达）。中等程度升高的是齐拉西酮（卓乐定）和所有第一代抗精神病药。引起催乳素升高最小的是喹硫平（思瑞康）、奥氮平（再普乐）[1]和氯氮平。

请注意，催乳素升高是一把双刃剑。除了引发一些不良反应外，催乳素升高也可以通过影响月经周期而大大降低女性怀孕的可能。因为这个原因，20世纪90年代很多女性精神分裂症患者从第一代抗精神病药（易增高催乳素）换成不易增高催乳素的第二代抗精神病药后，出现了很多意外妊娠。如果精神分裂症女性患者想降低怀孕概率，但又不使用避孕药的话，可以选择利培酮这种抗精神病药。但这未经过正式实验验证。

心律失常。一些抗精神病药可以通过延长QTc间期[2]来影响心律。如果一个人有心律不齐病史，或是正在使用其他会影响QTc间期的药物，最好选用那些无此副作用的抗精神病药。在抗精神病药里，最容易影响QTc间期的药是甲硫哒嗪、喹硫平、齐拉西酮和伊潘立酮（iloperidone），影响最小的是阿立哌唑（安律凡）和鲁那西酮。其他药物具有中等影响。如果打算使用甲硫哒嗪、喹硫平、齐拉西酮或是伊潘立酮，务必先做一个心电图作为基线，并询问患者有没有在使用其他影响QTc间期的药，例如红霉素、奎尼丁、美沙酮。医生需要评估哪种药可以停用，或者是否需要选择别的抗精神病药。

镇静作用。这是个很麻烦的副作用，特别是对那些要上班的精神分裂症患者。氯氮平是镇静最强的抗精神病药物。其他可以引起镇静的药物还有喹硫平（思瑞康）、氯丙嗪（冬眠灵）、甲硫哒嗪。镇静作用最小的药物是利培酮（维思通）、齐拉西酮（卓乐定）和阿立哌唑（安律凡）。其他抗精神病药的镇定程度为中等。如果选在睡觉前服药，镇静带来的麻烦最小。有镇静作用的抗精神病药可以让精神分裂症患

1　从译者临床经验看，奥氮平引起催乳素升高的情况并不罕见。——译者注
2　QTc间期指心电图中Q波开始到T波结束之间的时长。——译者注

者晚上睡得更好。

抑郁。某些抗精神病药有抗抑郁作用。对于精神分裂症并伴有抑郁的患者，可以尝试使用阿立哌唑（安律凡）、喹硫平（思瑞康）、氯氮平和奥氟合剂[1]（由奥氮平片与氟西汀片合成）。

攻击行为。证据表明，氯氮平是唯一一种可以减少精神分裂症患者敌对、攻击和暴力行为的抗精神病药。发病同期物质滥用[2]会明显增加攻击行为和暴力行为（见第十章）。

自杀念头。精神分裂症患者的自杀念头很常见（见第十章）。证据表明，氯氮平是唯一一种能减少自杀念头的抗精神病药。伴有自杀念头的患者可以同时使用抗抑郁药或是ECT[3]治疗。

药物滥用。一些精神分裂症患者会滥用毒品（见第十章）。到目前为止，只有一种抗精神病药特别受瘾君子欢迎：报道称瘾君子将喹硫平药片碾碎，然后静脉注射，或是鼻腔吸食。喹硫平不适用于那些同时是瘾君子的精神分裂症患者。

"阴性症状"或者认知症状。没有一种抗精神病药对以阴性症状和（或）认知症状为主的患者特别有效。这很不幸，阴性症状和（或）认知症状是导致残障、阻碍康复的主要原因。

孕妇。女性精神分裂症患者怀孕是一个特殊问题。大概来讲，抗精神病药对发育中的胎儿相对安全，碳酸锂和丙戊酸钠可引起胎儿畸形，但抗精神病药和胎儿畸形没有相关性。一项研究表明，奥氮平（再普乐）和氟哌啶醇比其他抗精神病药更容易通过胎盘，但其影响结果未知。最近一篇荟萃所有已刊登研究的综述表明，使用影响代谢的第二代抗精神病药会使新生儿体重增加，因此建议使用第一代抗精神病

1 此药暂未在国内上市。——译者注
2 指毒品、酒精等影响精神状态的物质。——译者注
3 ECT是电休克治疗，是一种物理治疗，其作用之一是快速减轻自杀念头。——译者注

药，或许风险较小。很多专家认为，对于患有精神分裂症的孕妇，在怀孕期因继续使用药物带来的风险，比停药的风险要小。

新药和研发中的药

最近几年有4种新抗精神病药上市。简明总结如下：

帕利哌酮（paliperidone）/芮达（nvega）：2007年在美国上市。它是利培酮（维思通）的代谢产物，因而药理作用几乎一样。它可能没有利培酮（利培酮现在已经过了专利保护期）好，而且还贵几倍。

伊潘立酮（iloperidone/Fanapt）：2009年在美国上市。它和齐拉西酮（卓乐定）很像，都容易引起QTc间期延长。这个药除了价格更贵以外，没什么新的突破。一些没有发表的研究也认为，伊潘立酮的效果不如氟哌啶醇或利培酮（维思通）。

阿莫沙平（asenapine/Saphris）[1]：2009年在美国上市。阿莫沙平片如若吞服，吸收效果会很差。因此，它和其他抗精神病药不同，必须含在舌下约10分钟，直到溶解。还要求患者在10分钟内不能吃喝。一项对照研究指出，它的效果稍微弱于（或等同于）第一代抗精神病药。问题在于，有报道称患者在服药初期出现严重过敏反应，有时候甚至刚服药就出现过敏。而好的方面是，有报告认为阿莫沙平可能对阴性症状更有效，但这一结果需要独立调查者去证实。阿莫沙平非常昂贵。

鲁那西酮（lurasidone/Latuda）：2010年在美国上市。到目前为止，关于此药的研究鲜有发表，当前资料显示，它的效果稍弱于或等同于第一代抗精神病药。有研究认为它很少引起体重增加，但仍需要独立研究者去确认。鲁那西酮非常昂贵。

---

1 此药暂未在国内上市。——译者注

总的来说，不要使用新上市的抗精神病药。大部分药仅是让几百个志愿者试用过几个月，对药物本身及其长期效果都不甚了解。更何况，一些新药的效果可能还不及老药。为了能通过美国食品药品管理局（FDA）的审批，医药公司必须要做的事情仅是证明这个新药比安慰剂要好，不需要证明新药优于（甚至等同于）已经上市的抗精神病药。很多人以为新药一定会优于老药，这不是绝对的，新药的效果也可能会更差。除非有充分理由去使用新药，否则，使用知根知底的老药会更加可靠。

目前药厂有正在研发的新抗精神病药吗？我们当然需要更好的药，特别是对付阴性症状和认知症状的药。最近几年，美国国立精神卫生研究所正在支持研发一种能改善精神分裂症认知症状的药。尽管有这样的支持，研发中的抗精神病药还是相当少。药厂曾投资过精神分裂症致病基因的研究（见第六章），原本指望能凭此研发新药，但因失败告终而大受打击，因此减少了精神分裂症方面的研究。最近针对谷氨酸系统的新药研发也没有进展。下一个治疗性的重大突破有可能来自完全不同的方向，例如，药物靶向炎症、免疫系统或是某种可以引起某些病例的特定感染媒介。新药研发的同时，我们应尽力将当前尚不完美的药用好。

氯氮平：效果最好的抗精神病药

氯氮平是精神分裂症治疗的有效药物，各种研究都证明，它的效果优于其他抗精神病药。1993年，它还上了《时代周刊》的封面。然而，氯氮平很少在美国使用。在美国，使用氯氮平治疗精神分裂症患者的比例仅为3%，德国是20%，澳大利亚是37%，中国不同地区从25%～60%不等。为什么氯氮平在美国没有被充分使用呢？最重要的理由是，氯氮平可能会引起白细胞减少（粒细胞缺乏症），下文将详述。另一个理由是，氯氮平过了专利保护期，所以没有医药公司去推动使用。相反，公司会花费数百万美元说服精神卫生专家，在处方中开那些效果更差，但贵得多的新药。

因为氯氮平有明显的副作用，因而它的处方量并不多。虽然在睡前服用相对较好，但镇静作用依然是一个大问题。和奥氮平一样，体重增加也是主要问题。患者服用氯氮平可能会出现唾液分泌过多、便秘、偶尔尿失禁等症状。但服用氯氮平最严重的副作用，是有千分之八的患者白细胞会减少，也就是粒细胞缺乏症；如果不停药干预，可能会致命。因此，开始服用氯氮平后，有必要及时验血，前半年内每周验一次血，后半年内每两周验一次，一年后则每月验一次。如果白细胞计数低于3 500/mm 或中性粒细胞绝对值低于2 000/mm，则需要注意。只要按规定做血液检测，氯氮平是很安全的，如果没有做血液检测，白细胞减少可能致命。2007年，一项基因测试产品上市，有助于预测哪个患者更容易出现粒细胞缺乏症。但因为它仅将患者分为低风险组和高风险组，不能得出精确的答案，所以用处不大。

鉴于有粒细胞缺乏症的风险，氯氮平通常不是首选药物。相反，它多用于那些已经尝试过至少两种抗精神病药而无效果的患者。在没有使用氯氮平治疗之前，任何精神分裂症患者都不能被认为“难治”。氯氮平也适用于那些以攻击行为、自杀念头或迟发性运动障碍为首要问题的精神分裂症患者。恰当的氯氮平使用应该至少要持续8周，剂量达到500～800mg/日。很多医生会检查氯氮平的血药浓度，以确认是否达到治疗浓度。有证据表明，高氯氮平血药浓度比低血药浓度效果好。因为每个人对氯氮平的代谢情况不同，所以患者需要的服药量也有所不同。

如果所有药都没有效果怎么办？

很多精神分裂症患者对包括氯氮平在内的抗精神病药都反应欠佳。对于这种患者，还有什么可选择的方案？可以使用至少两种抗精神病药，或者在原有抗精神病药的基础上，加用辅助药。这种做法参考了联合用药的方法，联合用药也常用于治疗如高血压、糖尿病、癫痫这些疾病。这是治疗精神分裂症的新策略。

联合用药也许值得尝试，但药费会增加，也增加了药物之间的相互作用。抗精神病药和其他药物之间的相互作用，可能会降低抗精神病药的血清浓度（由此降低了效果），或是升高抗精神病药的血清浓度（由此可能增加药物副反应）。其他相互作用很少（或是不会）影响到抗精神病药，但会导致效果叠加（例如，一种抗精神病药联用一种巴比妥类药物，会引起严重的镇静作用）。虽然其他相互作用对抗精神病药没有影响，但会对其他药物有影响，例如，一些抗精神病药和抗凝药“香豆素”联用时，会延长血液的凝血时间。精神分裂症患者和家属应该询问精神科医生药物间的相互作用。大多数药剂师可以在电子药物数据库里查阅这些相互作用。

联合使用抗精神病药很常见。研究指出，在美国“33%的患者可能同时接受了两种抗精神病药的治疗，10%的患者接受了3种”。虽然抗精神病药联合使用很普遍，但到目前为止，还没有研究证明联合用药比单一用药更有效。联合用药通常是第一代抗精神病药联用第二代抗精神病药，或者两种第二代抗精神病药物联用。医生需要对这些药有足够的认识，并巧妙选择联用药物。联用两种相差无几的抗精神病药没有太大意义。利培酮（维思通）和帕利哌酮（芮达）实质上完全一样。氟奋乃静、奋乃静和三氟拉嗪都是哌嗪类，所以它们之间联用无法增加效用。

很多药物被当作抗精神病药的辅助药来使用。最常见的辅助药是治疗癫痫的药（抗癫痫药），因为它们对治疗双相障碍有效。这些药包括丙戊酸 （valproic acid）/德巴金（Depakene）、丙戊酸钠 （valproate/Depakote）、卡马西平（carbamazepine）/ 得理多（Tegretol）、拉莫三嗪（lamotrigine）/利必通（Lamictal）和托吡酯（topirimate）/妥泰（Topamax）。卡马西平不能与氯氮平联用，因为它也会减少白细胞数量。尽管已经有大量研究，但仍没有证据表明这些药对治疗精神分裂症有效。碳酸锂（lithium）也是一样道理，碳酸锂是治疗双相障碍的标准药物，除了极少数案例外，它对精神分裂症几乎没有效果。

苯二氮卓类（benzodiazepines），例如地西泮（diazepam）/安定（Valium）、劳拉西泮（lorazepam/Ativan）和氯硝西泮（clonazepam/Klonopin）有时候也会作为辅助药物，治疗精神分裂症的焦虑、激越，或是帮助睡眠，但少有证据证明它们的确有效。苯二氮卓类不应该与氯氮平同时使用，除非有严格的医疗监护，因为联用会有严重的，甚至是致命的药物交互作用风险。苯二氮卓类也有缺点：连续使用超过几个月就会上瘾，突然停药会引起抽搐等停药反应。

抗抑郁药也经常作为辅助药来治疗有抑郁症状或者以阴性症状为主的精神分裂症患者。常常会使用“选择性五羟色胺重摄取抑制剂”（SSRIs），例如氟西汀（fluoxetine）/ 百优解（Prozac）、舍曲林（sertraline）/左乐复（Zoloft）、帕罗西汀（paroxetine）/赛乐特（Paxil）、氟伏沙明 （fluvoxamine）/ 兰释（Luvox）、西酞普兰（citalopram）/喜普妙（Celexa）。一些医生认为，这些药物除了治疗抑郁以外，还可以改善认知症状，但治疗试验的结果并不一致。SSRIs 增加了很多抗精神病药的血药浓度，这可能是其起效的原因。

最近几年，一些治疗其他疾病的有效药物被视为治疗精神分裂症的辅助药，相关实验不断增多。其中一些辅助药看似有作用，但仍需进一步研究去证明效果。消炎药特别受关注，因为我们知道，炎症是精神分裂症的病理过程之一（见第五章），其中阿司匹林、塞来昔布和米诺环素已有实验支持。对于女性精神分裂症患者，雌激素和雷洛昔芬作为辅助药，也看似有作用。在精神分裂症早期使用omega-3脂肪酸（鱼油）治疗也颇受关注。叶酸是自然产生的B族维生素，其对于低叶酸水平的精神分裂症患者也有帮助。孕酮是一种自然产生的神经甾体，也显示出一些效果，目前正在进行随访研究。关于这些辅助药的进一步资料，可以阅读2012年出版的《精神分裂症和双相障碍的辅助治疗：走投无路时，可以怎么做？》，这本书列在本章推荐读物清单中。

口服、肌注、剂量和持续时间

抗精神病药通常以片剂形式口服。大部分都是每天服一次，而有些需要每天服两次。一些抗精神病药因为有特殊结构而要求特定的服用方式：齐拉西酮（卓乐定）应该在正餐后服用，因为正餐里的脂肪可以增加药物的吸收，而其他抗精神病药应该空腹服用。

有些精神分裂症患者不愿意服用抗精神病药，他们会将药藏在腮帮子里（“藏药”），然后伺机吐掉。针对这种患者，4家医药公司将旗下的抗精神病药改为快速崩解的制剂。患者将药片放到嘴里，就会立马吸收。市面上销售的此种药片有利培酮（利培酮口崩片）、阿立哌唑（安律凡口崩片）、奥氮平（再普乐口崩片）和氯氮平（氯氮平口崩片）。

很多抗精神病药也有口服液制剂。这适用于有吞咽问题的患者，同时也适用于“藏药”患者。抗精神病药口服液制剂最大的缺点是容易搞错口服剂量，同时价格也更昂贵。通常，大多数病例都是将抗精神病药口服液加在果汁里，但最好不要加在咖啡、茶或可乐里，因为咖啡因会提高药物吸收率，增加血药浓度。口服液制剂有：氯丙嗪、氟奋乃静、氟哌啶醇、洛沙平、甲硫哒嗪、三氟拉嗪、阿立哌唑和利培酮。

有两种可以肌注的抗精神病药。第一种是短效的，通常用于急性激越患者，例如被绑着去急诊室的患者。这种制剂的抗精神病药包括：氟哌啶醇、奥氮平（再普乐）、阿立哌唑（安律凡）和齐拉西酮（卓乐定）。

更常用的是每2～4周肌注一次的长效肌注针。抗精神病药的这种使用方式适用于那些对自己疾病无认识（病感失认症，见第十章），且拒绝用药的患者。好几个研究指出，抗精神病药长效肌注针的使用，使患者的复燃率减少了30%。某项研究也显示，肌注针使精神分裂症患者的暴力行为明显减少。抗精神病药的长效肌注针有氟哌啶醇、氟奋乃静、利培酮（恒德）、奥氮平（再普乐）、阿立哌唑（安律凡）和帕利哌酮（芮达）。最好在患者对口服药有效果以后再开始使用长效肌注针。除了那些拒绝服药的患者，还没有一致证据表明长效肌注针的效果优于同等剂量的口服药。

抗精神病药的最佳使用剂量，在个体之间的差异很大，受很多生理因素影响，如小肠对药物的吸收能力，药物通过血脑屏障进入大脑的能力，以及其他很多未知因素。抗精神病药的平均每日常用量可见表8.1，有些人需要剂量小一些，有些人需要大一些。有一项研究指出，患者对抗精神病药的需要量差异很大，研究中，一组患者服用了20 mg氟奋乃静，然后检测他们的血药浓度，最低浓度者与最高浓度者之间相差了40倍。因此，选择抗精神病药的剂量时，不能一概而论，个体化用药才是最好的办法。一些患者可能用最小剂量就有很好效果，而有些患者则可能需要大剂量才能达到相同的效果。

另外两个引起剂量需求差异的因素是性别与种族。总的来说，女性需要的药量比男性低。因为不同种族对抗精神病药代谢的酶的分布不一样，一些种族的患者需要更高的药量才能达到同等效果。研究指出，白种人和非裔美国人对药物的需要量大致相当，西班牙裔患者需要比较低的剂量，亚裔美国人在这4个种族里的药物需要量是最低的。一般认为，最好从小剂量开始，缓慢加药。与此类似，停药也需要缓慢减停。

精神分裂症患者首次发作开始用药，应该持续使用这种药多久才可以宣告无效？患者服用相同剂量的同一种抗精神病药后，检查血药浓度发现，患者之间有很大差异，因此患者有不同疗效也就不奇怪了。一些急性精神分裂症患者可能在3天内起效，而其他患者可能需要3周甚至3个月。一个大概准则是：一个人如果在用药2周后，症状仍未见改善，可以考虑换用别的抗精神病药。如果他们有一些效果了，建议继续使用这个抗精神病药至少8周，因为有些人可能是在16周或更久后才会起效。一项研究认为，“很多首次发作的患者在单一用药治疗后，会在8～16周起效”。

开始治疗后，应该持续服药多久？大约四分之一的患者在第一次发作并恢复后，不会再发病，也不再需要服药（见第四章）。但目前还没有办法识别哪些患者属于这四分之一。因此，症状消失几个月后，可以缓慢减低药量，直至停药[1]。

精神分裂症患者的复燃有各种各样的表现。有些患者在停药后的几天内，症状就会明显增多，而有些患者则可以保持数周无症状。症状的重现可以马上出现，也可以慢慢表现。

一旦患者有过至少两次精神分裂症发作，就必须要持续用药数年。我鼓励患者想象自己是患了糖尿病，需要用药去控制症状。有时候他们需要高剂量，有时候则需要较低剂量。应该做到在保证不复发的前提下，用药的剂量尽可能小，而这个最小剂量是因人而异的。之前有

1　一般建议初次发作的患者，经过治疗好转后，仍需坚持服药2~3年。——译者注

些关于间歇服药的研究，研究中，患者有症状的时候用药，症状消失时停药。结果表明，间歇服药对于大多数患者的效果很差。随着精神分裂症患者的年龄增长，他们需要的抗精神病药剂量会越来越小，一些老年患者甚至可以把所有药都停掉。

因为对抗精神病药的反应各不相同，精神分裂症患者及家属应该保存好治疗记录。记录包括药物名称、剂量、效果、副反应，以及用药时长。这有助于药物治疗少走弯路，在将来的治疗中节省几周时间。因为治疗效果的多样性，所以连贯的治疗小组显得十分重要。精神分裂症患者长期跟随同一名医生和治疗小组，会有很好的预后。

药费和仿制药的使用

药费在美国是件不光彩的事。以奥氮平（再普乐）的价格为例，在专利保护期内，西班牙是美国的四分之一，芬兰是美国的一半，加拿大和美国则一致。造成这么大区别的原因很简单：其他国家要么限制了医药公司的利润上限（英国规定上限为20%），要么以国家医疗服务的名义批发购买药物，以降低价格。在美国，医药公司可以对生产的药品自主定价。1999年一份报告称，“财经杂志通过衡量股票、销售和资产的回报率，将制药生意评为利润最高的行业”。美国医药公司为其高利润辩解，宣称利润主要用来研发新药。然而，很多抗精神病药是由欧洲首先研发出来的，美国医药公司其实是将大部分的开支用于推广，而不是研发。

遏制药价最有用的办法是引入仿制药。好消息是，很多常用抗精神病药都有仿制药可以替代（表8.1）。后者的价格明显低得多。仿制药由美国食品药品管理局管理。法律规定仿制药的药效（生物等效度）与原研药的差异不能超过20%，而大多数情况是，这种差异只有

2%～3%。原研药的制造厂想让患者和家属相信，换用仿制药是有风险的。他们基于经济利益，积极传播这个错误信息。治疗精神分裂症效果不好的唯一仿制药是卡马西平，已有所报道，但原研药例如“得理多”，也有被报道过类似效果不好的问题。

换用仿制药最大的问题是患者的迷惑。一个人长年累月服某种特定颜色、特定形状的药，一旦换用另一种颜色和形状的药，则要花很多功夫去理解实际上这两种药是一样的。

在其他国家购买抗精神病药也可以便宜一些。越来越多的美国人通过网购，在加拿大的药店买药，以节约花费。如果想要在加拿大买药，你需要拿到医生的处方，然后将处方发给或是传真给加拿大的药店，药店就会邮寄药物给你。在当地网购也可以找到更便宜的药物，每个药店的价格是不同的。

还有一个可以节省药费的方法，就是买大剂量的药片，然后分开一半。很多药片的价格，5 mg 与10 mg 差不了多少。假设一个人要每天服用奥氮平5 mg，那买10 mg片剂然后切成两半，会省不少钱。很多药店有卖切药器，很便宜，但一把锋利小刀也能凑合用。若药片上有刻痕，会更容易切开（如药片上有条沟），就算没有切成很对称的两份，也不用担心，因为即使是很不对称的两半，只要患者在两天内先后把这两半都吃了，血药浓度大多数都会保持稳定。

批评抗精神病药的声音

抗精神病药仍远不够完美，有副作用，疗效不佳，但它们是我们现有最好的药了，而且与那些治疗心脏病和类风湿性关节炎的药相比，在副作用和疗效方面，已经好得多。

抗精神病药从面世开始，就一直被批评，最先开始的是精神分析学家，他们认为精神分裂症是缘于幼时与父母的不良关系。20世纪80年代，对精神分裂症的批判主力变成"山达基教"，他们是反精神病学的狂热者，认为药物是他们所谓治疗理论的竞争对手。这些年来，山达基教的批判得到了一些同路人的附和，例如彼特·布雷金，他出版了《有害的精神病学和精神病药：对大脑的危害》一书。

所有这些批评者一直都被人忽视，直到最近，受人尊敬的科学类作家罗伯特·惠特克总结了以往的批评，撰写了《流行病的剖析：灵丹妙药，精神病药和美国快速增多的精神疾病》。他准确抨击了制药厂的贪婪，以及美国精神病医生收受医药代表的贿赂。不过对于精神分裂症，惠特克仍坚持认为服用抗精神病药会加重病情[1]，称患者少吃点药或是完全不吃药会更好。

这些都是极端古怪的言论，只要和未经治疗的精神分裂症患者相处过，都不会有这样的观点。实际上，从19世纪早期到20世纪50年代，抗精神病药还没面世的这段时间，那些得不到治疗的精神分裂症患者，预后都非常糟糕。那段时间，相比人口增长，精神分裂症患者的数量快速增加（见第十四章），在州立医院里经年累月住院的精神病人数也不断增加。惠特克列举了对一些没有服药，但又表现得比较好的精神分裂症患者的研究，认为发病率增加是治疗造成的结果。第四章中我们已经说过，最初诊断为分裂样精神病[2]的患者里有四分之一不用药治疗也能自动痊愈。最后，惠特克还引用了一个说法——第三世界国家的精神分裂症患者，特别是那些没有治疗条件的国家，比第一世界国家的预后要好得多。这种说法因为不真实可靠，已在30年前被世界

1 这种说法完全错误。通常患者服药两周后，幻觉、妄想、思维和行为的紊乱这些严重症状开始减轻。但有些患者看上去变得呆滞、动作迟缓，貌似更严重了，其实那些是药物对肌肉的副作用（包括面部肌肉），一般调整药物方案后，副反应会缓解。精神分裂症必须用抗精神病药治疗！——译者注

2 分裂样精神病的症状表现与精神分裂症类似，不过病程不同，前者是1个月内，当症状持续超过1个月后，则诊断为精神分裂症。——译者注

卫生组织批评过，近期的好几个研究也证明，这种言论是荒谬的（见第四章发展中国家的部分）。

惠特克认为，需要更多的研究让人们更好地理解抗精神病药是如何起效的，以及它们的长远效果如何，我赞同这种说法。这些研究应该由国家精神卫生研究所来资助，因为制药厂不会愿意资助。惠特克提出超敏性精神病的问题，称抗精神病药物可能使大脑的神经递质受体变得更加敏感，当停药时，尤其是突然停药，精神病症状变得更糟。这种情况在小鼠实验中有所表现，但没有证据表明人类亦是如此。

最后，一些人批评抗精神病药，他们认为药物引起大脑改变。药物当然改变了大脑——那正是它们起效的原因。治疗癫痫和帕金森病的药物也会引起大脑改变。目前已知抗精神病药能改变大脑，例如，增加额叶胶质细胞密度，增加神经元间的连接（突触）。猴子实验显示，抗精神病药也减少了灰质体积。我们需要更多的研究去了解药物与大脑改变之间的关系。

电休克治疗和重复经颅磁刺激

电休克治疗（ECT），最常用于重性抑郁。尽管普通人不太能接受电休克，但它对治疗精神分裂症确有一定的作用。它是山达基教和反精神病学支持者最好的说辞，1982年，加州伯克利甚至还投票决定，禁止进行电休克治疗。欧洲国家用电休克治疗精神分裂症的情况比美国更普及。

目前已很少使用电休克来治疗急性精神分裂症。《新英格兰医学杂志》总结了电休克的适用范围：“急性发作，表现出头脑混乱、心烦意乱，出现任何一种木僵[1]。”ECT 和抗精神病药一起使用，有时能治好一些难治的病例。现代 ECT 使用单侧电极，连接在非优势半脑的脑叶上进行，可以减少记忆损失。记忆损失是治疗过程的主要副作用。尽管山达基教反对，但没有证据表明 ECT 会引起大脑损伤。有些患者可能仅仅经过两次 ECT 治疗就有效果，而有些患者则可能需要20次甚至更多次治疗才能见效。对于那些对ECT治疗反应好但很快又复燃的患者，可能需要每月一次的ECT来维持疗效，这在欧洲国家很常见。

经颅磁刺激（TMS）自20世纪90年代开始用于治疗抑郁症。它由一个电磁线圈组成，放置在头颅外侧，无痛，无创。根据电磁力的作用区域（例如，额叶或颞区，左或右），以及电磁力的频率和强度，经颅磁刺激有多种治疗功效。如果电磁波的频率超过1 Hz，就称为重复经颅磁刺激，简称rTMS。

TMS 已被应用于抑郁症、躁狂抑郁症（双相障碍）、强迫症、焦虑障碍、创伤后应激障碍和精神分裂症的治疗。就像ECT一样，TMS 起效的原理并不清楚。先前试验表明其有一定的效果，让一些患者的幻听暂时减少，且效果至少保持12周。对于那些药物治疗幻听无效的患者，rTMS 值得一试。有报告称，rTMS 可以减轻精神分裂症的阴性症状。但这些报道需要再次验证。

草药治疗

最近几年，草药治疗在美国越来越受欢迎。这种流行源于互联网信息的快速传播，以及公众对当前药物疗效的不满。很多人喜欢草药治疗，认为它们是纯天然的，支持者也指出，当前药物里，有四分之一

---

1 木僵是一种精神症状，表现为肢体僵硬少动，沉默少语。——译者注

是从植物中提炼出来的，包括洋地黄和吗啡。草药可从健康食品店以及互联网上买到。但其实很多消费者没有意识到，只要这些草药产品不刻意宣传它们是治疗哪种具体的疾病，这种合成物的生产或测试就可以不受监管。因此很难确定草药里实际上含有什么成分，已有草药掺假的情况出现。

几乎没有关于草药治疗精神分裂症的研究。一项民意调查报告显示，在过去的12个月里，22%的“躁狂或精神病”患者曾使用过药物治疗的替代方法，包括草药治疗在内。治疗精神分裂症的草药最常见的是月见草油，其含有omega-6脂肪酸，也用于治疗女性月经期症状。它的效果并没有经过科学研究，但它被认为会和吩噻嗪类抗精神病药相互作用，偶尔也会让躁狂恶化。银杏叶，一种用于治疗阿尔兹海默症的草药，也用于治疗精神分裂症的认知症状。

很多草药治疗有严重副作用，然而很多服用草药的患者并不知情。广泛用于治疗焦虑症的醉椒，由于会引起致命的肝损害，被加拿大和一些欧洲国家禁用。一些草药可能会使精神病的症状恶化，或者在正常人身上诱发出精神病性症状，如育亨宾碱、麻黄和纤美。还有一些草药会影响患者正在服用的精神病药。例如，一位女性患者正在服用碳酸锂，用草药治疗水潴留后，出现了严重的锂中毒（4.5 mmol/L）。精神分裂症患者应该慎用草药，而且应该将他们正在服用的草药告诉医生。

心理治疗和认知行为治疗

正如对患有慢性疾病的人那样，支持性心理治疗对精神分裂症患者非常有帮助。它可以提供友善、鼓励以及实用的建议，帮助获得社区资源，或有助于发展更积极的社会生活、提供职业建议、提供减少家庭纠纷的建议，等等，希望以此改善患者生活。讨论聚焦于此时此地（不是过去），聚焦于当前患者境况——在精神残疾的影响下，为努力满足生活需求而面临的生活遭遇。我对患者用过的方法如下："你患了这糟糕的脑部疾病，我很难过，但这不是你的错；我们一起看看有什么办法，可以帮你生活得更好一些。"这些方法也适用于多发性硬化、脊髓灰质炎、慢性肾病、重症糖尿病或是其他慢性疾病。提供心理咨询或者支持性心理治疗的人，可以是开药的医生，也可以是其他精神病医生，或者治疗小组里的助手。

有一些证据表明，心理治疗联合抗精神病药治疗，会降低再住院率。在一项研究里，精神分裂症患者被分为3组：只用支持性心理治疗组、只用抗精神病药治疗、两者联合组。一年以后，再住院率分别是63%、33%和26%。在这个研究里，支持性心理治疗包括了社区服务和职业咨询。

相对于支持性心理治疗，精神分析和顿悟取向心理治疗对于精神分裂症无效。20世纪60年代及70年代，美国仍流行作精神分析，当时有研究指出，即使是训练有素的治疗师，为精神分裂症患者提供长达两年的精神分析后，症状仍无改善。研究结果还警告称，在很多案例里，精神分析甚至会使病人的症状恶化。

假如我们知道精神分裂症患者的大脑是怎么回事，就不奇怪为什么顿悟取向的心理治疗会让患者病情加重。患者被外部和内部的刺激所打败，并试图将混乱摆正。在这当中，顿悟取向的心理治疗师会要求患者去探索潜意识的动机，即使是对于大脑功能完好的人来讲，这都是一个很困难的任务。这样做的后果是，在已有的内心旋涡中无可避免地释放更多压抑的想法和期望。给精神分裂症患者做顿悟取向心理治疗，是雪上加霜的行为。

认知行为治疗是一种特别的心理治疗形式，最近几年很受关注。

它起初用来治疗抑郁症和焦虑症，后来在英国被广泛用于治疗精神分裂症的阳性症状（妄想和幻觉）。但是在美国，它很少被用来治疗精神分裂症。在治疗里，治疗师帮助患者学会处理一些特定症状。治疗师可能会让患者去探索妄想背后的逻辑依据，或者讨论幻听可能的来源。很多随机试验都证明了认知行为治疗的疗效，并认为它能有效地帮助患者处理妄想和幻觉。认知行为治疗对那些用抗精神病药治疗无效且症状长期存在的患者最有益处，此外还包括那些对症状感到痛苦的患者。当然，它只适用于对自身疾病有认知的患者，且愿意去接受为期几个月的治疗。它是否比支持性心理治疗更有效仍是一个未知数。在所有心理治疗的形式里，对疗效最有决定作用的是治疗师与患者之间的治疗联盟，而这又非常依赖于治疗师的人格特征，例如真诚、共情和热心。

精神分裂症的早期治疗

近几年，治疗精神分裂症最显著的改变之一是早期治疗。这个方法起源于20世纪90年代，当时有很多研究指出，延迟治疗会导致病情加重，且远期预后更差。很多（不是全部）近期研究也认同这个说法。例如，爱尔兰的一项研究指出，“精神病未治疗期越长，4年后的功能和症状预后明显会越差”。一项挪威的研究也有类似的说法，“缩短精神病未治疗期（DUP）有助于改善症状和功能，包括阴性症状”。但是，也有其他研究报告称，早期治疗并没有影响到精神分裂症认知症状的发展，也没有影响到大脑的变化。一般认为，越早治疗越好，但仍不确定这究竟有多重要。

由此也引发出治疗精神分裂症超早期症状的思考，也即病人刚刚出现症状的时候（前驱期）。但如何界定“早期”有争议。“早期”的意义是要让那些变得社会退缩和神经心理测试符合精神分裂症结果的青少年开始药物治疗么？“早期”的意义是让那些性格特质可能会发展为精神分裂症的孩子用药么？还是意味着为精神分裂症患者的弟弟或妹妹进行治疗，因为家属的发病风险高？

以往的研究试图预测谁将患上精神分裂症，但均以失败告终。一项研究利用有关奇异思维的问卷调查来预测大学生的精神分裂症倾向，最后也是徒劳。在另一项回顾性研究里，由高中老师来预测哪位学生会患上精神分裂症，最终也是白费功夫。苏格兰的一份识别谁有可能患上精神分裂症的研究就显得相对可靠一些，那些性格表现出社会退缩、社交焦虑、有奇怪想法的人，更容易患上精神分裂症。然而，我们所有养育过处于青春期的孩子的人都知道，他们有时可以相当奇怪，临床上难以将这种古怪与没有生物学标记的早期精神分裂症区分开来。

在精神分裂症发作的最早期就开始治疗是正确的，但它的效果如何仍不清楚。使用认知行为治疗或是鱼油去治疗早期症状也许最为适合，相关研究正在进行。最令人烦恼的是带副作用的抗精神病药的使用，药物确实可以治疗表现有早期症状的人，但如果不治疗，他也很有可能不会患上精神分裂症。目前关于超早期治疗的研究指出，治疗也许可以让精神分裂症的发作延后1~2年，但不能避免发作，极早期治疗也可能会影响远期病程。一些研究正在进行中，希望能澄清这个问题。

推荐阅读

Buchanan, R. W., J. Kreyenbuhl, D. L. Kelly, et al. "The 2009 Schizophrenia PORT Psychopharmacological Treatment Recommendations and Summary Statements." *Schizophrenia Bulletin* 36 (2010): 71-93.
Cohen, C. I., and S. I. Cohen. "Potential Cost Savings from Pill Splitting of Newer Psychotropic Medications." *Psychiatric Services* 51 (2000): 527-29.
Deegan, P. E., and R. E. Drake. "Shared Decision Making and Medication Management in the Recovery Process." *Psychiatric Services* 57 (2006):1636-39.
Dickerson, F. B., and A. F. Lehman. "Evidence-Based Psychotherapy for Schizophrenia." *Journal of Nervous and Mental Disease* 194 (2006): 3-9.
Dixon, L. B., F. Dickerson, A. S. Bellack, et al. "The 2009 Schizophrenia PORT Psychosocial Treatment Recommendations and Summary Statements." *Schizophrenia Bulletin* 36 (2010): 48-70.
Fenton, W. S. "Prevalence of Spontaneous Dyskinesia in Schizophrenia." *Journal of Clinical Psychiatry* 61 (Suppl. 4) (2000): 10-14.
Francell, E. G., Jr. "Medication: The Foundation of Recovery." *Innovations and Research* 3 (1994): 31-40.
Kelly, D. L., J. Kreyenbuhl, R. W. Buchanan, et al. "Why Not Clozapine?" *Clinical Schizophrenia Related Psychoses* 1 (2007): 92-95.
Leucht, S., K. Komossa, C. Rummel-Kluge, et al. "A Meta-Analysis of Head-to-Head Comparisons of Second-Generation Antipsychotics in the Treat-ment of Schizophrenia." *American Journal of Psychiatry* 166 (2009): 152-63.
Leucht, S., M. Tardy, K. Korhossa, et al. "Antipsychotic Drugs Versus Placebo for Relapse Prevention in Schizophrenia: A Systematic Review and Meta-Analysis." *Lancet* (2012) May 2 [Epub ahead of print].
The Medical Letter on Drugs and Therapeutics (The Medical Letter, Inc.), http://secure.medicalletter.org/medicalletter.
Tandon, R., and M. D. Jibson, "Efficacy of Newer Generation Antipsychotics in the Treatment of Schizophrenia," *Psychoneuroendocrinology* 28 (2003):9-26.
Torrey, E. F., and John Davis. "Adjunct Treatments for Schizophrenia and Bipolar Disorder: What to Try When You Are Out of Ideas." *Clinical Schizo-phrenia Related Psychoses* 5 (2012): 208-16.
Worst Pills, Best Pills (Public Citizen's Health Research Group), http://www.worstpills.org/

第九章

精神分裂症的康复

> 让慢性病患者使用当前的精神卫生系统就像是期待高位截瘫患者使用楼梯一样不切实际。
>
> 哈尔彭等,《疾病的去机构化治疗》, 1978

近年来, 精神分裂症的“恢复模式”在美国已成为时尚。该模型认为多数精神分裂症患者都能恢复大部分功能, 这虽然有些言过其实, 但该模型的确包含一个重要事实 : 获取康复治疗机会越多的精神分裂症患者, 其各项功能恢复的预后越好。

精神分裂症康复的基本概念由沃纳 · 孟德尔博士提出。孟德尔博士是一位精神病医生, 他曾在私立和公立医疗机构工作40余年, 从事精神分裂症的治疗。在《治疗精神分裂症》一书中, 孟德尔如是比喻精神分裂症患者与身体残疾的患者 :

> 打个比方, 如果某位女士右臂瘫痪不能动, 我们会提供支撑装置来辅助其右臂的功能。我们可以改装她的车, 以便她用一只手就可以

发动并控制车子。我们可以重新训练她，让她用左手去完成所有右手的功能。我们也可以给她心理支持，让她接受自己的缺陷，并帮助她去关注自己可以做什么，而非不能做什么。

对于精神分裂症，仅仅通过药物治疗是远远不够的。完整的治疗方案应该包括康复治疗。虽然患者对康复的需求存在个体差异，取决于其症状轻重，但是他们都必须解决金钱、食物、住房、就业、友谊和医疗保健等基本问题。

解决这些具体问题之前，应该注意所有重建工作都建立在一个重要的概念之上，那就是希望。如果精神分裂症患者心中怀有希望，那么康复的努力就有可能成功。如果这个人心中没有希望，那么他很可能会失败。最近瑞士的一项研究在对46名精神分裂症患者的康复治疗中发现，“对结果的悲观预期以及抑郁-退缩的应对方式”可以预测不良的康复效果，简言之，患者有无治疗信念对治疗和康复方案是否会成功起着重要作用。只有相信治疗和康复的效果，才会产生希望。

钱和食物

一个多世纪以来，大多数精神分裂症患者都被关进了精神病院，通常一次会关押多年。只有家人愿意接纳他们同住时，他们才能出院。随着抗精神病药物治疗和去机构化的出现，金钱、食物和住房成为成千上万患者出院后需要面对的重大问题。

有些精神分裂症患者可以从事兼职或全职工作，自给自足。但是绝大多数患者必须依靠家人或1~2个政府项目、补充社保（SSI）和社会保障残疾保险（SSDI）来支付他们的食物和住房开支。

SSI为有需要的老年人、盲人和残疾人提供收入保障，由社会保障局管理。它对残疾的定义是“因患任何医学上明确的躯体或精神疾病而无法从事任何实质性、有报酬的劳动；已经持续或可以预期将持续不少于连续十二个月的时间”。SSDI是类似的计划，但有资格的申请人必须在生病之前有过工作经历，在社会保障中有足够的信用值。两个方案提供资助额度的依据不同，SSDI的数额取决于患者患病前的工作年限，而SSI的资金来源于州政府，因此每个州的情况不同，取决于该州用于SSI财政支出的数额；大约有一半的州会提供一些补贴。在美国，SSDI和SSI是精神分裂症患者最重要的个人经济来源。

申请残疾鉴定和接受SSI和SSDI资助都应在当地的社会保障办公室进行。申请人的财产及其他收入都将被纳入资格评估。如果个人存款超过2000美元，他/她可能就没有资格；房产、汽车和基本生活用品等不被纳入资产评估。SSI或SSDI申请审核小组由一名残疾鉴定员和一名医生组成。某些情况下，他们可能会要求申请人提供额外的医疗信息，或对申请人进行审核。在申请评估中，他们会格外关注一些证据，如日常活动和兴趣受限、个人习惯恶化、人际关系受损、注意力不集中并无法执行必要的工作指令，导致无法工作。因此，在申请这些资助时，你应该提交所有相关的医疗记录。SSI和SSDI资格评估必然是一个主观的任务，因此评审人之间的分歧不可避免，有研究表明，评审人之间有一半的时间存在分歧。初次申请的结果通常需要等待3~6个月；大约有一半的初始申请会被拒绝。

如果申请人被SSI或SSDI拒绝，那么他/她有上诉的权利。申诉必须在被拒绝后的六十天内提交，在此期间可以提供额外的残疾证据。当地的社会保障办公室会对上诉进行考查，大约只有15%的上诉会得到批准。但是，申请人可以再次上诉，这一轮听证会会有一名美国健康与公共事业部听证与上诉办公室的行政法官出席。在这个等级的听证会上，申请得到批准的比例更高。进一步的上诉可能将提交给上诉审查委员会，然后递交给美国地区法院。显然，持续性的合法申诉通常可以帮申请人成功申请到SSI和SSDI。

对于获批SSI和SSDI的申请者，福利支付是从申请之日开始计算的。由于上诉过程可能需要一年或更长的时间，因此申请人收到的首期SSI和SSDI款项可能是一张数额为数千美元的支票，这种情况并不罕见。通常对于没有能力妥善管理资金的申请者，尤其是那些合并药物滥用的患者，社会保障局会任命一名代理收款人，可以是家庭成员、个案经理或其他人（见第十章，“辅助治疗”）。

通常来说，在申请SSI和SSDI的过程中，包括可能的上诉过程中，精神分裂症患者都需要一些协助。社工可以定期提交这些申请，往往非常有帮助，社工还可以确保收集正确的临床信息，以便申请人的残疾程度得到公平的评估。首次申请SSI或SSDI精神残疾鉴定的患者最好利用社工的知识来为自己服务。即使对于没有精神疾病、大脑功能健全的人来说，申请表格及上诉过程也极其复杂混乱，遑论精神分裂症患者。

若残疾补贴受益人与家人同住，他/她的SSI补贴（不是SSDI补贴）将会降低。理论上是因为考虑到申请人的食宿，但实际上是因为政府不鼓励精神分裂症患者住在家里。许多家庭抱怨SSI的这一规定存在歧视，并声称他们为患者提供食宿所花的费用，与商业寄宿花费一样。如果受益人住院，则SSI补贴会在入院九十天后停止发放。SSI残疾补贴中的一部分可以用于购买服装、交通、洗衣和娱乐等个人消费。每个州对个人消费额度的规定不同。

对于精神分裂症患者来说，如果能够申请到SSI或SSDI资格是最好的。他们若有其他收入，SSI或SSDI数额就会降到很低，但再小也是值得申请的。原因在于，符合SSI或SSDI资格的人还可以享受其他援助方案，其价值远远超过SSI或SSDI本身所提供的补助金额。这类方案包括医疗补助、公费医疗保险、职业康复服务、食品券，以及住房和城市发展部提供的一些住房和租房援助方案。在某些州，符合SSI或SSDI资格的申请人将自动获得以上福利，而在其他的一些州，申请人则要单独提交申请。

2012年1月，联邦政府SSI补贴增加至每月698美元（个人）和1048美元（已婚夫妇）；大约一半的州会在此基础上增加补贴。若SSI受益人每月收入不超过65美元，则不会影响SSI补贴数额；当每月收入超过65美元时，每增加2美元，SSI补贴则减少1美元。此外，在2000年，美国国会通过立法，使得SSI和SSDI受益人在回归全职工作后继续保留其医疗补助和公费医疗保险成为可能；而在此前，一旦返回工作岗位，福利会自动取消，这严重影响了SSI和SSDI受益人重返工作岗位的意愿。

不从家庭或SSI和SSDI项目获得资助的精神分裂症患者，则必须依靠其他收入。他们中的许多人，尤其是那些生活在公共避难所的人，会利用公共援助或福利支票。在军队服役期间首次发病的人往往有资格从退伍军人管理局领取残疾救济金。这些资助往往十分慷慨，总额可能超过每月2000美元。

食品券是精神分裂症患者可以获取的另一个补贴来源，但未得到充分利用。凡收入在贫困线以下的人都符合申领条件；而大多数的精神分裂症患者都属于这类人群。每个人可以获得食品券的数量随收入变化而变化，且州与州之间存在差异。食品券还受到食品成本的影响，随食品价格上涨而不断增加。食品券在当地福利部门或社会服务署办事处领取。

居　住

精神分裂症患者的居住状况多样，或住在有不同程度监管服务、设备齐全的房屋，或独立居住，或与家人同住。

专业监督。这种类型的住所大多配备24小时监督，监督员均受过专业训练，包括危机房、中途之家、过渡期宿舍以及其他类似设施。迈克尔・瓦恩里普写于1994年的《九号高地》中可以找到这类住所的描述。

非专业监督。这些住所会提供全时段或部分时段的监督，但这些监督员没有受过专业训练。这类住所包括寄养家庭、寄宿护理之家、寄宿公寓、集体宿舍和集中护理之家等类似的机构，在不同的地区可能会有不同的名称。

间歇监督。这些住宅包括公寓和集体宿舍。通常情况下，个案管理员或其他精神卫生专业人士会定期家访（如每周一次），确保居住在此的精神分裂症患者没出大问题。

精神分裂症患者监督住宿的质量千差万别。有的非常好，比如在小规模的寄养家庭当中，每个患者都有房间，食物充足，而寄养家庭的主人把患者当作自己的孩子一样去守护照料，为患者的花销负责。理想的大规模住宿可能是一个装修过的酒店，酒店经理雇佣一些职员为住户组织社会活动、监督服药情况、提醒牙医预约，并帮助他们填写食品券申请表等。

然而，也存在极端恶劣的情况，如寄养家庭的主人提供的暖气、毛毯和食品不足，偷窃患者微薄的资金；把他们用作廉价劳动力；有时甚至强奸或充当皮条客来榨取他们的价值。糟糕的大规模住宿条件可能是一家破旧的酒店，只提供破败的房间，还对住户进行各种剥削。

很多住所对精神病患者的监督都停留于纸面。巴尔的摩的一家集体宿舍持有“独立生活项目”的经营许可证，承诺对住户提供24小时监管。然而，一名居住于此的年轻男子因患有糖尿病死在房间里，他死后的第三天工作人员才发现。纽约的一个案例中，“在居住有6名患者的房间里，警察发现一具腐烂的患者尸体原状躺在地上，竟没被移走”。2002年，《纽约时报》报道了一系列有关纽约患者之家的惊人黑幕，患者之家隐藏着肮脏、混乱、剥削，甚至不必要的手术。

鉴于很多医院提供的生活设施很差，州立医院中负责患者出院审查的专业人士常常会陷入道德困境。患者回到社区以后真的能够获得比医院更好的照料吗？患者的生活条件，以及暴露于潜在风险中对患者病情有利吗？在了解到社区居住条件的真实情况后，我着实对精神分裂症患者的生活满意程度之高感到惊讶。在一项调查中，一个位于洛杉矶的寄宿护理之家中的40%的患者表示对那里的生活条件满意或基本满意。我很怀疑这个结果，不知道这是跟住院相比，还是跟别无选择的公共避难所相比，或是跟流落街头相比而得出这样的满意度。

社区为患者提供的优质监督住房具有哪些共同点？有4个特点是最基本的：第一，生活在那里的人应该感觉到来自工作人员的尊重和温暖，而不是被简单地当作摇钱树。第二，最佳的住宿规模应该容纳最多不超过15~20人。那些容纳五十、一百，甚至更多患者的寄宿家庭、集中护理机构，与精神病院病房已经没有什么区别，这不是去机构化，而是从一个住院机构转到了另一个住院机构。第三，优质的社区居所应该处于协调衔接的系统中，可以根据患者的需要从一个住处转移到另一个住处，以便获得不同程度的监督。由于精神分裂症包含了缓解期和复发期，所以应根据患者在不同时期的需要来安排适合的住所。第四，整合其他患者活动的社区住所对于精神分裂症患者来说是最有益的。在这方面做得很好的一个例子是“晴天小屋”，在这里患者可以一起生活，并作为团体签订劳动合同以就业。尝试这种模式的机构都取得了巨大的成功，约翰·特里普在《小屋的魔力》一书中，对此进行了详细的描述，见本章末尾。

研究对独立生活患者的特点进行了调查。研究发现，与家人（能帮助他们维持生活环境）接触越频繁，患者的独立生活程度越高，更具有良好的卫生技能，呈现相对较少的阴性症状，更能够参与社会活动。

为精神分裂症和其他重症精神病患者配备的优秀住房项目屈指可数。许多住所附属于俱乐部会所，如纽约的“喷泉之家”、芝加哥的“阈所”。以芝加哥的项目举例来说，该公寓楼可容纳七百多人，并设置了多层级监督管理；患者临床病情好转或恶化时，可以及时转移到相应水平的监督住所中。来自富裕家庭的精神分裂症患者还可以考虑以下几个优质生活居所，包括位于马萨诸塞州蒙特雷的古尔德农场，位于佛蒙特州卡廷斯维尔的春湖牧场，位于马里兰州弗雷德里克的清景社区，位于北卡罗来纳州的库柏里斯，位于亚特兰大的天穹小径，位于俄亥俄州美索不达米亚的霍普韦尔，位于密歇根州霍利的玫瑰山丘，位于加利福尼亚州拉米萨的翰布莱西亚-圣地亚哥，以及位于华盛顿州西雅图市的翰布莱西亚-西雅图。这些住所都比较昂贵，一年花费在十万美元以上，但对一些家庭来说这可能正是他们所需要的。中等消费的住所当中，我比较偏爱的是宾夕法尼亚州哈弗福德（托里楼）的中途之家模式，以及位于俄克拉荷马州巴特尔斯维尔的一个独立生活中心（托里广场）。

另一个经常出现的现实问题是住房的安置分区与社区对精神分裂症患者之家的抵制。只要不是住在自己社区，每个人都会赞同患者应该住在社区。在美国的一些城镇和城市，针对该问题的争斗非常激烈。目前有4项研究调查了精神病和弱智患者对周围邻居的影响。这些研究发现："目前没有任何证据显示精神疾病患者之家会降低所在社区房产价值或提高犯罪率，邻居的性格也没有因此而发生改变。"事实上，精神分裂症患者是很好的邻居。当然这个结论是基于一个假设，即有专业人员对患者的病情进行随访，并监督患者服药。

独立生活。越来越多的精神分裂症患者可以独立生活（独居或与其他人合住）。近年来这种居住方式获得支持，这意味着精神病专家支持患者选择这样的居住方式。从私营的破旧酒店（单间酒店），到布置精美的公寓或别墅，独立住所的质量千差万别。对于精神分裂症患者来说，独立生活的主要弊端是与社会隔离。最近的一项研究表明，59%的患者和71%的家庭认为这是一个问题。有些精神分裂症患者，特别是那些对自身疾病认知力有限的患者，无法独立生活。

生活在家中。许多精神分裂症患者住在家里或与亲戚住在一起。对一些患者及家属来说，这可能是非常理想的安排，可以避免很多麻烦。然而，对于许多人来说，他们觉得住在家里并不理想，尤其是男性。这并不奇怪，因为大多数成年个体即使没有精神分裂症，住在家里也都会遇到问题。对于与家人同住的患者，我们会在第十一章中给予一些建议。

工　作

患有精神分裂症的人和正常人一样，在对待工作的态度上存在很大差异。一种极端是非常渴望工作，即使得不到酬劳也不能闲下来，不论做什么工作都愿意；而另一种极端是尽一切努力避免工作。精神分裂症患者和正常人在工作态度上的唯一区别是，患者通常难以与其他人密切合作，从而很难完成工作。1990年美国通过了残疾人法案，其目的是为了保护精神病患者在工作场所免受歧视，理论上应该可以为精神分裂症患者增加就业机会。

多数患有精神分裂症的人有残留症状，比如思维障碍和幻听，这些症状足够严重到影响工作状态，因此全职工作是不可能的。许多人可以做兼职工作，据估计，全职工作的精神分裂症患者比例低至6%。以我个人的经验来看，假如辅以药物维持治疗和康复计划，并废除因康复而免除医疗福利的规定，那么有10%～15%的精神分裂症患者可以从事全职工作，另外有20%～30%可以做兼职工作。患病前有无过往工作经验是精神分裂症患者将来能否找到工作的最佳独立预测因素；患病前曾有过工作经验的人比那些没有过工作经验的人更容易找到工作。

除了增加额外收入，工作可以为病人带来很多潜在的好处。比如，对自尊的促进同样重要，有工作对患者来说意味着他们可以和其他人一样正常生活。英格兰的道格拉斯·贝内特是一位精神疾病专家，他是为精神分裂症患者努力争取工作机会的少数专家之一，他认为，工作具有神奇的效果，可以奇迹般地将患者转化为正常人。在工作环境中，患者往往会非常努力地控制自己的精神病症状，因为工作对他们来说太重要了。举例来说，据观察，"同一位患者，早上在日间护理站的表现就像一个病人，呈现出精神病症状和怪异的行为，然而当天下午在车间里，他却丝毫没有这些怪异的表现"。工作还为病人提供日常生活的框架，一个早上从床上爬起来的理由，一种身份认同和一个拓展的社交网络。

而令人感到讽刺的是，人权运动的结果却导致许多患者在恢复社会功能之前离开精神病院，从而降低了患者出院后得到雇佣的可能性。过去，许多患者都可以在医院农场、勤务、内务管理和厨房等部门工作。不可否认，曾出现过一些滥用患者劳务的现象，然而民权律师索要"劳务赔偿"的结果却矫枉过正。医院因无法负担法院要求的最低工资及其他员工福利而不再愿意雇佣精神疾病患者。其结果是，数以千计的患者本来可以在医院和社区享受短暂工作的机会，但以前那种量身定制的兼职工作都没有了，而他们也无法胜任全职工作。

对精神分裂症患者来说，阻碍他们职业发展的最大问题是污名，我们将会在第十三章和第十五章细致讨论。雇主和我们社会中的大多数人一样，并不了解什么是精神分裂症，因此在问及是否愿意雇佣精神分裂症患者时，他们更倾向于持否定的态度。“我不想和疯子一起工作”是一种常见的自动反应。另一个主要障碍是，政府的康复计划和庇护工作场所主要是针对身体有残疾的人，忽视了精神残疾人群的需要。在美国，职业康复还停留在小儿麻痹症的时代，如果你没有明显的身体残疾，你根本不能申请。1997年，约翰·诺贝尔等人在名为《失败的遗产》的年度批评报告中，记录了传统的职业康复服务无法满足精神分裂症患者需要的情况（请参见本章结尾“推荐阅读”）。有些国家在为精神病患者提供就业机会方面做得比美国好很多，比如瑞典、英国和荷兰，它们都为患者提供了更多的长期就业保障。

目前，有几种针对重性精神病患者的职业康复计划，对于哪种方法是最好的，精神卫生专业人士争论不休，可谓仁者见仁智者见智。因此在现实中我们应该尽可能为他们提供多种康复计划，以适应个体需求的差异性。

庇护就业。在这些庇护工厂里，个体无须表现出很强的就业竞争力。在美国，有很多这样的亲善行业为患者提供工作机会。

过渡就业。这种职业康复的模式是由纽约一家名为“喷泉之家”的俱乐部探索来的，现在该模式已被许多其他会所采用。参与者在康复专家的指导下，在真实的商业环境中从事真正的工作。通常两人共享一个工作岗位，边学边做。参与者从过渡性就业到竞争性就业的成功转化率惊人，1991年，一项对过渡就业的研究显示，该模式极其有效。

支持性就业。这种模式鼓励个体按照自我意愿进行职业选择，在开始就业之前接受强化职业训练以及相关社会技能训练。支持性就业的一个例子是波士顿大学附属精神康复中心的“通道项目”。该项目为参与者提供为期7周的岗前职业培训，每周15个小时，并在参与者进入工作最初的几个月中，为其提供职业培训和众多其他支持。

岗位技能培训。这是专门为患严重精神疾病的个体提供就业技能培训的商业机构。一个成功的例子是位于加州海沃德名为“伊甸园快车”的餐厅，在这里患者可以从事所有工作，包括备餐、供餐、厨师助理、驾驶员、服务员、活动主持、出纳、餐具清洗和清洁工作等。从1980—1985年，共有315人参与了这一培训，其中大约80%的人完成了为期十五周的培训。大约25名学员是在中途加入的，几名就业顾问组成了训练小组。工作人员还教给学员如何应对工作面试，94%的毕业生都获得了就业机会。伊甸园快车主要提供自助餐，每月可为4000多名顾客提供服务。就业顾问的薪水和培训经费主要来源于加州康复和教育部。目前，他们还开发了其他训练模块，专门传授精神病患者如何在被录用后保住工作的技巧。

竞争性就业。有些精神分裂症患者能够重返竞争性岗位，但不一定能恢复到他们没有生病之前的水平。在第十一章中，我们将介绍有关竞争就业的一个特别有趣的例子，即任命精神分裂症患者为个案管理员来为其他精神分裂症患者服务。

友谊和社交技能训练

和其他人一样，精神分裂症患者也需要友谊。但对他们来说，疾病相关症状和脑功能障碍常常会阻碍他们结交朋友。

我曾经治疗过的一位年轻人，他的大部分精神症状已消除，并住在家中。他试图回到同龄人的社交团体中，像生病之前一样，和朋友去小酒馆一起喝酒。可是他发现这非常困难，他抱怨说："我真搞不懂他们的话，我不知道该说些什么。再也无法回到从前了。"另一位病人抱怨说，在社交场合"我无法理解他人的言外之意，我要么无法集中注意力，要么就在想别的事情"。许多精神分裂症患者都遇到过这类困难，他们经常在社交场合做出不恰当的回应，并最终出现社交退缩。一些对患者社区生活进行调查的报告中提到，大约25%的患者存在严重的社会隔离，50%为中度隔离，只有25%的患者保持活跃的社交生活。几乎有一半的人除了看电视就没有任何娱乐活动。

除了脑功能障碍以外，污名也可能影响患者建立社交关系。精神分裂症患者在与疾病抗争的同时，还需要与社会污名抗衡。在第十三章和第十五章中有一个案例，一位上了年纪的患者因为感到耻辱而回到了医院，他的表述说出了患者的心声：

> 我努力了，但是真的无法融入他们。我知道我是谁，他们也知道我是谁——大多数人都不会主动接近我，我能看到他们眼中的轻蔑。我在他们眼里就像是麻风病人。大多数人就是这样对待精神病患者的。人们对我们有偏见。他们要么害怕，要么讨厌我们。我已经历过成百上千次这样的待遇。在外边的世界，我感觉不舒服，我不属于那里。他们明白，我也明白。

这里有几个可能的解决方案能够满足精神分裂症患者的友谊需求。一个是第十一章中提到的患者自助团体。另一个是同辈帮助项目（Compeer Program），该项目始于1981年，发源于纽约州罗切斯特，目前已扩展到超过300个城市。同辈志愿者与同龄的精神分裂症或患其他严重精神疾病的个体一对一结成对子。每周一次，一起去购物、看电影、吃饭、玩跳棋，或分享一些共同兴趣。

还有另一种解决方案是网络交友。NAMI纽约皇后区拿骚分会建立了专为精神分裂症或躁狂抑郁症患者提供交友约会服务的网站平台。我曾见证过精神疾病患者之间的情感，他们给我留下了深刻印象。他们给予彼此一切，分享患病经历，产生了强烈的情感连接。当然，有些关系是灾难性的，但多数人都能从中获益，收获生命中最重要的东西；由此，他们获得了常人所拥有的社交关系。

获得友谊的另一种途径是通过参与专家指导和监督下的小组互动来提高社交技能。社交技能训练当中整合了前文中提到的职业康复计划，但也可以单独使用。针对精神分裂症患者的社会技能训练方案通常高度结构化，以便帮助患者更好地识别社交线索、面部表情，以及日常社交互动的微妙之处（例如，和别人说话时，我们要求与对方有眼神接触）。加州大学洛杉矶分校的社交技能培训模块是较为广泛应用的方案之一，由罗伯特·利伯曼博士和他的同事开发。自1981年以来，来自西洛杉矶退伍军人管理局医疗中心和其他一些机构当中的3000多名精神病患者接受了这项个人技能培训。它由10项训练模块组成，每个模块都有一套教练手册、患者工作簿、用户指南和教学录像带。这种教育方法可以帮助患者发展出更好的社会功能，从而战胜精神分裂症。社交技能训练的另一种形式是认知矫正，旨在改善患者的认知缺陷。此外，还有人开发了基于计算机的训练程序，但是其有效性尚待证实。

建立友谊的最佳解决途径是俱乐部。目前美国已有两百多个俱乐部效仿1948年建于纽约的喷泉之家，为精神分裂症患者提供服务。弗吉尼亚州和马萨诸塞州的俱乐部特别多，因为这些州制定了有关精神健康发展的官方政策。除了纽约的喷泉之家以外，美国最好的俱乐部包括马萨诸塞州伍斯特市的创世纪俱乐部、南卡罗来纳州格林维尔的康复之路俱乐部、克利夫兰州的白玉兰之家、密尔沃基的辉煌大道俱乐部、圣路易斯的独立之家、盐湖城的联盟之家。这些俱乐部不仅为

"会员"（即患者）提供交友和社交活动场地，还为他们提供职业、教育和住房援助计划。

俱乐部具有较高性价比的另一个原因是会员的再入院率较低。对芝加哥的"阈所"及附属项目"桥梁"所做的研究显示，成为俱乐部成员9个月后再入院率为14%，相比之下，对照组（利用现有社区资源的患者）的复发入院率为44%。对于那些经常往来于社区—医院—社区—医院的患者来说，俱乐部平均每年为每个会员节省大约5700美元的治疗费用。"这些发现意味着，像'桥梁'这类拓展方案表面上需要患者自己支付一些费用，但实际上它所带来的经济效益远远超过其成本，为患者带来实实在在的好处。"人们不禁要问，如果当年联邦政府基金不是将3000万美元用于建立失败的社区精神卫生中心，而是用来建立康复俱乐部，那么现在美国会减少多少精神分裂症患者呢？

精神分裂症患者建立友谊的另一个途径是养宠物。就像正常人一样，宠物往往可以成为精神分裂症患者的忠实伙伴。所有动物中，狗是尤其适合做宠物的，因为它们一视同仁，不会因为一个人有思维障碍或幻听就不喜欢这个人，当情况不对时，它们通常能够理解。宠物常给精神分裂症患者带来快乐。这一观点得到来自家庭，以及一些允许病人饲养宠物，或施行"移动宠物"项目的精神病医院的证实。

医疗及牙科护理

像其他人一样，精神分裂症患者也会得其他疾病，也需要医疗护理。但因为诸多原因，精神分裂症患者获得医疗服务的难度很大。其中最为重要的原因可能是大多数病人没有医疗保险，因此必须使用医疗补助和公费医疗保险。州与州之间的医疗补助数额差异大，而且很多医生不接受使用医疗补助的患者。

阻碍患者获得医疗保健的其他因素包括描述疾病症状无能，或因疼痛阈值较高而导致诊断延误（见第一章），还有一些精神分裂症患者在理解和遵从治疗指导方面存在困难。此外，抗精神病药物的副作用可能会与疾病临床表征相混淆，抗精神病药物与针对临床症状开的处方之间可能存在交互作用。

正因如此，精神分裂症患者患躯体疾病后得不到医治的发生率相对较高，多项研究显示，26%~53%的患者身上存在这个问题。阿德勒和格里菲斯的一项研究得出结论认为："内科医生所面临的最大挑战之一是为精神分裂症患者提供治疗。"正如第四章中所言，由于没有得到及时有效的治疗，精神分裂症患者的死亡率高于一般人群。

精神卫生专家对于精神分裂症患者躯体健康被忽视问题的关注，促成了2002年在西奈山医学院召开的为期两天的专题会议。与会者协商后一致建议，需要特别关注目前已知的第二代抗精神病药物所引起的副作用。对于服用该类药物的患者，医生应监测其体重是否增加（体重测量）、监测其血糖和血脂水平、提供心电图和其他心脏检查。

和一般医疗类似，很多人也忽视了精神分裂症患者的牙科护理。苏格兰的一项研究报告提到，相比于一般人群，精神分裂症患者不太可能每天刷牙，因此存在更多的牙齿问题，牙齿数量也更少。

生活质量测量

20世纪90年代，科学家对精神分裂症患者治疗结果和康复效果评估的兴趣增加。结果评估是对个体生活质量的测量。俄勒冈大学健康卫生科学中心的道格拉斯·毕格罗博士等人，以及马里兰大学精神卫生服务研究所的安东尼·雷曼博士等人联合研发了一些量表，测量内容涵盖患者的生活状况、家庭关系、社会关系、就业、健康、财政、安全和法律等问题，有些问题还涉及个体的内心体验，比如快乐、自立和自我实现。

不过现在只有为数不多的精神卫生专业人士在使用这些生活质量量表。但这些量表在未来可能会得到更广泛的应用。想象一下，如果将生活质量评估纳入日常康复工作的一部分，那么精神病患者所得到的服务会和现在有多么不同。再想象一下，如果政府对精神卫生专业人士的资金补偿取决于康复效果的测量结果，那么我们的医疗系统会有多么不同。

生活质量可以是主观评价（询问患者本人），也可以是客观评价（由他人评估打分）。这两种测量都应该成为评估精神分裂症患者治疗和康复效果的组成部分。测量可以在三个层面上进行，即患者本人、服务项目、家庭社区。下面的表格对此进行了概括。

精神分裂症患者治疗与康复效果的测量方法

	主观评价	客观评价
患者本人	生活质量自评	面试者对个体的生活质量和症状严重程度进行打分
服务项目	患者为住院、门诊、康复、住房等其他服务打分	患者护理指标；JCAHO 和其他调查及实地考察，最好暗访
家庭社区	家庭满意度调查；警察和监狱人员，公共住房和免费食堂管理者的调查	定量调查：家庭调查，精神病患者使用免费食堂或露宿公园的人数；因精神疾病导致警察介入的次数

一旦这些测量能够被广泛使用，精神卫生服务提供者将测量结果与经济补偿挂钩，那么针对精神分裂症和其他严重精神障碍患者的精神卫生服务质量将迅速提高。

避难所的需求

严重精神病患者的去机构化始于20世纪60年代初，当时大多数人认为，有些患者可以被安置在社区，而其他许多患者需要长期住院治疗。到了80年代初，这种观念逐渐改变，有一些州甚至在认真考虑关闭所有的精神病院（例如加州和佛蒙特州）。20年后，我们兜了一圈以后，又回到了起始点，现在大部分从事重性精神病治疗服务的精神卫生专业人士相信，对一部分患者而言，住在州立医院或类似机构是必需的。

需要继续在公立医院住院的通常是精神症状和（或）行为异常最严重，且无法安置在社区的一些患者，其中10%～20%是出现明显耐药或完全耐药的严重精神病患者、具有攻击性行为或暴力倾向的患者、表现行为不当如放火或公开脱衣的患者以及那些走投无路和（或）依赖机构保护的患者。如果有一天我们能够弄清脑部疾病（如精神分裂症）的病因，从而避免这类患者的存在，那该有多好！但在那一天到来之前，这就是我们所面对的真实情况，这一情形还将继续。由于关闭医院的呼声和浪潮，以及法律依据“最低限制设置”原则将患者强制安置在社区的原因，很多患者在不应该出院的情况下返回到社区。

这一患者群体到底有多大？答案在很大程度上取决于精神科门诊和现有康复服务的质量。如果一个县或州有良好的服务流程，那么也许就能容纳所有患者（除5%~10%的精神分裂症患者以外），并维持社区的正常运转。每个系统都存在薄弱点，我们不禁要问，对于精神分裂症患者来说，居住在社区真的比留在长期受保护的环境中更好吗？他/她的生活质量得到实质性改善了吗？社区对个体来说真的是“最低限制设置”吗？我们太急于让患者回归社会却对这些问题避而不谈，很多精神分裂症患者因病情恶化死在了养老院、寄宿家庭和公共避难所，远不如住在医院好。过去8年我在华盛顿特区工作，负责将患者从圣伊丽莎白医院转移到社区。从生活质量方面来看，估计至少有四分之一的患者出院后生活质量下降。这些患者经常告诉我，如果有机会的话，他们很乐意回到医院。

我们必须承认，供严重精神残疾人士使用的长期精神科病床是必需的。回顾历史，“精神病院”这个词最初的含义是乐善好施之所——为那些不能保护自己的人提供庇护。我们不指望每一位瘫痪型脊髓灰质炎患者都能够再次行走，我们也不会因为他们无法照顾自己而把他们安置在社区寄宿之家。我们也为因患其他严重脑部疾病而无法照顾自己的患者提供长期住院病床，如多发性硬化症和阿尔兹海默症。为什么我们就不能对精神分裂症患者一视同仁呢?

痊愈模型

过去10年，痊愈模型已成为一种很流行的精神分裂症患者康复模式。事实上，联邦政府和州政府当中的一些精神卫生官员，俨然已将“痊愈模型”当成精神病学口号。其实，这一模型既有优点也有缺点，但人们却经常忽略其缺点。

从积极方面看，痊愈模型鼓励精神分裂症患者更加积极地参与到他们的治疗当中。它能够增强自信、赋予效能感、鼓励自我定位、设定个人目标、作出选择、自我实现等，而且最重要的是给患者以希望。这和慢性住院患者在医院病房当中只能听从医嘱的设置完全相反。痊愈促进的重点是心理教育、支持就业、社会技能培训、体面的住房选择，以及其他对康复有利的必要因素。此外，痊愈模型还关注一个事实：有些精神分裂症患者能够实现高水平的社会功能，并在生活中成功。一个最好的例子就是弗雷德里・克弗里斯博士，尽管他的精神症状从未间断，但因为过去30年中在心理学领域的特殊贡献，被授予国家突出贡献荣誉奖。他的个人成功模式值得其他人效仿。

从消极方面看，“痊愈”口号是虚伪的，告诉每个人都可以从精神分裂症当中“痊愈”，却没有界定“痊愈”的内涵，好比空头承诺。如我们在第四章提到的，精神分裂症患者中大约有四分之一的人可以恢复到完全正常，而宣称精神分裂症可以痊愈的通常就是这些人，或者是患轻型精神分裂症且能保持相对较高社会功能的患者。他们所阐述的观点意味着：“如果我可以恢复，那么你也可以。”然而，对于症状较重的精神分裂症患者和对药物反应不佳的患者来说，这种对痊愈的鼓吹不但没有好处，反而会让个体觉得没能痊愈是自己的过错。痊愈运动倡导者面对质询时，通常会强调他们并没有说患者可以完全恢复，但是他们向大众传达理念时却常常漏掉这一关键信息。

更为严重的是，痊愈运动具有高度歧义。联邦政府有关物质滥用及精神卫生服务管理局定义（参见第十五章）有关痊愈的第一条原则中指出：“根据定义，痊愈过程必须有个体自我导向。”对于那些对自己病情有自知力的患者来说这没有什么问题，但这些人只占到患者总数的一半，痊愈运动忽略了还有另一半精神分裂症患者具有不同程度的自知力缺失。如第一章所述，他们在精神分裂症发病过程中脑功能受到不同程度的损伤，因此无法认识到自己的病情。如果我根据痊愈运动倡导者的建议，让自知力缺乏的患者来设定自己的目标，他们会说“阻止中情局对我的跟踪”，或“阻止陆军情报处向我大脑中的信号转换器发送声音”，他们可能还会提醒我说，他们一点儿病都没有，也肯定没必要吃药。

因此，对于大约一半精神分裂症患者来说，痊愈运动并不适用。假如联邦机构颁布了一项有关乳腺癌、糖尿病或其他疾病的政策，却无视一半数量患者的存在，那么定会引起公众哗然。但涉及精神分裂症，却一直都没有人提出抗议，在第十五章中，我们会进一步阐述其中的原因。

推荐阅读

Anthony, W., M. Cohen, and M. Farkas. *Psychiatric Rehabilitation*. Boston: Center for Psychiatric Rehabilitation, 1990.

Campbell, K., G. R. Bond, and R. E. Drake. "Who Benefits from Supported Employment: A Meta-Analytic Study." *Schizophrenia Bulletin* 37 (2011): 370-80.

Dickerson, F. B. "Disquieting Aspects of the Recovery Paradigm." *Psychiatric Senvices* 57 (2006): 647.

Dincin, J., ed. A *Pragmatic Approach to Psychiatric Rehabilitation: Lessons from Chicago's Thresholds Program*. San Francisco: Jossey-Bass, 1995. No. 68 in the *New Directions for Mental Health Services* series.

Dixon, L. B., F. B. Dickerson, A. S. Bellack, et al. "The 2009 Schizophrenia PORT Psychosocial Treatment Recommendations and Summary Statements." *Schizophrenia Bulletin* 36 (2010): 48-70.

Flannery, M., and M. Glickman. *Fountain House: Portraits of Lives Reclaimed from Mental Illness*. Center City, Minn.: Hazelden, 1996.

Frese. F. J., E. L. Knieht, and E. Saks. "Recovery from Schizophrenia: With Views of Psychiatrists, Psychologists, and Others Diagnosed with This Disorder." *Schizophrenia Bulletin* 35 (2009): 370-80.

Friedlander, A. H., and S. R. Marder. "The Psychopathology, Medical Management, and Dental Implications of Schizophrenia." *Journal of the American Dental Association* 133 (2002): 603-10.

Gioia, D., and J. S. Brekke. "Use of the Americans with Disabilities Act by Young Adults with Schizophrenia." *Psychiatric Services* 54 (2003): 302-4.

Goff, D. C., C. Cather, A. E. Evins, et al. "Medical Morbidity and Mortality in Schizophrenia: Guidelines for Psychiatrists," *Journal of Clinical Psychiatry* 66 (2005): 183-94.

Lamb, H. R. "The Need for Continuing Asylum and Sanctuary." *Hospital and Community Psychiatry* 35 (1984): 798-800.

Lehman, A. F. "Measures of Quality of Life among Persons with Severe and Persistent Mental Disorders." *Social Psychiatry and Psychiatric Epziiemiology* 31 (1996): 78-88.

Lehman, A. F., R. Goldberg, L. B. Dixon, et al. "Improving Employment Outcomes for Persons with Severe Mental Illnesses." *Archives of General Psychiatry* 59 (2002): 165-72.

Liberman, R. P. *Recovery from Disability: Manual of Psychiatric Rehabilitation*. Washington, D.C.: American Psychiatric Press, 2008.

McCreadie, R. G., H. Stevens, J. Henderson, et al. "The Dental Health of People with Schizophrenia." *Acta Psychiatrica Scandinavica* 110 (2004): 306-10.

Marder, S. R., S. M. Essock, A. L. Miller, et al. "Physical Health Monitoring

of Patients with Schizophrenia." *American Journal of Psychiatry* 161 (2004): 1334-49.
Marder, S. R., W. C. Wirshing, J. Mintz, et al. "Two-Year Outcome of Social Skills Training and Group Psychotherapy for Outpatients with Schizophrenia." *American Journal of Psychiatry* 153 (1996): 1585-92.
Noble, J. H. "Policy Reform Dilemmas in Promoting Employment of Persons with Severe Mental Illnesses." *Psychiatric Services* 49 (1998): 775-81.
Noble, J. H., R. S. Honberg, L. L. Hall, et al. *A Legacy of Failure: The Inability of the Federal-State Vocational Rehabilitation System to Serve People with Severe Mental Illnesses*. Arlington, Va.: National Alliance for the Mentally Ill, 1997.
Persson, K., B. Axtelius, B. Söderfeldt, et al. "Association of Perceived Quality of Life and Oral Health among Psychiatric Outpatients." *Psychiatric Services* 60 (2009): 1552-54.
Trepp, J. K. *Lodge Magic: Real Life Adventures in Mental Health Recovery*. Minneapolis: Tasks Unlimited, 2000.
Wasow, M. "The Need for Asylum for the Chronically Mentally Ill." *Schizophrenia Bulletin* 12 (1986): 162-67.
Winerip, M. *9 Highland Road*. New York: Pantheon Books, 1994.
Wing, J. K. "The Functions of Asylum." *British Journal of Psychiatry* 157 (1990): 822-27.

第十章

十大问题

> 虽然每个人都存在精神失常的可能，但是人们对于精神病的感觉却普遍有别于其他疾病。这种疾病可以使人完全丧失能力，并完全依赖他人生存；它对人之社会公民地位的影响如此深刻；公众如此惧怕它，因此我们需要重视这种疾病，特别是要考虑治疗的预后，这是由精神疾病本身的特点决定的。
>
> 《美国精神病杂志》, 1868

精神分裂症对患者及其家人的影响不仅限于疾病本身，它还引发了其他很多问题。所有这些问题中，有十个最常见、最持久且最复杂的问题。

十大问题

- 香烟和咖啡
- 酒精和街头毒品
- 性、怀孕与艾滋病
- 受害
- 保密
- 服药依从性低
- 协助治疗
- 攻击和暴力行为
- 逮捕和监禁
- 自杀

香烟和咖啡

香烟和咖啡是许多精神分裂症患者日常生活的重要组成部分。它们是社会交往的焦点之一，是消耗资金、积累债务和交换利益的途径。有些精神分裂症患者对香烟和咖啡相当痴迷，似乎二者已主宰他们的日常活动。

几项研究表明，80%~90%的精神分裂症患者有吸烟习惯，显著高于其他类型的精神障碍患者（50%的吸烟率）以及普通人群（30%的吸烟率）。研究还表明，精神分裂症患者更可能是重度吸烟者，更倾向于高焦油香烟。最近的一些研究表明，服用氯氮平的患者对尼古丁和香烟的渴望比那些服用第一代抗精神病药物的患者少。因此，对于想要减少吸烟的患者来说，氯氮平是很好的抗精神病药物。

针对精神分裂症患者与大量吸烟之间的关联，人们已经给出了很多不同的解释。患者每天坐在病房里感到无聊也许是一部分原因，但需要注意的是，门诊患者的重度吸烟率几乎和住院病人一样高。尼古丁可以减少焦虑，削弱药物的镇静作用，还可以改善一部分患者的注意力，这可能是精神分裂症患者自我药疗的一种方式。一项针对精神分裂症患者的研究报告显示，吸烟可以迅速改善其特定受损脑功能（听觉感觉门控），该研究结果为自我药疗的理论提供了支持。有关自我药疗理论的研究表明，突然戒烟会导致患者精神分裂症的症状加重，这一结果为理论提供了额外支持。还有两项研究显示，吸烟可以减少帕金森样僵硬以及颤抖，后者是抗精神病药物最常见的副作用。

众所周知，尼古丁可以影响很多大脑神经递质受体的作用，并促进多巴胺、血清素、乙酰胆碱和去甲肾上腺素的分泌。大脑当中亦存在烟碱受体，它可能与精神分裂症有关。一些已知的研究结果显示，尼古丁可以通过提高肾脏排泄率来降低抗精神病药物的血药浓度。与不吸烟的精神分裂症患者相比，吸烟的患者需要更高剂量的抗精神病药物，但目前还不能确定这是否由肾脏排泄率增加引起。另一方面，一项有关抽动秽语综合征的研究指出，尼古丁可以增强氟哌啶醇（haloperidol）缓解肌肉抽动的作用。

氯氮平 / 可致律（Clozaril）、奥氮平 / 再普乐（Zyprexa）和阿塞那平 / 阿特维斯（Saphris）与吸烟之间存在特殊关系。这些药物在肝脏当中被酶 P450-CYP1A2分解代谢，而吸烟可以激活这种酶。因此，与不吸烟的患者相比，吸烟患者在服用这些药物时，其血液中的药物浓度大约降低 40%。反之，如果服用这些抗精神病药的患者突然戒烟，他 / 她血液中的抗精神病药物浓度水平可能急剧上升，从而导致更多的副作用。吸烟对其他第二代抗精神病药没有影响，因为这些药物通过其他肝脏酶进行代谢。

吸烟导致的后果众所周知。精神分裂症患者因肺炎和心脏疾病致死的概率会增加，但我们很难确定哪些是由吸烟引发的，哪些是相对薄弱的医疗护理所造成的，后者在精神分裂症患者当中较为普遍。吸烟可能是危险的，尤其是在患者受到精神病症状困扰的时候，一不小心就会引起严重火灾，这种意外在患者集体宿舍当中并不少见。一项研究发现，吸烟可以增加精神分裂症患者出现“静坐不能”的风险。还有两项研究报告说，吸烟增加了出现迟发性运动障碍的风险，但也有一项研究没有发现这种相关性。戒烟计划在门诊精神分裂症患者当中试行的效果还是比较好的（例如，12% 的人在为期6个月的研究结束时成功戒烟）。尼古丁贴或口香糖，以及盐酸安非他酮缓释片（载班、威尔布特林缓释片）都值得一试。

人们很容易会认为精神分裂症患者具有非常高的肺癌发病率。但耐人寻味的是，肺癌在精神分裂症患者人群中的发病比率并不比一般人群高，反而还要低。有人猜测，这可能是因为抗精神病药物会以某种方式提供保护从而降低了肺癌风险，但这样的解释似乎不太可能，因为至少有两例研究报道是在抗精神病药物面世之前就分别得到了精神分裂症患者具有较低肺癌患病率的结论。

吸烟与咖啡因对氯氮平、奥氮平和
阿塞那平血药浓度的影响

· 吸烟降低血药浓度，从而影响许多抗精神病药物的效果。

· 吸烟显著降低氯氮平、奥氮平和阿塞那平的血药浓度，与不吸烟患者相比可降低40%。

· 咖啡因显著增加氯氮平、奥氮平和阿塞那平的血药浓度，增加幅度高达100%，从而增加药物副作用。

· 吸烟和咖啡因影响氯氮平、奥氮平和阿塞那平的血药浓度，但对本书中提到的其他抗精神病药物没有影响，因为这些药物是通过不同的肝脏酶进行代谢的。

精神分裂症患者的咖啡因摄入量也很高，但一直没有像吸烟那样精确的量化统计。有记录显示，患者把咖啡当水喝，或者每天喝30多杯咖啡，同时还饮用可乐（其中也含有咖啡因）；每杯咖啡中含有大约80 mg的咖啡因，每杯可乐当中则含有约35 mg咖啡因。有些精神分裂症患者买来速溶咖啡，直接用勺子舀着吃。虽然我们了解咖啡因可以作用于大脑中的腺苷受体，通过腺苷受体影响多巴胺、血清素、GABA、谷氨酸和去甲肾上腺素的代谢，但是正如尼古丁一样，我们很难理解为什么精神分裂症患者如此依赖咖啡因。一项研究也表明，咖啡因会降低类帕金森病的症状，如震颤和麻痹。

任何人大量摄入咖啡因都会产生咖啡因中毒症状，包括精神紧张、烦躁、失眠、兴奋、满脸通红、心跳加快、肌肉抽搐。有关研究证明，大量摄取咖啡因的精神分裂症患者中，有一部分患者会出现症状恶化。以前大家认为咖啡，尤其是茶，可能会干扰抗精神病药的吸收，但是现有的证据显示两者之间不存在确定性关系。3组对照研究对住院病人进行了观察，让患者从含咖啡因的咖啡和茶切换到不含咖啡因的咖啡和茶，观察对患者症状的影响。其中一项报告显示患者症状得到改善，但其他两个报告并没有发现差别。

氯氮平、奥氮平和阿塞那平与咖啡因之间存在特殊的关系。这些药物和咖啡因都是通过肝脏酶P450-CYP1A2进行代谢。因此，咖啡因可以阻断这些抗精神病药物的代谢，使得抗精神病药物的血药浓度水平升高。在近期一项研究中，研究者分别测量了摄入咖啡因与咖啡因戒断5天后患者的氯氮平血药浓度，发现使用咖啡因时氯氮平血药浓度大约是不使用咖啡因时的2倍。因此，咖啡因摄入量的变化可显著影响这些药物的效力及副作用。咖啡因对其他第二代抗精神病药不起作用，因为它们是由不同的肝脏酶进行代谢的。

毋庸赘言，有关吸烟和咖啡因摄入量对精神分裂症患者行为的影响需要进一步的深入研究，为此，我提出如下建议：

1. 识别精神分裂症患者对这些物质的依赖程度。显然，我们必须设置一些合理的最高限额，比如每天吸烟的数量不能超过1包，咖啡或可乐的摄入不能超过4杯，设置限制并不意味着要完全禁止这种行为。据我所知，有些尼古丁和咖啡因成瘾严重的精神病患者会通过争斗、卖掉自己的衣服甚至卖淫，来获取成瘾物质。不要跟他们作对。
2. 请注意，吸烟和喝咖啡是一些精神分裂症患者生活当中最愉快的活动。虽然这很可悲，但事实就是如此。我们在夺走这种快乐时要十分谨慎，除非我们确信这样做所带来的收益是值得的。医疗卫生机构联合委员会在制订医院禁止吸烟的规定时，并没有考虑到对一些精神分裂症患者来说，医院就是他们的家；也没有考虑到突然戒断吸烟可能会加剧精神分裂症患者的症状。

3. 要求精神分裂症患者只能在指定场所以安全的方式吸烟（例如不能在床上吸烟）。不吸烟者有权不被迫吸二手烟。建立明确的处罚机制，一旦患者不遵守规则，就执行相关处罚。

4. 由于香烟和咖啡对许多精神分裂症患者来说非常重要，因此我们可以利用它们来加强其他的重要行为，比如下文所讨论的服用处方药。这曾被称为贿赂行为，但现在被称为正强化。这的确有用。

酒精和街头毒品

酗酒和吸毒是精神分裂症患者面临的大问题。一份社区研究报告指出，精神分裂症患者当中，有34%的人酗酒，26%的人滥用毒品，47%的人存在一种或两种物质滥用。2002年全国调查报告指出，重症精神病患者出现酒精和毒品滥用的风险是一般人的两倍。每个患者成瘾的严重程度可能不同，既有偶尔使用的情况，也有近乎持续滥用的情况。

精神分裂症患者滥用酒精和毒品有很多原因。其中最重要的原因也许是酗酒和吸毒让他们感觉良好，这和一般人滥用酒精和毒品是一样的道理。毒品滥用在一般人中也很常见，精神分裂症患者并不例外。因此，一个很重要的事实是，许多精神分裂症患者即使没有生病，也有可能酗酒和吸毒。

精神分裂症患者之所以沉迷于酗酒和吸毒还有其他一些原因。药物滥用提供了一个社交网络，让那些被社会隔离、无所寄托的人有事可做。也有证据表明，一些精神分裂症患者借助酒精和毒品来进行自我药疗，降低焦虑和抑郁，增强精力。一项研究报告指出，酒精帮助精神分裂症患者改善睡眠、降低抑郁，但也会加重幻听和妄想。另一种可能原因是精神分裂症易感性和酗酒倾向之间存在基因相关性，但数据并不能确认这种关联。

精神分裂症患者酗酒和吸毒的后果同普通人一样，如家庭和人际关系受损、失业、丧失房产、负债、医疗问题、被捕和入狱等。此外已被证实的是，滥用毒品的精神分裂症患者比其他患者表现出更多病症，暴力事件更频发，精神科急诊率更高，药物依从性更低，疾病复发率也更高（参见第十一章）。他们中很多人最终流落街头。

重度药物滥用精神分裂症患者的治疗效果并不理想。许多患者像乒乓球一样在精神病治疗系统和药物滥用治疗系统之间被推来挡去。他们是没人想要的病人。氯氮平也许值得在酒精依赖的个体中尝试，因为一项初步研究表明服用氯氮平的个体可能会减少酒精摄入。

目前只有有限的几个治疗方案模型，通常被称为精神异常的物质滥用者（MICA）项目。特别值得一提的是，新罕布什尔建立了一支为患者提供持续治疗服务的团队，旨在促进综合服务和护理服务的连续性，已有结果显示，一半以上精神分裂症患者的酒精依赖行为在治疗后持续缓解。

人们尝试过各种治疗方法。匿名戒酒会（AA）和匿名戒毒会（NA）的十二步自救法对大多数精神分裂症患者有效，但也有一部分人对改良的六步程序反应较好。这类团体的一个缺点是他们鼓励组员彻底禁用药物，有时患者会理解为也应该停止服用抗精神病药。精神分裂症患者在匿名戒酒会和匿名戒毒会推广的对抗性团体中的表现同样不是很理想。

某些情况下强制性监测技术是必需的，用以降低精神分裂症患者酒精和毒品滥用的情况。这对那些酗酒和吸毒时有暴力倾向或惹祸上身的患者尤为必要。尿液测试可以确定患者是否使用过毒品，通过颜色变化指示酒精摄入的皮肤贴也正在研发。毛发分析也很有用，因为它可以检测过去3个月内患者使用安非他明、巴比妥酸盐、可卡因和海洛因（但不包括大麻）的情况。酗酒有时可以通过使用双硫仑

（disulfiram，又称戒酒硫 Antabuse）来控制，服用此药24小时内，患者如果饮酒就会感觉身体不舒服。双硫仑可以用于精神分裂症患者，但它容易降低抗精神病药的血药浓度水平，因此，使用双硫仑时患者需要使用较高剂量的抗精神病药。

滥用酒精或毒品的精神分裂症患者本人及家属都需要认识到，这个问题很普遍，需要学会识别。一个有用线索是患者用掉很多钱且无法解释用在何处。一份综合治疗方案包括很多部分，包括让吸毒者认识到物质滥用的后果，制订并明确规则，以及采用强制治疗措施（通常是法院对有案在身的个体采取强制措施）。

是否应该允许精神分裂症患者饮酒？许多临床医生会说不。我认为，如果一个人有暴力行为史，或者酒精会加剧他/她的疾病症状，那么就不建议饮酒。但是，如果以上因素不存在，或者患者并没有任何酗酒倾向，那么饮酒也没有什么不妥，也许患者喜欢在社交场合浅酌一二，也许饮酒是他/她生活的一部分。一天结束时和朋友一起喝啤酒或晚餐时喝一杯红酒，这是很多人生活中愉悦的一部分。罹患精神分裂症已经很不幸了，如果再被剥夺了享受一点普通人乐趣的权利，或因此受到惩罚，那也未免太不近人情，除非有明确的理由，否则不应该阻止患者喝酒。同时，我会亲自告诉患者及其家属，应该为所有酒精饮品设置明确的摄入量限制（如两罐啤酒或两杯葡萄酒或每天饮酒一盎司[1]），并时刻保持对酗酒迹象的警觉。

精神分裂症患者不能吸毒。对于许多患者来说，即使是大麻也可能以不可预测的方式激发精神病症状，需要几天才能完全恢复。我曾治疗过一位精神病症状几乎完全消除了的年轻人，直到他吸食大麻，大麻会导致他在几天之内都处于精神病发病状态。当然，不是每个精

1 英美使用的质量单位，1盎司约为28克。——译者注

神分裂症患者都会出现如此强烈的反应，但目前还没有办法预测。一些研究人员甚至曾声称大麻可以改善一小部分精神分裂症患者的症状。而一些效力更强的毒品，尤其是普斯普剂（PCP）和安非他明，对精神分裂症患者来说简直就是毒药。家属应阻断患者接触毒品的所有途径，如果怀疑患有精神分裂症的家庭成员在使用毒品，那么就不能让他继续住在家里。如果患者有攻击或暴力行为史，那么这一条规则需要强制执行。许多精神分裂症患者犯下的凶杀案都在其吸食毒品后出现。采用严厉的措施来阻止毒品滥用合法，包括要求精神分裂症患者定期尿检或毛发分析，监测毒品使用，并将此作为患者在家中居住、获得家庭支持或不住院治疗的条件。

性、怀孕与艾滋病

性对大多数人来说很重要，精神分裂症患者也不例外。在我们的想象中，精神分裂症患者应该没有性生活，这是错的。精神分裂症患者对性的渴望和正常人一样，从对性完全不感兴趣到痴迷沉溺，什么样的情况都有。

研究表明大约三分之二的精神分裂症患者一直保持着活跃的性生活。一项女性门诊调查报告指出，有73%的女性患者保持性生活；另一项混合性别的门诊研究报告显示，62%的患者有活跃的性生活，其中42%的男性和19%的女性在过去的一年中有过多个性伴侣。针对精神分裂症住院患者的研究同样发现，66%的患者在入院前的6个月内有活跃的性生活，而对精神病医院长期住院患者的一项调查指出，“医院内存在频繁而广泛的性行为”。这一现象的反面则是性生活不活跃的群体，英国一项研究报告指出，成年精神分裂症患者当中，有超过三分之一的人“从未有过性关系”。

然而，性生活对于精神分裂症患者比正常人要更为困难。试想一下，假如你存在被害妄想，总觉得有人要伤害你，或者存在持续不断的幻听，那进行性行为会有多困难。罗森鲍姆（M. B. Rosenbaum）博士在有关精神分裂症患者性问题的一篇颇具争议的文章中提到一名患者，他说在做爱时“很多天使和魔鬼都聚集在他的卧室里，告诉他应该做什么，不应该做什么”，他的描述栩栩如生。罗森鲍姆博士总结说：“在床上‘振作起来’对于很多人都不是易事，更不要说精神分裂症患者面对着诸多非常现实的限制，所以性生活对他们来说是难上加难！”

抗精神病药物也可能对精神分裂症患者的性生活造成干扰，第一代抗精神病药物和第二代抗精神病药物都存在这样的问题。一项研究报告表明，30%～60%的患者在服用抗精神病药物期间，会因为药物副作用而出现性功能障碍。具体表现包括性欲减退、男性阳痿、性高潮障碍、女性月经不调。虽然他们通常不说出来，但这些副作用可能是患者自行停药的最主要原因。在评估抗精神病药物对性功能方面的副作用时必须注意，一些个体报告服用抗精神病药物会引起性功能障碍，而事实上他们生病或开始服用药物之前就存在性功能障碍，性功能障碍在一般人群中也不算罕见。例如，最近的一项研究显示，服用抗精神病药物的精神分裂症患者当中，有45%存在性功能障碍；而正常人群对照组当中，有17%的人存在性功能障碍。因此，由药物副作用所引起的性功能障碍的真实比例应该为28%。也有少数人服用抗精神病药物后性功能得到改善，比如，一份报告描述两名异性恋男性“在服用了适当剂量的药物之后，出现持续2～6小时的性行为”。

另一个问题是如何评估患者在性关系中是自愿还是被人利用？虽然男性患者偶尔也会受到同性恋者侵扰，但这个问题通常与女性患者有关。家属需要问的问题包括：在不涉及性的情况下，她能否对男性说不？日常生活中她的判断力好吗？在性接触中，她是谨慎的（表明有良好的判断力）吗？她试图躲避男性还是寻求男性？她同意发生性关系的主要原因是为了获取具体的报酬如香烟或食物吗？

集体宿舍或精神科病房的精神科医生和（或）护理人员通常会和家属沟通患者的情况。例如，曾有一位患者家属发现女儿在中途之家有规律的性生活而感到很不高兴，而且患者还告诉她的父母她被人利用了。与中途之家工作人员沟通后发现，该女子是主动寻求性接触的，她之所以说被人占了便宜是为了避免父母责难。但一旦女性患者真的受到性侵犯，那么加大监管力度并限制她的活动是有必要的。如果一名女性精神分裂症患者与他人发生性行为仅仅是为了香烟或食物，那么家属和精神卫生服务人员应该通过可靠途径为她提供这些物品，以便减少患者因物质诱惑而卖身的情况。

由于许多患者难以对未来进行规划，避孕是精神分裂症患者面临的另一个难题。据一位权威人士所讲，“自美国推行去机构化以来，女性精神病患者生儿育女的比率已经翻了大约3倍”。计划外怀孕在精神分裂症女性中比较普遍；一项研究显示，31%的女性精神分裂症患者进行过人工流产。正如第八章所述，有证据表明女性患者从第一代抗精神病药切换到第二代抗精神病药后受孕概率增加（除非服用避孕药）。第一代抗精神病药会提高催乳素分泌，从而使排卵可能性降低，而第二代抗精神病药物，除了利培酮（risperidone）和帕利哌酮（paliperidone）以外，均不会提高催乳素分泌水平。

警告：怀孕的风险增加

女性患者从第一代（典型）抗精神病药，如氟哌啶醇（haloperidol）或氟奋乃静换到第二代抗精神病药[除利培酮（维思通）或帕利哌酮（善思达）]时，其受孕概率有增加的风险。这种情况下，强烈建议患者服用避孕药或使用避孕工具。

避孕套是避孕工具首选，因为它不仅可以预防艾滋病和其他性传播疾病，还可以防止妊娠，然而许多男性不情愿使用避孕套。美国食品和药物管理局审查通过了4种供女性使用的长期避孕方法。一是避孕贴，每片药效可以持续一周，每周必须更换一次。二是注射醋酸甲羟孕酮（medroxyprogesterone acetate，又称甲羟孕酮避孕针，Depo-Provera），只需每3个月注射一次。三是皮下植入孕激素（左炔诺孕酮埋植剂，Norplant），它的药效可以持续5年。四是宫内节育器。以上方法均可能导致月经不调，但是它们对大部分女性来说，均属于效果良好、令人满意的避孕措施。

女性精神分裂症患者避孕可能会涉及巨大的道德伦理问题。有些女性出于宗教原因可能不希望避孕。有些女性想怀孕但别人可能不希望她这样做。一名36岁的单身女性精神分裂症患者想在丧失生育能力前要个孩子，我们很容易理解她的心情，但同时我们也会为这个婴儿感到担心——生母患病，但婴儿却完全依赖母亲的照顾。如果父母双方均患有精神分裂症，那么他们所面临的遗传事实是非常残酷的，他们的孩子大约有36%的可能性会发展出精神分裂症（见第十二章）。还有一个不可回避的现实问题是大多数精神分裂症患者照顾自己都很困难，更不要说去照顾婴儿。一项研究报告说："精神分裂症患者不良养育方式的风险显著增加。"另一项研究就慢性精神病门诊中的80名女性患者进行了调查，结果显示在75个有孩子的患者当中，只有三分之一由其母亲抚养。事实上，患有精神分裂症的母亲经常丧失儿童监护权，因为大多数患者无法照顾孩子。还有一项研究报告指出，相比于对病情缺乏了解的患者，那些了解自己病情的患者更容易成为好母亲，这与我们的预期一致。为了帮助女性精神分裂症患者化解因避孕所导致的道德伦理问题，贝勒医学院伦理、医学和公共事业中心的麦可洛等人提出了一些指导意见（请参见本章结尾处"推荐阅读"）。

一旦怀孕，夫妻俩和他们的家庭就会陷入进退维谷的境地。堕胎和收养是应该考虑的选项。一个成熟的决定，通常基于精神科医生、家庭医生、律师、宗教顾问和社会工作者等人的建议；卡沃德等人为此制定了决策建议的指导原则（见“推荐阅读”）。一般情况下通过磋商，能达成共识，并得到最佳解决方案，而且，这种决策共享也会减轻患者及家属的心理负担。在过去，很多人会把这些孩子送去寄养，但寄养家庭对孩子父母一方或双方患有精神分裂症的事实并不知情。

据了解，女性精神分裂症患者很少寻求产前护理或遵从护理指导。一些研究指出，女性精神分裂症患者在怀孕和分娩中出现并发症的概率较高，但另一些研究则不支持这一结论。一项来自丹麦的研究报告说，女性精神分裂症患者出现婴儿早产和低出生体重儿的概率大大超出预期。尤其令人不安的是，一项来自澳大利亚的研究报告指出，女性精神分裂症患者的孩子出现智力低下和1岁前死亡的风险较高。

怀孕的女性精神分裂症患者面临的一大困境是在怀孕期间是否服用抗精神病药物。如依据用药安全原则给予建议的话，最安全的方式是不要服用任何药物，但对女性精神分裂症患者来说这是不可能的。众多女性患者怀孕期间服用过抗精神病药物，相比其他很多治疗药物来说，抗精神病药物还算比较安全。然而最近也有证据表明，有些药物也会导致偶发的胎儿畸形或先天性异常，因此不能认定这类药物绝对安全，应该在必要时再选择服用。怀孕前3个月是致畸敏感期。

由于药物可以经由乳汁进入婴儿体内，因此精神分裂症患者应避免母乳喂养。安定类药物只会有少量进入母乳，但因为婴儿的肝脏和肾脏都没有发育成熟，药物可能在婴儿体内积累。由于可以采用牛乳替代，所以正在服药的母亲无须冒不必要的风险。

艾滋病是精神分裂症患者健康的重要威胁之一。州立精神病医院入院患者艾滋病毒阳性率调查显示，得克萨斯州阳性检出率为1.6%，纽约州为5.5%，但这些调查包括了所有类型的精神障碍患者。纽约一所大学医院开展的精神分裂症患者入院前艾滋病感染率调查显示，3.4%的患者为阳性，这也是唯一一份有关精神分裂症患者艾滋病毒感染率的报告。这些调查都指出，精神分裂症以及物质滥用会显著增加HIV阳性风险；最近一项针对无家可归的重性精神病者的调查显示，在这个酒精和毒品滥用的群体当中，6.2%的人HIV检测呈阳性。

药物和怀孕

根据目前已知的研究证据，我们为怀孕的女性精神分裂症患者制订了合理的治疗方案，具体如下：

1. 在患者病情允许且没有出现严重复发的情况下，怀孕的前3个月停止抗精神病药物治疗。

2. 怀孕3个月以后，尽可能不使用抗精神病药物，除非精神症状复发。

3. 如果必须用药，则采用患者以前使用过的抗精神病药物。目前没有足够的数据显示哪种抗精神病药物在怀孕期间比另一种更危险。

4. 有数据表明，一些精神分裂症治疗辅助药物在怀孕期间应避免使用，如碳酸锂（lithium）、卡马西平（carbamazepine, 又称痛痉宁Tegretol）、丙戊酸（valproic acid, 又称帝拔癫Depakane）和双丙戊酸钠（divalproex sodium, 又称德巴金Depakote）。

5. 避免不惜一切代价避免抗精神病药物的使用。如果患者需要药物治疗，那么就应该使用药物。因为一个处于精神病急性发病期的怀孕女性，会给其自身和胎儿带来风险。

6. 在怀孕前或在怀孕早期，尽早与医生讨论具体的用药问题。要让患者家属和所有关心患者的人都明白他们所面临的选择。如果决定停止用药，则拟一份知情同意书，并注明一旦医生认为有必要，则患者需继续服药。这份知情同意书对当事人必须有约束作用，即使因为精神疾病的原因患者改变想法，在必要时她也必须接受强制治疗。

精神分裂症患者对艾滋病知识的了解程度及其危险因素的研究显示，患者对艾滋病了解匮乏。一项以女性精神分裂症患者为研究对象的调查显示，36%的被访者认为握手可以传播艾滋病，58%的人表示马桶是传播途径之一，还有53%的被访者不知道安全套有助于预防艾滋病。1993年一项精神分裂症患者中过去6个月使用避孕套情况的调查显示，8人中只有2人有单个性伴侣且持续使用避孕套；15人中有1人曾拥有多个性伴侣。另一项研究指出重症精神病患者有三分之一的人接受过性病治疗，而性病是艾滋病传播的主要风险因素。

遇到有关艾滋病的问题时患者和家属可以做些什么呢？开诚布公地讨论、教育、高度重视安全套使用的必要性。马萨诸塞州精神卫生中心的罗伯特·高斯曼博士、威斯康星医学院的杰弗里·凯利博士及他们的同事共同为重症精神疾病患者制订了艾滋病教育计划（参见“推荐阅读”）。任何人都有可能感染艾滋病，精神分裂症患者亦不能幸免。

受　害

尽管极少见诸报端，但实际上精神分裂症患者常常是受害者。许多精神分裂症患者由于思维过程受损和精神错乱，很难管理好个人财物；也不能正确地评估形势，将自己暴露于危险之中，对于物质滥用的精神分裂症患者尤其如此。最近一项来自康涅狄格的研究指出，“社会隔离和认知缺陷导致精神分裂症患者判断力下降，信任不该信任的人，因此更容易受到毒贩的诱导”。犯罪分子将患有精神分裂症的个体视为“容易上当的目标”；这种情况在贫民区的寄宿之家中更为严重，犯罪团伙聚集于此引诱患者上钩。这就好像把兔笼打开，放在到处是狐狸的森林中一样。

盗窃和袭击精神分裂症患者是最常见的罪行。一项调查显示，位于洛杉矶的一家寄宿护理之家中共有278位常住居民，其中三分之二患有精神分裂症，而三分之一的人报告在过去一年中曾遭到过抢劫或殴打。另外一项对北卡罗来纳州精神病医院185名精神分裂症住院患者的研究发现，20%的患者是非暴力犯罪的受害者，另外还有7%的人在过去4个月当中一直是暴力犯罪的受害者。在公共避难所生活的精神分裂症患者处于高风险当中。举例来说，在纽约的一家收容所里，“刚从监狱释放到收容所的那些罪犯往往把精神病患者当作猎物。那些领取社会残疾保障金的患者是劫匪的作案目标”。

女性精神分裂症患者易被强奸。在纽约的一项研究中，研究者对20名女性精神分裂症患者进行了调查，结果显示，有10个人曾被强奸，其中一半被强奸多次。来自华盛顿的一项调查显示，受访的44名无家可归（间断）、患有严重精神障碍的女性患者当中，有30%曾被殴打，34%遭到性侵犯。法国一项对64名女性精神分裂症患者的调查发现，有14人遭到强奸，9名患者被强奸多次。旧金山的一家公共妇女避难所的所长描述了街头犯罪的惨烈程度：“我认识一个女人，她曾经被人强奸过17次……她没有报告这些事，因为这是这里的常态。”

不到一半的精神分裂症患者会向警方报告他们的遭遇，如遭到殴打、抢劫、强奸等。一项有关严重精神障碍患者向警方报告此类犯罪的调查发现，大约一半的警察抱以怀疑、粗鲁、愤怒的态度，或是不提供帮助。由于精神分裂症患者存在思维障碍，很难连贯地叙述犯罪发生的经过，因此，如果法院开庭审判犯罪嫌疑人，警方会认为精神分裂症患者不具有证人资格。

为了加强精神分裂症患者的安全，可以采取以下几项措施。首选措施是不要把患者安置在高犯罪率街区的寄宿之家或其他住所当中。对于独居的精神分裂症患者来说，选择部分补贴的住宅是很必要的，因为SSI或SSDI全额补贴的住宅一般都处于高犯罪率地区。对于很多精神分裂症患者来说，这就是居住在小镇比居住在大城市生活质量更高的原因。

另一项可以提高精神分裂症患者个人安全水平的措施是组织自卫培训课程，教患者如何避免成为受害者，以及如何向警方报案。邀请当地警察到寄宿之家、日间治疗场所、俱乐部或其他集会场所，为患者提供培训课程，这样不但更有效，还可以增进警察和患者之间的关系，让彼此相处更融洽。

保 密

保密问题是精神分裂症患者及家人所面临的最常见、最恼人、最不合理的问题之一。2002年通过的美国《健康保险流通与责任法案》，就是我们常说的 HIPPA（当中包含隐私保护条款），使得情况变得更为糟糕。医生与患者之间的保密协议受到州政府法律的制约，而州与州之间的法律又存在差别。这些法律的初衷是保护医患关系，并且已扩展至其他精神疾病的专业人士。然而这些规定不是绝对的，是可以改变的。当患者或公众利益与保密原则发生冲突时，优先考虑前者利益。例如，精神分裂症患者（或任何其他精神障碍患者）向精神病专业人士透露他的杀人念头或杀人计划，若在以前，这些谈话内容应该保密，而且依据医患保密原则，是能得到法律豁免的。然而1976年加州法院裁定，在这种情况下，精神疾病专业人士有责任警告潜在受害者。这项裁决，通常被称为塔拉梭夫判决，已经在其他许多州施行。

普遍来说，当前保密法规的滥用不仅给家庭带来麻烦，也给公共精神疾病系统带来诸多不便。问题在于，许多情况下精神疾病专业人员本身不能确定哪些信息可以透露。最近一项研究报告说，54% 的专业人士“在判断哪些信息应该保密的时候会感到困惑”“95% 的人保守地诠释保密政策”。因此，患者家属无法得到足够的信息，以便为他们的家庭成员提供恰当的照顾。而精神病护理系统某一部门（如县监狱的精神科病房）的精神疾病专业人士，往往不能从系统的另一部门（例如社区精神卫生中心）获取患者的病历记录。

当然在某些情况下必须遵循法律，实行保密。这些情况通常指精神分裂症患者自知力良好，并明确向精神卫生专业人士提出不愿与他 / 她的亲属分享病情。其原因各不相同，可能因为对亲属的愤怒、觉得自己受到过度控制、不想家人知道最近流产的事情等。

然而更常见的情况是，患者对自身病情的认识非常有限，或者根本没有认识，显然他们没有能力作出明智的判断，无法权衡披露信息是否对他 / 她有帮助。如果患者表达的基本意思是：“我没有生病，所以你不能跟我家人说我的病情，因为本来就没有病。”这种情况就会让人陷入两难境地。

这种情况下，假如患者亲属打电话询问患者的病情，精神卫生专业人士就只能回答：“我很抱歉，但由于保密协议我不能回答你的问题。”一旦家属指出这里逻辑的荒谬，精神卫生专业人士就会表现出防御性。解决保密问题最困难的一点是如何诠释“我很抱歉，但由于保密协议我不能回答你的问题”这句话。相同的一句话，从不同的人口中说出来，可以被理解成几种不同的含义。如果你转述得当，你可以用自己的方式来解决这个问题。最常见的转述有以下几种（为了方便，我都使用男性人称，女性也同样适用）：

弗洛伊德博士：“我个人认为家属是造成患者患精神分裂症的原因之一，你越少打扰他 / 她越好。所以不要再问我了。”

胆小先生：“我必须得到上司的许可才能向你透露信息，而且作为本组织的一名员工，我认为向别人透露得越少越好。”

主管先生：“我手上有你想要和需要的信息，但我不会轻易和你分享，至少现在不会，除非你对我的地位表示敬仰和敬重。”

律师先生：“我告诉你的信息越少越好，因为这样你就不太可能起诉我/我的医院，而且如果我告诉你太多，你就会知道我们给你亲人提供的治疗相当糟糕。”

保密性问题可以上升到一个相当荒谬的高度，我们可以从下述例子中感受一番。一位年轻精神分裂症患者的母亲向我们描述了过去6个月中她是如何努力从波士顿一家精神病院获取儿子病情信息的：

> 从来没有人告诉过我他情况如何。不论他是在向好的方面发展，还是病情恶化，我完全被蒙在鼓里。每次我问负责他的社工，社工的回答总是一样：“今天丹尼不允许我告诉您有关他的情况。”
>
> 这是我在儿子入院后第一个月左右收到的答复。这让我感到焦虑不安，后来有一天，出于对我的同情，社工回答道，“今天丹尼不允许我告诉您有关他的情况，但今天病房里所有病人都挺好的”。
>
> 我从她隐晦的回答中得到很多宽慰。但是，当我再次听到这样隐晦的话语，而且仅是为了要遵守丹尼的嘱托时，我真的觉得这个系统出问题了，就像我的儿子一样急需帮助。

解决保密性问题的关键是要认识到，对于很多精神分裂症患者来说，家属不仅仅是家属，同时也是治疗小组的基本成员。现今精神分裂症患者已经不会长期住在医院，更多时候他们是在社区接受治疗，而且通常都会住在家里。精神分裂症患者的家属对精神分裂症及其治疗方法的知识已经掌握得越来越多，其中有很多人的水平已经不亚于精神卫生专业人士。如果将家属视作合法的照料者，保密问题就会迎刃而解。

加州河滨县精神卫生部门在完善信息披露形式方面，开展了一些探索性工作，他们制订了保密问题指导草案和保密人员培训计划，该方案已被其他一些地方采用。该草案强调了家庭参与的好处，事实上，精神卫生专业人员可以（也应该）时刻接受来自家庭的信息反馈。如果精神分裂症患者拒绝同意披露任何有关病情的信息，在不涉及个人信息的前提下，精神卫生专业人士仍然可以通过假设性案例说明来为家属提供很多信息。

家属也应该了解本州政府颁布的保密法规。假如遇到不合作的专业人士，如弗洛伊德博士、胆小先生、主管先生或律师先生，首先找到这个人的上司，如有必要，上司的上司。把你的要求以书面形式提交，并用挂号邮件发送。信中阐明你熟知州政府规定，而目前的情况并不适用于保密规定。

如果这不管用，找一位律师朋友，通过律师事务所发函重申你的诉求，即表明为了给你的亲人提供充分护理，你需要这些信息。明确表达如果由于未提供必要信息而导致精神护理的任何不良后果，你将追究精神卫生服务专业人士和（或）精神护理中心的法律责任。最重要的是，如果你的家人还存在其他脑部疾病，如多发性硬化或阿尔兹海默症，一定要尽可能从专业人员那里获取你所需要的信息，不要妥协。

服药依从性低

个体服药依从性低是家属挫折感的主要来源，也是患者复发再入院的最大原因。这种现象极为常见，研究表明，大约有70%的患者出院后的两年内会出现不遵从医嘱用药的情况。这一行为的代价昂贵，据一个研究小组估计，每年精神分裂症患者因抗拒服药造成的经济损失达1.36亿美元。其他疾病中也存在服药依从性低的问题，如高血压、心脏疾病、类风湿性关节炎和肺结核等，但精神分裂症更为常见。

服药依从性低的原因

1. 自知力缺乏：个体意识不到自己生病（生理上）。
2. 否认：个体意识到生病，但是幻想没有生病（心理上）。
3. 药物的副作用。
4. 不良的医患关系。
5. 关于药物治疗的妄想信念（例如毒药）。
6. 认知缺陷、困惑、混乱。
7. 担心药物依赖、药物成瘾，或丧失阳刚之气。
8. 丧失个人价值感。

这8条是导致精神分裂症患者服药依从性降低的主要原因。其中最重要的原因是自知力缺乏，意识不到自己生病。正如第一章所述，这种自知力缺乏是由额叶、扣带回，以及右侧大脑半球某些区域损害导致的，属于器质性病变，是生物学水平问题。自知力缺乏所导致的后果显而易见——若一个人不相信他/她生病了，那为什么要吃药呢？一项有关精神分裂症的研究显示，自知力良好的精神分裂症患者服药依从性是缺乏自知力患者的两倍。一些研究显示，自我疾病认识能力与再入院率之间呈负相关关系，这在意料之中。缺乏自知力导致了服药依从性低，继而导致复发和再入院。

自知力缺乏，或缺乏对疾病的认识，应该与否认区别开来。否认，是指一个人知道他生病了，但希望没有病。服药就像患者的备忘录，每天都提醒他生病了，因此，拒绝服药就是企图否认疾病存在。否认往往在短期内会起到一定效果，直至疾病复发。自知力缺乏是生物学水平上的问题，而否认是心理层面的问题。一名重性女性精神病患者的话为否认提供了例证：

> 我不想相信我病了，我陷入了服药的错误逻辑中。我想的是“我在吃药，所以我病了，如果我停止服药，我就会好起来。”而不是想“我有病，因此我需要药物治疗”。

精神分裂症患者服药依从性低的第三个主要原因是药物副作用。正如患有精神分裂症的埃索·利特所说：“不幸的是，抗精神病药的副作用对患者致残作用甚至比疾病本身还要大，我亲身经历过，用于缓解抗精神病药物副作用的药本身也会带来副作用。“随着具有较少锥体外系反应（EPS）的第二代抗精神病药物的推出，人们希望患者服药依从性能得到提高；然而，最近研究发现，服用第二代药物的患者与服用第一代药物的患者相比，并没有表现出更好的服药依从性。

研究表明许多精神科医生对药物副作用的临床诊断并不精通。针对精神科医生的一项研究的主要发现是“临床上所有主要锥体外系症状的漏诊率都很高”。另一项研究报告说，“精神科医生对患者的困扰存在误诊，其实当中有24%来自副作用，还有20%来自精神病症状”。抗精神病药物令人不安的副作用包括静坐不能（坐立不安的感觉）、运动不能（自发性减少），以及性功能障碍。一项研究精神分裂症患者拒绝服药现象的早期研究发现，“患者不愿服用抗精神病药物与锥体外系症状显著相关——最显著的是静坐不能”。作者指出，静坐不能可能会随时间变化而出现，“患者就诊当天开始服用吩噻嗪类药，但两周后当他服用相同剂量的药物时，突然出现静坐不能或其他锥体外系反应”。一个推荐的解决方案是联合使用抗帕金森病药物来缓解副作用。运动不能在临床上很难鉴别，因为它主要是患者的一种主观体验，医生可能将其与抑郁症相混淆。

精神分裂症患者服药依从性低的另一个重要原因是不良的医患关系。让抗精神病药物达到最好的治疗效果和调整到正确的药物剂量，需要医生和患者之间的合作和共同努力。罗纳德·戴蒙博士一针见血地指出："倾听仍然是很重要的，关注患者所说的，并认真对待他们的服药体验。"贝蒂·布拉斯卡从患者的角度表达了相同的观点："很多精神科医生犯的错误都归结为一件事——不重视患者在自身疾病上的感受。而事实上患者对精神分裂症最有发言权。"

在美国精神病学领域，人们是这样抱怨医患关系的，"我有这样的副作用，但是我的医生不听，也不把它当回事"。医患关系呈现这些问题的原因之一是，在美国公共部门工作的许多精神科医生都是在其他国家接受的训练，在那些国家医生被认为是权威，而患者不应该质疑他/她的意见或判断。另一个原因是，许多社区精神卫生计划规定，精神科医生每两三个月复查一次患者服药情况，而每人每次不超过15分钟，这样的时间设置导致除了严重的副作用外，无法讨论其他副作用。

还有一些患者拒绝服药是因为他们存在妄想，可能是夸大妄想（例如认为自己无所不能，因此不需要药物）或偏执妄想（例如坚信有人用药毒害自己）。其他一些患者拒绝服药可能是因为困惑、混乱，或其他认知缺陷。还有一些人是因为担心出现药物依赖或者药物成瘾；对于男性来说，他们还担心频繁服药会影响阳刚之气。

还有少数精神分裂症患者停止服药是由于药物剥夺了他们的妄想，使他们感觉自己不再那么重要；尤其对于偏执型精神分裂症患者来说，他们往往认为自己被政府官员关注。理查德·麦克莱恩在《已恢复，但未痊愈》一书中这样描述自己的经历：

> 服药后的几个月，我的很多症状已经消失。我不再追着车看仪表盘，或从广播中接收信息了。我又能听收音机了。但缺点是我的生活不像以前那么有趣。虽然以前不快乐，但我总是处于事件的中心，而现在却恰恰相反，灰暗和无聊笼罩着我……这并不是说我怀念患

精神病的日子；我就如同从沙滩边的海浪变成一粒沙子一样，感到一种落差。

如何解决服药依从性低的问题？首先，广大家属和精神疾病专业人士需要认识到服药依从性低的问题非常普遍，这当中包括患者私自藏药，让别人以为他在服药。其次，要了解造成服药依从性低的原因，如自知力缺失、否认、药物副作用、医患关系不良以及妄想等其他原因，针对不同原因提供不同的解决方案。

大多数情况下，对患者进行更好的教育会起作用。最近一项有关“精神疾病患者出院时对其服用药物的了解”的调查显示，有37%的出院患者不知道服药原因，47%不知道服药时间。毫无疑问，造成这一现象的部分原因是个体存在继发于疾病的认知障碍。使用有分格的药盒会简化服药过程，只在药盒里放入每日需要服用的药物即可。目前正在开发各种自动化系统（例如药物监控系统），用以提醒患者什么时候服用哪种药物；当连接到计算机或电话线后，它们还会发出“哔”的声音，或是发送信息到你的计算机，并将信息反馈给治疗医师或诊所。使用注射缓释药物，只需要每2~4个星期注射一次（如第八章列出的5种抗精神病药物），这对那些对此类药物有良好药效反应的患者非常有帮助。

提高服药依从性的可能途径

1. 为患者提供药物知识教育，告知服药的好处、不遵医嘱服药的风险。
2. 改善医患关系，或找一个更好的医生。
3. 调整药物，减少剂量和（或）治疗的副作用。
4. 简化用药方案（例如，一天只服一次药，使用有格子的药盒或自动服药通知系统）。
5. 使用可注射的长效药物。
6. 使用正强化（例如香烟、咖啡、钱、旅行）。

7. 将SSI或其他福利的发放权交给治疗的提供者，将服药依从性与福利发放绑定在一起。

8. 使用协助治疗（例如积极个案管理、有条件释放、强制性门诊治疗、监管）。

如果精神科医生能够把患者当作合作伙伴，而不是接受指令的下属，那么医患关系将会得到改善。药物调整、剂量调整以及对副作用的关注是必不可少的。让患者每天记录药物副作用，并给予患者一定的自主权，自行增加或减少药物剂量也可以改善医患关系。服药应该是风险与收益权衡之后所作出的选择。不遵从医嘱服药的风险包括再次住院、暴力、监禁、无家可归、自杀，但好处是没有药物副作用。遵从医嘱服药的风险包括副作用，而好处则包括拥有相对正常的生活，改善并实现一些个人生活目标。

对于那些缺乏自知力的患者，以上方法可能都无法说服他们服药。正强化的方法永远值得一试，咖啡和香烟有时是不够的。更高强度的正强化是指定诊所或个案管理人为患者的收入保障补贴（SSI）或其他福利的收款人，作为协助治疗的一种形式，我们将在下一节对此进行讨论。

更多信息请见治疗倡导中心网站上有关不遵从医嘱服药的摘要文章。

协助治疗

对缺乏自知力、不按时服药、生活不能自理、对自身或其他人造成危险的那些精神分裂症患者来说，协助治疗是必要的。若精神分裂症患者伴有其他躯体疾病（如结核），如患者拒绝服药，则有必要进行协助治疗；因为如果他们的疾病得不到及时治疗，会对自己或他人构成危害。然而协助治疗已成为众矢之的，遭到公民自由组织、反精神病学团体（如山达基教徒），以及因其他原因对精神病治疗系统感到不满的人群的强烈反对（参见第十五章）。

在去机构化时代，协助治疗已经变得越来越有必要。在过去，大多数精神分裂症患者接受住院治疗，遵医嘱服药并不是一个问题。然而大多数原本接受住院治疗的精神分裂症患者现在都生活在社区，其中约半数人自知力缺失，如第一章所述，患者因此缺乏对自身疾病的认识。对于这类患者，协助治疗或"逼迫"协助治疗很有必要。事实上，这种差别非常重要，因为协助治疗方案的经验清楚地表明，大多数精神分裂症患者只有在"逼迫"下才会遵医嘱服药，且协助治疗方案必须在一小部分个案当中真正落实，如强制性门诊治疗。可供选择的协助治疗方法如下：

1. 预先指令。预先指令在各医学领域中的应用越来越广泛，个体事先写明他们患病后想要如何被救治。在一些州，患有严重精神病障碍的患者，在缓解期可以签署一份预先指令，声明如果他们再次生病，是否希望得到治疗（在这种情况下，预先指令就是协助治疗的一种形式）。预先指令也被称为"尤利西斯合约"，这是以希腊英雄命名的，传说尤利西斯在驶过致命诱惑"塞壬岛"的时候，指示他的船员将他绑到桅杆上，并告诉船员无论他说什么或做什么，绝不能释放他，直到他们通过"塞壬岛"。

预先指令的疗效尚未得到研究证实。一个可能存在的问题是，签署预先指令的人在签字时意识不到自己的病情。因此在美国，预先指令必须得到精神科医生的认证，有时，做鉴定的精神科医生对协助治疗持坚决反对意见，这种情况下，预先指令就成了治疗的阻碍，而不再是协助治疗的一种形式。在加拿大安大略省就曾发生过这类事件。

2. 积极个案管理。在积极个案管理中，个案管理人员主动寻找那些在家中或社区中不进行随诊的患者。积极社区治疗项目（PACT）是这个领域最著名的案例。多项研究已经证明，PACT 团队可以减少再入院天数。巴尔的摩一项对无家可归的严重精神障碍患者的研究中，77名患者被分配到 PACT 组，还有75名患者被分配到传统门诊治疗组作为对照组。接下来的1年里，那些由 PACT 团队处理过的患者住院天数减少（35：67），流落街头天数减少（10：24），被捕入狱的天数减少（9：19）。那些经由 PACT 团队治疗过的患者，其服药依从性提高（间断或完全遵从医嘱），从一开始的29%提高到1年后的55%；然而，"大约有1/3的患者一直都不能遵从医嘱"。因此，积极个案管理似乎可以作为一部分患者的有效协助治疗手段，但并非对所有患者都有效。

3. 代理收款人。为了帮助患者进行资金管理，患者家属、个案经理人员或精神病诊所可以作为患者的代理收款人接收患者的 SSI、SSDI 或VA残疾支票。有研究表明，代理收款人可以减少患者的住院天数、物质滥用和无家可归的天数。目前尚无研究调查代理收款人是否可以提高患者的服药依从性，但据传这种安排并不少见（如患者必须接受长效抗精神病药注射作为他/她每月收到支票的条件之一）。美国第三巡回上诉法院规定，癫痫和边缘智力低下的个体除非证明自己正在遵医嘱服用抗癫痫药物，否则无权享受SSDI福利。

4. 有条件释放。法律强制入院的患者出院的必要条件是遵从医嘱服药。如患者违反这一条件可能会导致再次住院。大多数州的医院院长有权将患者强制入院而无须申请法院许可。40个州的法律都允许有条件释放。在过去，这种协助治疗的形式广泛用于民用和司法（刑事）案件，但现在它主要用于后者。

新罕布什尔州在有条件释放民事案件涉案患者方面领先全国。1998年，新罕布什尔州州立医院27%的出院患者被强制有条件释放。

迄今为止唯一一项针对有条件释放提高服药依从性的研究中，新罕布什尔州州立医院有条件释放了26名严重精神障碍患者，研究者在住院前一年和有条件释放两年内分别对患者进行了各项评估，结果显示在下表中。有条件释放的患者表现出显著增高的服药依从性，暴力事件出现的概率也降低了。

有条件释放的效果

	住院前一年	有条件释放的第一年	有条件释放的第二年
遵从医嘱服药的月数	2.9	10.4	10.7
暴力事件（7点量表评估）	5.6	2.4	1.1

在司法（刑事犯罪的）精神病患者中，有条件释放的应用更为广泛。最著名的案例是俄勒冈州精神安全审查委员会，有关研究和报道指出，它在减少未来犯罪行为方面卓有成效。进一步的研究还在马里兰州、伊利诺伊州、加利福尼亚州、纽约州和华盛顿特区等地开展，探索有条件释放对精神障碍辩护无罪释放的影响。

5. 强制性门诊治疗。强制性门诊治疗是指法院限定患者依从治疗（通常包括药物）是其留在社区的必要条件。违反服药规定可能会导致再次住院。某种形式的强制性门诊治疗存在于44个州中，但是很少使用。

强制性门诊治疗能有效减少住院次数，这已得到充分证明。在华盛顿特区，强制性门诊治疗前后，患者的平均入院次数从每年1.81次减少到每年0.95次。在俄亥俄州，从1.5次减少到0.4次，爱荷华州从1.3次减少到0.3次。北卡罗来纳州的一项研究显示，对患者采取门诊强制治疗后，其入院次数从每一千天3.7次下降到0.7次。北卡罗来纳州的另一项研究指出，“在法院命令结束后继续接受强制性门诊治疗的患者中，与对照组相比，再入院次数降低了57%，住院时间减少了20天”。

强制性门诊治疗也已被证明是一种有效提高治疗依从性的协助治疗形式。北卡罗来纳州一项调查显示，6个月之内接受强制性门诊治疗的患者中只有30%的人拒绝服药，而不接受强制性门诊治疗的患者中有66%的人拒绝服药。在俄亥俄州，强制性门诊治疗增加了患者的精神科门诊预约次数，从每年5.7次上升到13.0次，患者每年参加日间治疗的次数从23次提高至60次。在亚利桑那州，71%接受门诊强制治疗的患者在法院法令失效以后的6个月自愿保持治疗，相比之下，那些没有接受强制性门诊治疗的患者当中“几乎没有人”自愿持续治疗。爱荷华州的研究显示，接受强制性门诊治疗的患者当中有80%的人具有良好的服药依从性。强制治疗结束后，该组有四分之三的患者自愿接受治疗。

重要的是，强制性门诊治疗可以减少精神分裂症和其他重症精神病患者的暴力行为。最近一项为期6个月的随机试验对262名接受法院强制性门诊治疗的患者进行了统计，作者报告说：“结果是惊人的。”具体来说，“暴力行为的预测概率从48%降低到24%，这都要归功于OPC（强制性门诊治疗）以及普通门诊服务的强制规定”。

有关强制性门诊治疗最令人印象深刻的研究来自纽约州。1999年，美国政府颁布了强制性门诊治疗法令——《肯德拉法令》，该法令以被一名未经治疗的男性精神分裂症患者杀害的年轻女性命名。2003年一项有关《肯德拉法令》实施效果的研究报告指出，该法令奇迹般地降低了住院率（从87%降至20%）和违背医嘱率（从67%降至22%）。此外，无家可归的比率（从21%骤降至3%）、逮捕率（从30%降至5%）、监禁率（从21%降至3%）更是显著减少。同样，加利福尼亚州也制定了名为《劳拉法令》的强制性门诊治疗章程，该法令以一名被未经治疗的男性精神分裂症患者杀害的年轻女性命名。多项研究显示，实行该法令以来，该州精神分裂症患者的住院率、逮捕和监禁比例都有所降低，最终为政府节省了开支。

6. 监管。法院委任一个人为有精神缺陷的个体作出治疗决策即是监管和监护。这种情况最常适用于精神发育迟滞、严重的神经系统疾病，如阿尔兹海默症患者；但较少用于患有严重精神疾病的人。加州一项研究指出，“在接受监管的35名患者中，有29名（83%）在持续监管的情况下保持病情稳定”，但“21名终止监管的患者当中，只有9名（43%）仍能保持病情稳定”。

7. 替代判断标准。替代判断标准和强制性门诊治疗以及监管密切相关。马萨诸塞州没有强制性门诊治疗的规定，因此重症精神疾病患者有权拒绝服用药物。精神卫生专业人员可以将这类个体告上法庭，如果法院认定患者存在能力缺陷，将会根据替代判断标准规定，为患者指定监护人，并责令患者服药。一项研究对这类患者进行了为期6个月的跟踪调查，发现病人的住院率从1.6%下降到0.6%，住院天数从113天减少到44天。杰弗里·盖勒博士在反思替代判断标准时指出：“这是精神卫生法实行20多年来具有讽刺意味的成果之一，病人有权拒绝治疗法院的决定成了马萨诸塞州非自愿社区治疗法令的基础。”

8. “仁者胁迫”。这一概念由盖勒博士提出，特指胁迫不遵守治疗的患者，如果不配合治疗，则对其提起诉讼。盖勒报告说，他告诉他的病人，“如果血锂含量低于0.5 meq./l，患者将被送到州立医院强制住院”。据盖勒所说，这样的“仁者胁迫”是协助治疗的一种有效方法。有证据表明它被广泛使用，但很少公开讨论。

9. 精神卫生法庭。过去10年中，精神卫生法庭已经成为对精神分裂症等重症精神疾病个体实施强制治疗的一种流行方式。1997年，佛罗里达州布劳沃德县的法庭被认为是历史上第一个精神卫生法庭，但类似的法庭在之前就已存在，如印第安纳州马里恩县法庭，以及纽约州北部的一个县法庭，在这里一位知识渊博的法官很多年前就开始对轻罪精神疾病患者实行要么选择精神卫生中心强制住院治疗，要么入狱的裁决。现在全国已经有超过300家精神卫生法庭，这一数字还在日益增长。

精神卫生法庭在本质上是精神科专科门诊，不同的是穿黑袍的法官代替了穿白大褂的精神科医师。由于所有被带到法庭的精神疾病患者都背负轻罪或重罪指控，法官给他们的选择是服从强制性治疗计划或坐牢。毫无意外，多数患者会选择前者，效果良好。最近研究表明，精神卫生法庭使得精神病患者的再逮捕率降低了三分之一，被监禁的天数降低了一半。研究表明，即使一个人已被法庭释放，法院的积极影响至少可以持续两年，此即挥之不去的"黑色长袍效应（black robe effect）"。正如一位观察家总结的那样："精神卫生法庭可以成为减少暴力和罪犯的强大力量。通过治疗法理学原理的应用，这些法庭能够保护社会并改善精神疾病罪犯的生活，使其远离暴力。"

我们在赞美精神卫生法庭的同时，也应该认识到它的本质。正如拘留所和监狱已经成为国家精神科住院部一样（参见第十五章），精神卫生法庭同样已成为国家精神科门诊系统的一部分。在美国，对精神病患者的照料正有效地从医疗部门转移到惩教部门。如果医疗官员尽职尽责，使用了强制性门诊治疗规定、有条件释放、监护及其他恰当协助治疗手段的话，精神卫生法庭就没有存在的必要。

因此，可以使用几种不同的方法来实现对精神分裂症患者的协助治疗。已发表的治疗程序记录一般只提到一种方式，但实际上通常会同时使用多种方式。例如，在威斯康星州，积极个案管理的PACT程序有时会与监护相结合。巴尔的摩PACT对无家可归患者的研究中，很多积极个案管理人同时也担当代理收款人的角色。

尽管各种形式的协助治疗对一些精神分裂症患者看似有效，但是只有强制性门诊治疗的效果被明确证实。令人惊讶的是，尽管协助治疗如此重要，有关各种协助治疗效果的研究证据却十分缺乏。

在对精神分裂症患者进行协助治疗监督的过程中，最常见的问题是如何确认患者在服药。有些药物有长效注射剂型（如在第八章列出的5种抗精神病药物），对这类药有良好药效反应的患者，可注射长效药物。目前有研究者正在开发一种可以植入皮肤的缓释抗精神病药胶囊，胶囊被植入皮下后会在几个月内缓慢释放药效，医生可以在任何时间将其移除。许多抗精神病药也有液体剂型，可与果汁混合，便于监督患者吞服。对服用锂片的患者可以通过采集血样来监测其血锂浓度。对于服用其他种类药片或胶囊的患者，可以将这些药物与某些物质，如核黄素（riboflavin）或异烟肼（isoniazid）相混合，然后采集尿样来检测患者是否服药。这些监测手段曾被用来评估其他疾病的服药依从性，例如肺结核，但迄今为止，还没有应用于精神分裂症患者服药依从性的常规监测中。

强制药物治疗对于那些缺乏自知力的精神分裂症患者会产生怎样的影响？协助治疗的反对者声称这种影响是毁灭性的，这会将那些接受治疗的患者永远驱逐出正常人群。事实上，有关协助治疗的研究发现，大多数情况下它所起到的作用是显著良性的。一项研究中，27名“曾感到压力，或在过去的一年内被迫服用药物”的门诊患者在被问及他们对强制治疗的感受时，有9人表示影响是积极的，9人表达了中立态度，6人表示他们没有感觉，只有3人认为受到了负面影响。在另一项研究中，30名精神病患者回顾了在住院期间接受强制服药的经历，其中18人赞同强制服药，9人反对强制服药，还有3人表示不确定。

然而，对于精神病学专家等来说，对精神分裂症患者实施强制治疗简直就是诅咒。它违反了我们持有的公民自由、个人隐私权、言论和思想自由等信念。美国公民自由联盟和华盛顿特区精神卫生法贝兹伦中心都坚决反对强制治疗的法令，并且已经在一些州获得了禁止实施该法令的法庭裁决。

这些出于善意却存在误导的倡议忽视了一个事实，即约一半患有精神分裂症的个体对自己的疾病没有意识。当这样的人拒绝服药时，他们的决定是不合逻辑或非理性的思考过程的一部分。在消除脑部疾病症状与保护个人隐私权之间，应该进行权衡。当然，有必要制订相关措施防止强迫治疗被滥用，并纳入程序系统中，这可以通过让公设辩护律师和以往的精神病患者监控系统来实现。正如一位观察家所说："有权生病、无助和孤立的自由不是真正的自由。"必须权衡个体权利与家庭、整个社会的需求，特别是那些存在攻击或暴力行为且拒绝服药的患者。

1998年，为解决由于大量精神分裂症患者和其他严重精神障碍患者不能得到治疗所引发的后果，国家非营利性治疗倡导中心（TAC）于弗吉尼亚州阿灵顿设立。该中心由个人和基金会资助，TAC 鼓励必要时使用协助治疗，并正在与许多州合作，修改过时的章程，教育官员更好地利用现有法律。治疗倡导中心是美国唯一专注于协助治疗的全国性组织。

攻击和暴力行为

近年来，精神分裂症患者的攻击和暴力行为已经成为日益严重的问题。一些研究明确指出，大多数精神分裂症个体不存在攻击和暴力行为，但一小部分患者确实存在。具有攻击和暴力行为患者的共同点是存在酒精或毒品滥用和（或）违背医嘱不使用抗精神病药物。

美国精神疾病联盟的两项研究证明，患者在家中出现攻击和暴力行为的比率较高。1986年的一项调查显示，38%的家庭"报告患者在家中有时或经常出现由病情引发的攻击性或破坏性行为”。1990年美国精神疾病联盟对1401个家庭的调查中发现，过去一年中，10.6%的重症精神病患者对他人造成躯体伤害，另有12.2%对他人造成过威胁。

这些发现与其他有关重症精神病患者攻击与暴力行为的研究结果一致。拉布金回顾了20世纪60—70年代的研究，发现公立精神病院出院的患者“因暴力犯罪被逮捕定罪的比率超过一般人群。这一结果在所有对患者犯罪率进行测量的研究之间存在一致性”。另一项研究发现，纽约地铁里企图将他人推向火车而被捕的20人当中，有15人患有精神分裂症。斯特德曼等人对精神病院出院患者进行了随访，报告显示：“患者出院后的4个月当中，有27%的男性和女性患者出现过至少一次暴力行为。”

对生活在社区的精神病患者进行的调查报告也得出类似结果。一项由林克（Link）等人在纽约开展的研究（该研究在研究方法上非常出色）发现，精神病患者使用武器或恶意伤害他人的可能性比其他社区居民高2~3倍，大部分极端暴力事件的肇事者精神病症状极为严重，并可能没有服药。同样，美国国立卫生研究所在5个流行病集中地（ECA）进行的研究显示，精神分裂症患者在争斗中使用武器的可能性是没有精神障碍者的20余倍。研究还发现，暴力行为与精神分裂症合并酒精或毒品滥用之间存在高度相关。

在总结1992年的许多研究时，约翰·莫纳汉教授说：“近期开放并可自由获取的数据表明了一个我并不想看到的结论：不论测量精神障碍患者的暴力行为出现率，还是测量暴力行为人群当中的精神障碍发病率，不论取样人群是接受治疗的犯人、机构当中的患者，还是从开放社区随机选择的人，不论将多少社会和人口因素纳入统计考虑，结果似乎都显示精神障碍和暴力行为之间存在相关性。”1996年针对此类研究进行的编辑总结中，彼得·马尔祖克博士补充道：“过去十年中，研究证据已经充分证明暴力、犯罪与精神疾病之间存在紧密联系，不应该排除或忽视它。”而在2000年4月《纽约时报》有关“鲁莽杀手”的一系列报道中提到，100名凶手当中，有48名“曾被诊断为某种精神障碍，其中最常见的是精神分裂症”，并认为在20世纪90年代“冲动杀人的情况似乎有所增加”。

应该强调的是，美国是一个充满暴力的社会，这种大背景下，精神分裂症患者在总体暴力事件中占比非常小。应当再次强调的是，大多数精神分裂症患者不存在攻击和暴力行为，但是向持偏见者反复强调有攻击和暴力倾向的患者是少数并不能解决问题。

精神分裂症患者出现攻击和暴力行为的3个最好预测指标是酒精或毒品滥用、违规用药，以及攻击和暴力行为的过往史。面临这个问题的家庭必须学会识别暴力事件即将发生的线索，并关注这些线索。如果精神分裂症患者出现攻击和暴力行为，最好保持冷静（主要是倾听，但以平静和同情的方式作出回应），保持身体距离，必要时呼救和/或报警。

如何应对有潜在暴力倾向的精神分裂症患者

• 意识到预测暴力的3个最重要因素是暴力行为史、酗酒或毒品滥用，未服用抗精神病药物。

• 让患者的治疗团队了解你的担忧，了解患者的过往暴力史。如以书面形式表达会更为有效。

• 如果患者出现暴力倾向，建议治疗团队使用氯氮平、卡马西平（carbamazepine）、丙戊酸钠（valproate）、β受体阻滞剂（beta blockers）或其他被认为可以减少暴力行为的药物。

• 将屋内所有潜在武器拿走以确保安全。在某间房的门上安装加固的锁，安装一部电话，以便在必要时作为避难所。

• 如果受到威胁，保持冷静，保持身体距离（给予患者大量空间），不要直视他/她的眼睛，同情，寻找共鸣点。

• 身体靠近出口，不要让自己被困。

• 在电话旁贴上应急号码，必要时不要犹豫，立即报警。如起疑，立马致电询问。

• 为了应对类似紧急情况，准备一张填好的危机信息表格，警察到达后可以随时转交。表格内容应包括患者姓名、年龄、诊断、目前正在提供治疗的精神科医生或诊所的电话号码、目前服药情况，以及过往暴力行为史简述。

大多数攻击和暴力行为都可以通过规划来预防。如果病人过去曾有一次或多次发作，家人应准备安全设施（如锁好锋利刀具），检查患者服药情况，寻找提高服药依从性的方法（例如强制性门诊治疗），通过控制患者的资金，努力减少酒精或毒品滥用，明确告知其后果（例如如果再次出现攻击和暴力行为，就不允许患者住在家里）。一旦患者违规，则强制执行惩罚措施。

有一直存在攻击和暴力行为患者的家庭特别令人担忧，家属就像住在地狱里一样。家庭成员往往害怕患者，但同时又觉得对不起他/她，因为他们明白这些行为是由于患者失常的大脑功能所导致的。家庭成员不可避免地感受到强烈而无法调和的矛盾，恐惧与爱，回避和吸引。此后无论患者将来恢复得如何好，无论过去多长时间，家属有关攻击或暴力的记忆都无法完全消除。

逮捕和监禁

虽然少有人讨论，但被逮捕和送入监狱对许多精神分裂症患者来说已成为家常便饭。这是精神疾病治疗系统失败的另一个表现。1990年的一项研究从NAMI成员中随机挑选1401名会员，对重症精神病患者的家属进行了家访，结果显示20%的患者在过去5年内有过被捕经历，40%的患者有过被捕经历。1985年，洛杉矶的一项研究对过往精神科住院患者当中的无家可归者进行了调查，发现他们中76%的人曾经被捕。对于精神分裂症患者来说，坐牢就像去精神病医院一样，简直成了他们生活的一部分。

当前的情况是，我们无法确保成千上万的重症精神病患者出院后可以得到药物治疗和院后护理，以维持治疗效果，这是去机构化导致的不可避免的结果。早在1972年，加州精神病学家马克·艾布拉姆森就公布了一组数据，显示：随着去机构化的深入，监狱里的精神病患者人数逐渐增加。艾布拉姆森提出了“精神紊乱行为犯罪”的术语，并准确预测到这种情况会变得更糟。

20世纪80年代，直接追踪精神病患者从精神病医院到监狱的过程成为可能。例如，在贝尔彻的研究中，他追踪调查了132名从俄亥俄州哥伦布州立医院出院的患者发现，在出院后的6个月中，有32%的患者被捕，包括精神分裂症、躁狂抑郁症或严重抑郁症患者等。大多数情况下，他们被捕的原因是疾病复发，因为他们未能坚持服药（例如“赤身裸体走在大街上”）。

绝大多数被捕精神分裂症患者所犯的均为轻罪，通常都与病情没有得到治疗有关。在上面提到的NAMI调查中，被捕的20%患者当中只有2.6%的人是因为“暴力行为或其他重罪”被捕。其他大多数指控都是入侵、扰乱治安、破坏财产、偷窃、醉酒和行为紊乱。

对于大多数精神分裂症患者来说，被囚禁的体验从“不愉快”到“人间地狱”，变化较大。遭到警卫和其他囚犯嘲笑是最轻的问题；在一些监狱，“精神病囚犯”穿着不同颜色的制服以便识别。更严重的问题是被殴打、被强奸、自杀，甚至杀人，所有这些都有记载。监狱要求囚犯遵守规则，但遵守规则的前提是大脑思维逻辑正常。对于许多没有得到药物治疗的精神分裂症患者来说，保持正常的逻辑思维是不可能的。这些患者的怪异行为会危害到所有人。加州一份报纸曾报道，一座监狱里的精神病囚犯“将自己的粪便涂抹在身上，企图将自己冲下马桶逃跑”。

对于家庭来说，眼睁睁地看着患有精神病的家庭成员被捕入狱是一件非常痛苦的事。当然，随之而来的还有耻辱，可更糟糕的是了解到患者在监狱里被虐待或攻击。

然而，对于少数精神分裂症患者来说情况正相反。这些患者缺乏自知力并拒绝治疗，因此很难让他们接受精神科护理，但如果精神病患者身负法律指控则必须接受强制治疗，这就导致越来越多的政府官员和家庭为了让患者接受治疗而将其扭送至监狱。例如，马萨诸塞州的一位母亲说：“与其等待灾难发生看着患者病入膏肓，还不如指控患者对家人造成威胁或破坏财产，许多家庭都这样做。”家人为了让精神分裂症患者得到治疗而甘愿将其送监的事实，是对我们精神疾病治疗系统的可悲注解。

自　杀

精神分裂症患者超额死亡率的最主要因素是自杀。一份综述指出，“自杀是精神分裂症患者过早死亡的首要原因，10%~13% 的患者死于自杀”；最新数据估计为5%, 而一般人群的自杀率约为1%。

抑郁是正常人群自杀的主要原因之一，精神分裂症患者也是如此。多数患者在病程中会经历明显的抑郁症状，这一点应该引起精神科医生对抑郁症的警觉，使用抗抑郁药物治疗患者。抑郁症可以由疾病过程本身引起（即精神分裂症影响大脑化学反应从而引起抑郁症），也可以由患者意识到自己疾病的严重程度所导致（即作为对疾病的反应），偶尔也会因为抗精神分裂症药物的副作用。抑郁症必须要与精神分裂症所导致的运动减慢（运动不能）和思维迟缓相区别，后者是精神分裂症的症状。

大多数自杀的精神分裂症患者会在患病后的前十年内选择自杀。其中约四分之三是男性，和预期相符。风险最高的人群包括那些经历过缓解和复发、具有良好的洞察力（也就是说，他们知道自己生病了）、对药物反应不良、社交隔离、对未来感到无望、目前功能水平与早期生活成就之间存在巨大落差的患者。具有以上这些抑郁症特质的患者，存在高自杀风险，应予以重视。最常见的自杀时间是突然复发之后的病情缓解期。

最新数据还表明，未能得到充分治疗的精神分裂症患者的自杀风险增加。芬兰一项对92名精神分裂症患者进行的研究发现，“多数受害者（78%）处于发病期，其中超过一半（57%）的人要么没有遵从医嘱服用适宜剂量的抗精神病药，要么完全没有服药”。同样，比利时学者对64名自杀精神分裂症患者进行的一项研究发现，“自杀组患者与对照组患者相比，不遵医嘱服药的情况是后者的7倍”。

偶尔也有一些处于精神分裂症急性期的患者意外自杀（例如，他们可能觉得自己能飞，或因有声音告诉他们这样做，所以他们会去跳楼），但大多数自杀的精神分裂症患者都是蓄意自杀，通常经过了周密的计划。像所有诊疗过大量精神分裂症患者的医生一样，我的一些患者最终选择了自杀，他们的死亡让人无比悲痛。

然而，一些自杀事件唤起的不仅是悲痛，还有愤怒。有些情况本来是可以预防的，比如有些患者没有得到充分治疗，还被告知别无他法；还有一些本来坚持服药、病情稳定的患者，遇到一个给他减药并实行内观心理治疗的医生，导致病情恶化。我希望这些自杀事件是偶然事件，但事实并非如此。精神分裂症患者自杀率高的部分原因是我们的体系不完善（或者更准确地说，不系统），但患者却不得不依赖这一系统。

精神分裂症患者的家人和朋友可以做些什么来降低其自杀的风险

呢？最重要的是保持警觉，尤其是处于抑郁以及刚刚从复发中恢复的那些患者。有过自杀企图或自杀意念是预测将来出现自杀意念的重要指标。表达罪恶感、无价值感、对未来感到无助、不愿制订未来计划、整理个人事务（例如将珍贵的个人物品赠送给他人或制订遗嘱），这些都是患者出现严重自杀意念的标志。

一旦观察到这些迹象，家人和朋友应该询问并采取行动。询问他/她是否有自杀企图（例如，"我知道你最近很压抑，很担心你。你打算要伤害自己吗？"）。有些人害怕提及自杀，因为他们担心这样做会把自杀念头植入患者脑中。这样想是不对的，提及自杀往往会让患者如释重负，进而讨论自杀的想法和计划。大多数打算自杀的人内心情感都很复杂。不要直接与患者争论自杀正确与否，而要指出不要这样做的原因。此时，一个很好的理由就是承诺在未来数年内将会出现副作用更小、疗效更好的药物。

采取行动是指拿走患者企图自杀使用的工具（例如枪或药丸），以及身边的类似器具。采取行动还意味着要告知精神科医生，让他/她了解患者的自杀意图，并敦促其积极治疗患者的抑郁症。具体来说，要询问精神科医生是否考虑使用锂剂治疗；有充足证据证明锂剂可有效降低自杀意图。如果精神科医生不愿意采取行动，可以将你的建议和忠告以挂号信的形式发过去，必要时在信中提到你已就此案咨询过律师。精神科医生看了以后就会明白。某些情况下，在抗抑郁药起效之前有必要对患者进行精神科住院强制治疗，以确保其安全。

尽管家人和朋友都尽了最大努力，但是有些精神分裂症患者还是会自杀。如果家人和朋友都尽其所能帮助过患者，那么他们不应该感到内疚或自责。自杀是精神分裂症患者结束这一疾病悲剧的终极手段。

推荐阅读

Amador, X. *I Am Not Sick, I Don't Need Help*! Peconic, N.Y.: Vida Press, 2000.
Bogart, T., and P. Solomon. "Procedures to Share Treatment Information among Mental Health Providers, Consumers, and Families." *Psychiatric Services* 50 (1999): 1321-25.
Caldwell, C. B., and I. I. Gottesman. "Schizophrenics Kill Themselves Too: A Review of Risk Factors for Suicide." *Schizophrenia Bulletin* 16 (1990): 571-89.
Cather, C., R. S. Barr, and A. E. Evins. "Smoking and Schizophrenia: Prevalence, Mechanisms and Implications for Treatment." *Clinical Schizophrenia Related Psychoses* 2 (2008): 70-78.
Caton, C.L.M., F. Cournos, and B. Dominguez. "Parenting and Adjustment in Schizophrenia." *Psychiatric Services* 50 (1999): 239-43.
Choe, J. Y., L. A. Teplin, K. M. Abram. "Perpetration of Violence, Violent Victimization, and Severe Mental Illness: Balancing Public Health Concerns." *Psychiatric Services* 59 (2008): 153-64.
Citrome, L., and J. Volavka. "Management of Violence in Schizophrenia." *Psychiatric Annals* 30 (2000): 41-52.
Cohen, J., and S. J. Levy. *The Mentally Ill Chemical Abuser: Whose Client?* New York: Lexington Books, 1992.
Coverdale, J. H., L. B. McCullough, and F. A. Chervenak. "Assisted and Surrogate Decision Making for Pregnant Patients Who Have Schizophrenia." *Schizophrenia Bulletin* 30 (2004): 659-64.
Diamond, R. "Drugs and the Quality of Life: The Patient's Point of View." *Journal of Clinical Psychiatry* 46 (1985): 29-35.
Drake, R. E., C. Mercer-McFadden, K. T. Mueser, et al. "Review of Integrated Mental Health and Substance Abuse Treatment for Patients with Dual Disorders." *Schizophrenia Bulletin* 24 (1998): 589-608.
Empfield, M. D. "Pregnancy and Schizophrenia." *Psychiatric Annals* 30 (2000): 61-66.
Evans, K., and J. M. Sullivan. *Dual Diagnosis: Counseling for the Mentally Ill Substance Abuser*. New York: Guilford Press, 1990.
Goisman, R. M., A. B. Kent, E. C. Montgomery, et al. "AIDS Education for Patients with Chronic Mental Illness." *Community Mental Health Journal* 27 (1991): 189-97.
Hyde, A. P. "Coping with the Threatening, Intimidating, Violent Behaviors of People with Psychiatric Disabilities Living at Home: Guidelines for Family Caregivers." *Psychiatric Rehabilitation Journal* 21 (1997): 144-49.
Jamison, K. R. *Night Falls Fast: Understanding Suicide*. New York: Alfred A. Knopf, 1999.
Jordan, L. C., W. S. Davidson, S. E. Herman, et al. "Involvement in 12-Step Programs among Persons with Dual Diagnoses." *Psychiatric Services* 53 (2002): 894-96.
Kelly, J. A., T. L. McAuliffe, K. J. Sikkema, et al. "Reduction in Risk Behavior Among Adults with Severe Mental Illness Who Learned to Advocate for HIV Pre-

vention." *Psychiatric Services* 48 (1997): 1283-88.
Lamb, H. R., and L. E. Weinberger. "Mental Health Courts as a Way to Provide Treatment to Violent Persons with Severe Mental Illness." *Journal of the American Medical Association* 300 (2008): 722-24.
Lehman, A. F., and L. B. Dixon, eds. *Double Jeopardy: Chronic Mental Illness and Substance Use Disorders*. Langhorne, Pa.: Harwood Academic Publishers, 1995.
Malik, P., G. Kemmler, M. Hummer, et al. "Sexual Dysfunction in First-Episode Schizophrenia Patients: Results from European First Episode Schizophrenia Trial." *Journal of Clinical Psychopharmacology* 31 (2011): 274-80.
McCullough, L. B., J. Coverdale, T. Bayer, et al. "Ethically Justified Guidelines for Family Planning Interventions to Prevent Pregnancy in Female Patients with Chronic Mental Illness." *American Journal of Obstetrics and Gynecology* 167 (1992): 19-25.
Marshall, T., and P. Solomon. "Professionals' Responsibilities in Releasing Information to Families of Adults with Mental Illness." *Psychiatric Services* 54 (2003): 1622-28.
Miller, L. J. "Sexuality, Reproduction, and Family Planning in Women with Schizophrenia." *Schizophrenia Bulletin* 23 (1997): 623-35.
Minkoff, K., and R. E. Drake, eds. *Dual Diagnosis of Major Mental Illness and Substance Abuse*. San Francisco: Jossey-Bass, 1991.
Monahan, J., A. D. Redlich, J. Swanson, et al. "Use of Leverage to Improve Adherence to Psychiatric Treatment in the Community." *Psychiatric Services* 56 (2005): 37-44.
Petrakis, I. L., C. Nich, and E. Ralevski. "Psychotic Spectrum Disorders and Alcohol Abuse: A Review of Pharmacotherapeutic Strategies and a Report on the Effectiveness of Naltrexone and Disulfiram." *Schizophrenia Bulletin* 32 (2006): 644-54.
Raja, M., and A. Azzoni. "Sexual Behavior and Sexual Problems among Patients with Severe Chronic Psychoses." *European Psychiatry* 18 (2003):70-76.
Swanson, J. W., M. S. Swartz, R. Borum, et al. "Involuntary Out-Patient Commitment and Reduction of Violent Behaviour in Persons with Severe Mental Illness." *British Journal of Psychiatry* 176 (2000): 224-31.
Swartz, M. S., J. W. Swanson, H. R. Wagner, et al. "Can Involuntary Outpatient Commitment Reduce Hospital Recidivism?: Findings from a Randomized Trial with Severely Mentally Ill Individuals." *American Journal of Psychiatry* 156 (1999): 1968-75.
Torrey, E. F. *Out of the Shadows: Confronting America's Mental Illness Crisis*. New York: John Wiley and Sons, 1997.
Torrey, E. F., J. Stieber, J. Ezekiel, et al. *Criminalizing the Seriously Mentally Ill: The Abuse of Jails as Mental Hospitals*. Washington, D. C.: Health Research Group and National Alliance for the Mentally Ill, 1992.
Torrey, E. F., and M. Zdanowicz. "Outpatient Commitment: What, Why, and for Whom?" *Psychiatric Services* 53 (2001): 337-41.

第十一章

病人和家属如何应对精神分裂症?

> 我个人认为，家属照顾精神分裂症患者的悲惨之处只有那些亲历的人才能理解。他们内心的平静不复存在，他们付出几倍的心血，他们投入所有的时间，他们的财富锐减，为治疗病人花光积蓄……病人给他们带来的痛苦，同样也影响到他们的邻里和朋友。
>
> 塞缪尔·伍德沃，1821

伴随精神分裂症的是种种现实问题。其他慢性疾病，例如小儿麻痹症、肾衰竭和癌症，也能在情感层面、身体层面，以及经济层面拖累病人和亲属。若疾病开始影响病人大脑，照看病人就需要花费巨大精力。无论一个人做过多少，无论如何尽力，都会感到远远不济的无力感。

患精神分裂症非常麻烦的主要原因，是大多数人不理解这种疾病。一位母亲对此深有感触，她的大儿子患有肌肉萎缩症，“他随处都可以得到情感支持。他的疾病显而易见，所以社区、家庭成员和朋友都会打开心房，用他们的方式来帮助他生活得更好”。与此相反的是，她患有精神分裂症的小儿子“却被所有人误解。他也是重度残疾，但是他的残疾是隐而不露的。他看起来是健康、强壮的年轻人……但邻居们都忽视他……他们不理解他。归根结底，他们希望他走远点”。

正确的态度

形成对待疾病的正确态度，是个体或亲属熬过精神分裂症所应做的最为重要的一件事。实际上，如果解决了精神分裂症的两大问题：自责感和羞耻感，那么自然会产生正确的态度。这两大问题是困扰很多家庭的根源，让很多家庭止步不前，家庭成员之间关系恶化、争吵、互相指责。自责感和羞耻感（Scylla and Charybdis[1]）是精神分裂症的两难处境。

第五章和第六章已经清楚说明，自责感和羞耻感完全是不合理的。没有任何证据表明精神分裂症是由病人童年期或成年期被对待的方式造成的；这是一种生物性的大脑疾病，与童年期或成年期的人际事件无关。但是很多人却不这么想，他们的感受很大程度上取决于精神病专家对他们说的话（或是隐含在话语中的意思）。路易斯·威尔逊在他的《陌生人，我的儿子》中描述了这种心理：

> 母亲：“所以是我们造就了托尼今天的样子吗？”
> 精神病医师：“我们这么说吧。每个孩子出生后都是一块白板。上面的东西，”——医生用粗短的手指，指着我说，“都是由你写的。”

---

1 航行于锡拉岩礁和卡力布狄斯大旋涡之间，形容进退两难的困境。锡拉和卡力布狄斯都是希腊神话中的女海妖。这一说法出自《荷马史诗》。——译者注

其结果可想而知，母亲在夜里失眠，回忆她曾经做过的所有可能导致精神分裂症的事情。

世界上所有的母亲、父亲、兄弟或是姐妹都对家人做过一些让自己后悔的事情。毕竟我们不完美，所以我们会由于嫉妒、愤怒、自恋，或是疲劳而讲出冲动的言语或做出冲动的行为，我们不必因此感到惊讶。幸运的是，我们有能够自愈的心灵，能够吸收外界的冲击，不至于支离破碎，不至于留下永久的伤疤。他人无法造成精神分裂症，他们只是错怪对方造成了这样的结果。

此外，不仅病人的家属会指责其他人造成了这样的疾病，病人本身也许也会这么做。詹姆斯·韦克斯勒的《在黑暗中》一书提到，他儿子曾对他怒吼："爸爸，我不是生下来就这样的。"在《陌生人，我的儿子》一书中，路易斯·威尔逊记述了他儿子的话：

> "我前些天读了一本书，"托尼说道，"书在药店里。我站在那里直到读完。"
>
> 我们等着，他的表情凝重，让我们感到担心。
>
> "书上说如何做个好父母。书上还说，人们得病……我这种病……是因为他们的父母不合格。"

因为疾病而怪罪他人，这成倍地加剧了精神分裂症的悲剧性。疾病本身是大脑的慢性疾病，也是一般可控的个人与家庭的不幸。但当家庭成员相互责备起来，这个疾病就会瓦解家庭结构的根基，变成巨大的不幸。精神分裂症中，家属因相互责备造成痛苦是不争的事实。

一些精神病专家研究了父母和家庭成员导致精神分裂症这一说法所造成的伤害。精神病学家——同时作为医生——通常不认为他们自己会导致伤害。现在我们知道并非如此，精神病学家在20世纪似乎给病人带来的坏处大于益处。这些伤害并不是恶意为之；实际上据我所知，没有哪个精神病学家是充满恶意的。因为彼时精神分裂症心理动力和家庭关系理论的盛行，这些伤害通常是无心为之（见第六章），但是确实造成了伤害。威廉姆斯·阿普尔顿是曾提及这个观点的少数精神病学家之一，他分析了精神病医生将精神分裂症病因归咎到家人身上所带来的意想不到的后果：

> 遭到恶劣对待的家属产生了对病人来说有害的报复行为。他们不再愿意容忍病人造成的麻烦，不再愿意为病人调整自己的行为，在会面时不再提供太多信息，去精神病院的次数也少了。

少数情况下，病人家属会一直感到自责和愧疚。比如，如果父母相信长子的精神分裂症是由自己的行为造成的，他们对待幼子的态度就会发生变化，他们相信这能够阻止幼子也变成精神分裂症病人。而实际上，如果他们知道精神分裂症是随机发生的生物性疾病——正如研究证据指出的那样——他们的努力无疑是徒劳的。愧疚感给这样的家庭提供了疾病尽在控制中的错觉。另一种持续感到愧疚的家庭是由于家庭本身就活在一种愧疚方式中。这些家庭中的成员长期感到愧疚，被愧疚感淹没，总是在责怪他人。在这样的家庭中，正如一位母亲曾经这么对我说的，“愧疚感会持续不断”。我鼓励病人尽量少待在这样的家庭环境中，因为长期来讲，这是有害的，对生活无益处，更不用说还患有精神分裂症。

与自责感对应的是羞耻感。病人家属如果相信是因为自己的原因导致了病人患病，那么他们无可避免地想要隔离病人，隐藏病人患病的事实，不对邻居承认病人患病，或是想方设法撇清自己跟病人患病的关系。病人因此而对家属感到愤怒也就不足为奇，病人会降低控制自己怪异行为的意愿，也许会在阿加莎阿姨[1]面前脱光衣服。这样的行为使得家属的羞耻感增加，让他们更加疏远病人，对他们感到气愤。如此循环，羞耻感和愤怒将一直持续下去。

教育可能会解决自责感与羞耻感的问题。一旦家属理解疾病并非由他们引起，自责感和羞耻感常常会显著降低，病人的生活环境也会有所改善。究竟谁应该为这样的疾病负责，应该由全体家庭成员一起讨论，病人如有可能的话也参与进去。一旦开始，在讨论过程中出现的信念和恐惧会很激烈，但是当自责和愧疚的情绪得以解决后，应对精神分裂症就变得容易得多。一位病人如此说道：

> 一旦你卸下了包袱，和专业医生合作，接下来就容易多了。如果你没有做错什么，你也尽了全力，那么也就没有什么值得羞耻的地方。你可以大方“出柜[2]”。“出柜”后的解脱感给你继续前行的力量，你也将获得越来越多的支持。

当自责感和羞耻感被置于一旁，对待疾病的正确态度就自然而然生成。正确的态度包括4个要素，可以称之为“SAFE”态度：希望感、接受疾病、家庭平衡，以及合理的期待。

正确态度

希望感（**S**ense of perspective）
接受疾病（**A**cceptance of the illness）
家庭平衡（**F**amily balance）
合理的期待（**E**xpectations that are realistic）

---

1 小说人物，是主人公最讨厌的阿姨，性格强势。——译者注
2 出柜常表示同性恋对外公布自己的性取向，这里指患者承认自己患病。——译者注

希望感。希望感似乎不适用于精神分裂症。作为可能是人类最不幸的疾病，如何能有希望呢？但正由于精神分裂症这种不幸的疾病，希望感才是必需的。没有了希望，一个家庭将会被拖垮，无法承受疾病的反反复复。我见过的能够成功应对精神分裂症的家庭，不外乎保持希望，从容面对。

我所指的希望感是什么？我当然不是说要去嘲笑那些病人，而是要和他们一起开怀大笑。好比说，儿子的病情每个秋天复发，需要住院治疗，坚强的家属可能会跟这个儿子开玩笑说："你总是在医院里刻南瓜[1]。"另一个家庭的万圣节聚会中，一位家属打扮成苯甲托品药片的模样——苯甲托品是缓解精神分裂症副作用的药物。我曾经送我那患精神分裂症的妹妹一件套装作为礼物，她的反应是："我穿这套衣服不好看，我不要。"像这样直白的回复常常出现在精神分裂症病人身上，这样的回复显然不符合我们习以为常的礼仪规范，特定情况下我们可能会这样说，但一般不会。在这些情况下能和精神分裂症病人一起欢笑，对每个人来说都是有益的；愤怒则毫无益处。

精神分裂症中希望感的最好例子可能来自研究者墨菲（H.B.M. Murphy），他在加拿大的一处小村庄进行了精神分裂症调查：

> 我们第一次接触精神分裂症的情形，实际上并不那么羞耻或让人窘迫。病人说事情发生在我妻子有次去他们家拜访时，她注意到客厅沙发上盖了张毯子，下面似乎有什么东西。过了一会儿，当他们在喝茶时，毯子动了起来。我妻子当时有点吓到了，他们说："哦，那是埃克托。他总是像这样把自己藏起来。"然后他们就继续喝茶了。

---

1 做南瓜灯是西方社会万圣节的传统，万圣节在秋天（南半球除外）。——译者注

接受疾病。对于病人和家属来说，这是正确态度的第二个重要组成部分。接受不代表放弃，只是承认疾病是真实存在的，不能轻易治愈，会给病人带来诸多障碍。接受事实本身，而不是期待中的那样。

埃索・利特是一位言语流畅的精神分裂症病人，他这样描述接受患病这一事实所遇到的问题："我总是在想，如果没有患病，我的生活会是什么样，我将会变成谁，我能取得什么成就。"然而如果接受患病这一事实，病人就会如释重负，正如另一位患病女性这么描述道："在我接受我患病这个事实后，清晨变得那么明媚，那么清冽，在此之前，清晨总是阴郁、愤怒而伤感。接受事实后，一切如释重负。"

一些父母会因为孩子患病而长时间悲伤，很难做到接受。罗莎琳・卡特在她的《帮助精神病人》一书中，引用了一位母亲的话：

> "我几乎每晚入睡前都会哭泣，"她继续说道，"我看见路人会哭，当我想到即使有一种'神奇'药物出现，斯提芬妮的人生也早已失去了一部分，我就会哭。当我想到她不可能和男生出去参加舞会，也永远不会结婚，不会成为母亲，不能像别人一样体验人生，我就会哭。"
>
> "我哭是因为我的大女儿能够代表她的法律事务所在全世界走来走去，而斯提芬妮只能坐在床上，坐在院子里。我哭是因为我的二女儿能在本地报纸上发表文章，但斯提芬妮只能抽着烟，听她的那些'声音'。"

很多精神分裂症病人和他们的家属从来不试着接受疾病。他们日复一日年复一年地否认疾病，假装疾病不存在。能够接受疾病这个事实，其实对每个人都是一种解脱。一位母亲记述她的女儿得知自己是那百分之一的患病者时的反应："好吧，从概率上讲虽然患病的是我，但我有一个支持我的好家庭，而且我已经患病了，那么别的人就不用得这个病了。”如此出众的态度是应对疾病的理想态度，但很少有人能做到，因为如此有远见、如此心地善良的人太少见了。

不幸的是，我们看到的更多是患者和家人表达出的愤怒。愤怒常指向创造世界的上帝，因为这个世界有精神分裂症存在，愤怒指向不幸的命运，指向日渐衰弱的病人，或是造成疾病的那一个人。内心的愤懑逐渐表现在外在行为上，因为病人的缘故，他们不得不取消自己的社交活动，再逐渐发展成为涌动在他们刻薄的日常行为下的致命痛苦。少数情况下，愤怒不会表现出来，而是转向内部，表现为抑郁。

无论什么时候，如果我遇到这样的家庭，我都希望我能送他们到佛教寺庙禅修一个月。在那里，他们也许能够学会东方哲学里的接受生活本身，这种态度对于应对精神分裂症来说无比重要。这种接受将精神分裂症当成生命中的一场灾难，却不会让它侵蚀生命最核心的部分。正如一位母亲告诉我的："你无法阻止悲伤的鸟飞过你的头顶，但是你却能够防止它把你的头发搞成一堆乱麻。"

家庭平衡。对待精神分裂症的正确态度中，很重要的一方面是平衡患者和其他家庭成员之间的关系。那些自我牺牲、忘我奉献的家属，常常是出于他们对造成病人疾病的非理性愧疚感。在家照顾精神分裂症病人，可能每周需要花费168个小时，更何况这个工作没有任何报酬，也收不到任何感谢。谁来关心这些照顾人的人，除了母亲还有谁来照顾？我们如何平衡别的孩子的需求？如何满足父母的需求，如何让父母每隔一段时间得到休息？冷静而理性地处理这些互相冲突的需求非常重要，需要知道病人的需求并不总是放在第一位的。例如，有时候为了家人的需要，可以将病人暂时送入精神病院；精神科医师也需要意识到病人家属的这种需求，并支持他们的决定。

合理的期待。改变一个人对未来的期待是困难的，但是绝对值得尝试，因为改变之后常常伴随的就是接受疾病。如果一个病人在患病之前人生很有希望，那么这种改变自然更加困难。这样的家庭年复一年地坚信病人有朝一日会痊愈，东山再起。他们制订一些严重不切实际的计划，为孩子上大学或是盛大的婚礼存钱，家庭成员互相粉饰太平，想象“当他再次恢复过来时”的情景。

这不切实际的幻想的问题在于病人自己都知道这是幻想，幻想把他（她）置于一个极其不利的处境。病人除了好起来，没有任何方式可以取悦家人，而病情又不是他（她）能控制的。一些研究者已经注意到这种问题，并且警醒家人适度降低对病人的期待。病人家属降低他们的期望，他们自己也会快乐一些。克里尔和温在一次病人家属的访谈中记述道：

> 一些家属提到，放弃幻想出乎意料地成了不快乐生活的转折点。“只要你放弃了这些幻想，”一位母亲说道，“那就开始振作起来。”“一旦你认识到他再也不会被治愈，你会感到轻松很多。”家属降低他们对病人抱有的期待和幻想，是他们从容应对疾病的第一步。

另一位病人说，“在被迫接受现实，意识到问题的严重性之前，你已经经历了最糟糕的情况，抑郁到了极致。经过了这些，你就不会允许自己的期望过高，将你自己置于一个不断失望的境地中”。

这并不是说家属就不能对病人抱有期望。理查德·拉姆是众多致力于治疗精神分裂症病人的精神病学家之一，他曾经说道：“意识到一个人的能力有限，并不代表我们对他没有任何期望。”但是期望必须要切合实际，和精神分裂症病人的能力相符合。正如有小儿麻痹症患者的家庭不应该期待患者的腿会完全恢复正常一样，精神分裂症病人的家属也不应该期待病人的大脑会完全恢复正常。精神病学家约翰·温写道：

> 合理的（不是过于情绪化的）期待很难判断。这个标准对于专家来说都很困难，那么对于家属来说无疑困难一千倍。尽管如此，我们必须谦虚地承认，很多家属通过不断试验和修正，在没有专家的帮助下，对病人产生了合理的期待。

降低对病人的期待，使得家属多年来可以第一次和病人一起享受和分享欢乐。例如生病前是娴熟横笛手的病人，会再次拿起横笛，吹奏一些简单的乐曲，病人和家属都会享受这份成就。无论明里暗里，家属都不会再有“等你好起来你就会再次参加演奏会”的期待。与此类似，假如病人能够自己坐公交车，或是独自去商店，或是骑自行车，那么病人的这些成就本身就值得庆祝——作为一个大脑无法正常工作的病人的巨大成就。精神分裂症病人和他们的家属，需要像学习走路的小儿麻痹症患者那样，找到这些成就中的乐趣。奥利弗·萨克斯在他的《错把妻子当帽子》一书中，通过大脑受损的丽贝卡仍然能感受到生活中的美好事物，很好地表达了这种态度：

> 表面看起来她有很多障碍和残疾……但是在更深层次，她没有一丝一毫的问题，反而有冷静和完满的感觉，生命完全绽放，灵魂深邃而高尚，与其他人一样……我们过于注意病人的缺陷，但是丽贝卡是第一个警醒我的病人，我忽视了那些人性中没有受到影响且保存完好的部分。

教育的重要性

对精神分裂症的了解越多，越有可能持有正确的应对态度。诚如艾德·弗朗塞尔所言：“我给病人和家属的建议是，尽可能地了解疾病……你知道得越多，你对待疾病可能就越有洞见。”

很多学习是在当地的病人与家属支持的组织里面完成的。由美国NAMI资助，遍及全美的互助团体每月或每两月举行一次会议，加拿大精神分裂症协会也资助类似的团体，此类赞助被视为这些组织的重要贡献。他们给病人和家属提供了学习疾病的机会，一个从其他患者的经验中学习的机会。

在更正式的层面上，由乔伊斯・伯兰和佛蒙特州NAMI共同开发的为期12周的"家庭到家庭"教育课程已经取得了成功。在NAMI的资助下，这个课程在全美43个州得到推广，惠及超过30万家庭成员。课程被翻译为西班牙语、意大利语、汉语[1]、越南语以及阿拉伯语，课程包含250页材料文件，每年持续更新。"家庭到家庭"课程被认为减少了家庭成员的压力并促进了他们问题的解决。

除了"家庭到家庭"课程外，病人和家属也开发了众多教育课程。这包括由NAMI资助的"同辈对同辈康复教育课程"、"池塘里的鹅卵石：在慢性神经生物疾病中生存"、管理精神分裂症症状的课程、"精神分裂症：家庭教育课程"，以及由其他团体如"喷泉之家"[2]开发的课程。

病人的生存策略

对于病人来说，与疾病作斗争是最大的挑战。近年来，病人和精神病专家提出了很多建议。这些建议能够帮助病人应对疾病。

大部分病人在有日常行为规范和指导意见的情况下，能够较好地生活。他们能够预估压力，沉着应对。病人埃索・利特认为，"一个

1 中文课程包括简体版和繁体版，由美国华裔精神健康联盟制作。——译者注
2 位于纽约的一家非营利性精神卫生组织。——译者注

可控的环境也许对我来说相当重要，因为我的大脑并不总是可控的。我需要一一厘清思路”。

能够成功应对疾病的病人大多都有特定的方案。找到和处理特定的压力源是方案的一部分。例如，利特将她的四方案概括为“意识到什么时候感觉到压力；找到压力源；从过去的经历中找到在相似情况下有效的应对方法；执行这个应对方法”。在病人的钱包里放上记有应对方案的小卡片，或许会有帮助。

应对精神分裂症的一般策略包括运动、合理饮食以及发展兴趣爱好。一项研究报告指出，运动能改善精神分裂症病人的睡眠模式，增强自尊，减少听幻觉。处理听幻觉的其他方式包括第七章中所描述的认知行为治疗，还包括本章推荐阅读中，由桃乐茜・卡特等人在“病人应对听幻觉的策略”中总结的一系列病人自己发展的方法。

应对其他症状的策略多种多样，富于想象力。埃索・利特总是选择“面对门的座位，背靠墙壁而不是其他人”，或是“告诉别人自己的疑问，例如他们是谁、他们要去哪儿，诸如此类”来缓解她的被害妄想。

弗雷德里克・弗里斯博士是一位曾因被害妄想症状而住院治疗的心理学家，他把患上精神分裂症比作一个人来到自己的语言、习俗和想法都被视作天外来客的异国他乡。基于此，为了能够更好地理解病人与正常人行为的差异，他建议研究“慢性正常人（CNPs）”。例如，他认为正常人交谈时会盯着对方看，但是“我们易分心，如若我们谈话时看着对方，我们将会看到对方的面部表情，这让我们很难集中精力在谈话内容上”。弗里斯博士对精神分裂症患者提供了很多实用的建议，比如，“不要在慢性正常人能看到你的地方和你听见的声音交谈，这会让他们感到不舒服”。弗里斯尽管患有精神分裂症，但是他从未失去幽默感，使他声名在外的另一件事是，他随身携带一张卡片，当别人对他感到不愉快时，他就会展示这张卡片：

> 不好意思。我得告诉你我身患精神分裂症。一旦我被斥责、轻视、侮辱，或是受到残忍对待，我的情绪一般会崩溃。我能请求你用一种不让我崩溃的方式，重新阐述一下你想说的吗?

精神分裂症患者为了生存下去可以做的很重要的一件事是加入自助团体。自助团体可能有各种各样的名称，例如康复国际[1]、成长[2]、精神分裂症匿名组织[3]、靠我们自己[4]、远离精神病。所有这些组织都能够提供支持和教育，用一位病人的话说，是一个“做我们自己”的地方。例如，1985年由精神分裂症患者乔安妮·范本尼克在密歇根州建立的“匿名精神分裂症”自助团体，他们提供伙伴关系、教育，“帮助那些想要从精神分裂症或类似疾病中恢复过来的病人重建尊严和目标感”。他们现在已经有超过160个章节的“匿名精神分裂症”材料。

近来，越来越多的精神分裂症病人自己也提供精神卫生服务，这让人兴奋。在很多社区，他们经营收容中心，帮助精神病患者。旧金山的精神病治疗机构培训和雇佣精神分裂症患者作为“同辈顾问”。在加州圣马特奥市，“同辈顾问”被雇佣来进行艾滋病宣传教育，为刚从精神病院转出、住家治疗的精神病人提供支持。在丹佛，精神分裂症病人会接受为期6个月的培训项目，训练他们成为个案管理助手，他们在全国各地的社区精神卫生中心起着重要作用。丹佛的消费提供者项目在得州、华盛顿以及马萨诸塞州得到推广，理论上来说，这代

---

1 Recovery Inc. 现名 Recovery International, 康复国际，是1937年在芝加哥成立的精神卫生自助组织。——译者注

2 1957年于澳大利亚悉尼成立的同辈支持和互助组织。——译者注

3 帮助精神分裂症病人应对疾病的自助团体。——译者注

4 位于美国新泽西州的精神卫生自助团体。——译者注

表了未来精神卫生服务的方向。

病人生存下来的另一条重要策略是成为“药物通”。尽可能多地阅读你正在服用的药物的相关说明，直到你和你的医生知道的一样多，甚至更多。实际上，这么做的目的是，在必要时能够（礼貌地）告诉你的医生一些他/她不知道的东西。成为“药物通”的第二步是做一份药物列表，记录已服用时长、剂量以及副作用。这份列表要持续更新，并且有必要把它交给治疗过程中涉及的医生看。即使你与一个精神病医师每3个月只见15分钟，出示这份药物列表仍然有助于他/她诊断病情。对药物有强烈反应的病人，以及那些服用存在潜在严重药物交叉反应（例如氯氮平和苯二氮卓类）的病人，需要时刻佩戴“医疗警报手环”，确保病人在失去意识或是精神病发作时，能够得到恰当的治疗。

成为“药物通”的最后一步是列单子，上面写上你想要但因为患病却做不了的事情。这些实际上是你服药和参与其他形式康复治疗的目的。这份列表提醒你为什么在服药以及为什么要去尝试可能改善你症状的新药。当然，这份列表需要符合实际，与你生病前的能力相一致（比如，读一本书、毫无恐慌地走进人满为患的房间、至少有一份兼职工作、交男朋友等）。如果你从来没有学习过钢琴，列表中就不应该包括诸如“成为钢琴演奏家”的项目。

家属的生存策略

近年来涌现出很多研究，关注在家照顾精神分裂症患者的家属。一份包含28项研究的综述中，有17份研究发表于20世纪90年代。这些研究指出，家属拥有的个人时间减少、社交活动减少、健康变差、经济状况恶化，因为必须要有人辞职，全职在家照看病人。家属要充当病人的病历管理人、心理治疗师、护士、房东、厨师、警卫、经济师、管教者和好朋友。这些困难的家庭角色是新近出现的，因为在20世纪60年代之前，大部分的精神分裂症病人都间歇住院治疗。面对这样的挑战，沮丧不可避免，一位母亲如此描述：

> 有时我感觉自己像一个社交主管。我需要为我的女儿安排事情做，为她安排地点。我安排郊游线路、伴游。并不是我不喜欢在卡丽的人生中扮演角色，但是我承认感到挫折。我有我自己的生活，我想要回去，我会对卡丽负更多责任的。

这样的家属需要专业精神科医生的支持，但是他们往往没法得到。为了让这样的家属得到精神科医生的支持，澳大利亚的一些精神科医师和患者家属为医师开设了专门的培训课程。在美国，加州里弗赛德县精神卫生局专设了一个职位，称为“家庭支持师”，他们主要负责支持家属以及训练专业人员；这种设置已经在美国的很多市县得到推广。

不论病人是否住家，家属都必须面对一些基本的问题。常见的一个问题是家属应该如何对待精神分裂症患者。一般来讲，较为成功的方式是自然而然地对待精神分裂症患者。这点可以从各大精神病院的护士身上得到验证。受医生和家属尊重的护士给病人应有的尊严。而做得较差的护士则恰恰相反，不尊重病人。这通常是因为护士不懂或是害怕精神分裂症患者。所以“家属应该如何对待精神分裂症患者”的答案很简单，就是温和对待。

但除此之外，精神分裂症作为一种疾病确实会在某种程度上改变他人对待患者的态度。这些改变开始于第一章中所描述的脑损伤和症状，并可据此预测病情。病人处理各种感觉输入存在问题，特别是同时处理两种或多种刺激。如果我们能时刻记得这点，那么就知道该怎么对待病人了。

例如，交谈时语言要简短，简洁不含糊。正如一位病人家属所言："交谈时要看着这个人。说话短促、简洁、成熟……清晰实用……每次交谈意思清楚、不含糊，不提供过多选项。"

另一位母亲如此描述她和她患病的儿子之间的交流：

> 我儿子应对周围所有的事情似乎都存在困难。他反应慢，认为自己难以应对"扑面而来的所有事情"。这些时刻，我就有必要使用简单的句子，慢慢说。问一个答一个。降低复杂度很重要。强烈的情绪让他很难思考我说的东西。但是不管我有多焦急，也不会催促他。耐心是必需的。
>
> 通过纸条或是电话表达需求有时候比面对面更有效——我也不确定个中缘由——有时我的出现会让他应接不暇。

每次只问精神分裂症病人一个问题。"亲爱的，玩得开心吗？谁和你一起去的？"这样的问题对于普通人来说也许是再直白不过的两个问题，但是对病人来说，可能就太多了。

试图劝说精神分裂症病人不去相信那些妄想信念往往会无功而返。这么做只会引起误会和愤怒，正如约翰·温所言：

> 病人倾向于发展出突发非理性恐惧。例如他们可能开始害怕房子里的某个房间。也许他们会告诉家属为什么会害怕。"那个房间里面有毒气泄漏"或是"那个房间的床下面有蛇"。刚开始家属会不知所措。一些人承认，在试图说服病人放弃某些想法而病人拒绝时，他们饱受挫折，因而大动肝火，但他们发现这只会让病人十分低沉，病人的想法依然像以前一样毫不动摇。

与其跟病人争论，不如简单地表态说不同意其观点，这样可以不刺激、不惹怒病人。所以，对“那个房间的床下面有蛇”的回应就是，“我知道你认为那里有蛇，但是我看不到，我怀疑并没有蛇”，而不必断然回复，“那个房间没有蛇”。病人基于某些理由才会相信那里有蛇——也许他 / 她真的听见了或是看见了。对家人来说，承认病人的感知觉体验而不认可他们对体验的解读非常有用。类似的表述是，“我知道你有理由相信那里有蛇，但是我认为这些理由是由于疾病影响了你的大脑”。

病人的亲友常常试图用讥讽或幽默的方式来处理病人的妄想信念。例如，对病人关于蛇的信念，他们可能这么回应：“对对对，我也看见了。你还看到厨房里的响尾蛇了吗？”这样的回应于事无补，常常令病人感到困惑。这也会加深病人的妄想信念，使得他们更加分不清现实和幻觉。一位病人，自觉喉咙里有老鼠，要求医生查看，医生讽刺地说，老鼠藏得太深看不见。病人恢复一些后，他回忆道：“我宁愿他们明明白白说看不到老鼠。”这是一个好建议。

另一个处理病人妄想信念的方法是鼓励他们私下里表达这些信念。对家人和朋友说床底下有蛇无妨，但是如果病人在拥挤的电梯，或是对着店里的销售员说这些，那就相当尴尬了。病人常会感激你坦率直白地讨论这点。克里尔和温指出：“更实际的目标是降低这些信念对病人公共场合行为的影响。很多病人都能理解这样做的用意，将怪异行为限制于私人场合，如和自己交谈、表达怪异想法等。”

跟病人交流的一个障碍在于，他们无法进行正常对话。“一位病人每晚回家后，沉默着吃完他姨妈做的晚餐，就径直回到房间……他的姨妈是一位孤单的老人，是很乐意和他说上几句话的。她被病人毫无交流的行为搞困惑了。”这样的病人常常能意识到但无法参与到对话中。“一位年轻病人的家人与他讨论家庭琐事，他只是沉默地坐着，或是自言自语。但是后来，家人发现他经常和医院里的护士交谈，讨论他们讨论过的家庭琐事，说明他完全不像表面看起来那样没有听进家人说的话。”很多这样的病人倾向于不和周围的人直接交流。“一位女士说，当她听到她朋友患病的侄子想要来拜访她朋友时非常惊讶，‘我没有想到的是，他来了过后就坐在椅子上一言不发’。”

家属与病人沟通的另一个类似障碍是病人无法正常表达情感。很多时候，病人即使是对最为亲近的家属也表现出冷漠和距离感。这种超然世外的情感在很多病人身上都可以观察到，应给予理解。面对这样的冷漠，最困难的是不要认为这是在针对自己。病人也许会觉得，对宠物表达情感比对家人更为容易，所以给病人养只猫或狗有时候是个不错的主意。

一个共性问题是，病人社交回避时家属应如何举措。意识到精神分裂症病人有社交回避的需求是很重要的。一位母亲写信告诉我，她和她患病的女儿在一起做饭，她女儿说：“妈你走开，我想一个人待着。”有时候回避会非常夸张。我有一位病人，她曾把自己关在房间里面整整一周，只有晚饭时才出来。

面对社交回避应该如何做让人困惑。你是坚持让病人走出房间进行社交活动，还是让他们待在房间里？一般来说，答案是让他们一个人待着。假如社交回避严重过度，或是持续太久，则有可能会促使更加严重症状的复发，此时需要精神病医师作进一步评估。但在大部分情况下，回避只是病人应对混乱大脑的一种手段，也是一种合理反应。家属需时刻谨记，这种回避不是针对自己的，要继续陪在病人身旁。一位母亲说得很对：“儿子病得很厉害，我们尽全力不去打扰，不试图把他从他自己的世界里拉到我们的世界里，但是在他需要我们支持、需要沟通的时候，我们会在他身旁。”

在社交场合下，不对精神分裂症病人抱有过高的期待很重要。要记住，他们在吸收感觉信息或是理解话语方面存在困难。为了不给病人增加压力，应尽可能降低在家里举行社交活动的次数和规模。病人一般一次能应对一位来访者，一群人对他们来说相对过多。所以，带病人参加集体聚会或户外聚会，对病人来说，常是困难且让他困惑的经历。

多尝试使病人感到愉悦的休闲活动。那些只有单一（或主要）感觉输入的项目通常最为合适。正因为如此，病人喜欢看卡通或是旅行纪录片，而不能理解有故事情节的电视剧。拳击比赛比棒球比赛更有吸引力。视觉场景，例如马戏或是冰雕，常常是令病人愉悦的，但是戏剧则不然。当然这方面病人各有偏好，有必要尝试不同的可能性。需要注意的是，病人患病前喜欢的东西，在他们患病后，不一定还会喜欢。

家属常常落入的陷阱是将一些病人也不想有的行为通通归因于精神分裂症。这应该称为"疾病陷阱"。病人的每一个小缺点，包括忘了捡起地上的脏袜子，或是忘了拧上牙膏盖，都被归罪到精神分裂症上。家属需要时刻提醒自己，人类生来就带有很多缺点，即使是圣人也难免有瑕疵。尽量控制将所有事情怪罪于精神分裂症的想法，问问自己过去一周做错了什么。顺着这个逻辑，我们应该允许精神分裂症病人时不时不高兴一阵，就像我们允许没有患病的人一样。我们每个人都需要这样的时刻，因为我们的神经化学和神经生理机制并不总是工作得完美无缺；如此对待病人应该成为一种常识，成为一种默认的礼貌。

最为重要的是培养处乱不惊的能力。你要有十足的信心来处理任何怪异的想法。如果病人的听幻觉早晨时比较严重，只要假设声音真实存在就好，就好像一个人的关节炎日益严重一样。"很抱歉那个声音今天这么折磨你。"一位父亲说，"我从在家照顾精神分裂症病人的经验中学到的最重要的一点，是尽可能冷静。沮丧和幻觉并不是我的错，也不是我儿子的错。我心里可能此起彼伏，但是我的行为要恰当。”19世纪著名的美国精神病学家之一蒲林尼 · 厄尔讲述过一个处乱不惊的例子。一位精神病收容所的负责人和一位病人一同登上医院的高塔：

> 他们欣赏高处的风景，病人十分激动，突然一把抓住那位负责人，把他拉向高塔边缘，大声喊道："我们一起跳下去，就可以永生了！"负责人非常冷静地对病人说："跳下去！为什么，任何蠢蛋都能这么做。我们走下去，然后跳上来！"这个提议正与病人的幻想相合，因此他们俩就避免了一次危险。

如果病人住家，那么有两点需要注意——独居空间和规律生活。精神分裂症病人需要自己的房间，一个可以用来回避的地方。家属解决这个问题的方式多种多样，有人在后院放置一个小屋子。规律生活对病人大有益处，规律的饮食和劳作、规律的活动能帮助病人更好生活。一位母亲说道：

> 我觉得规律的生活在那些艰难的日子里特别重要。每天的事情都相似，时间点也相同，一个星期里，每天各有特点但也尽可能持续稳定。这似乎给他一种生活是可以预测的秩序感，也能帮助他形成时间感。

在规律生活逐渐建立的同时，也需要意识到病人可能会无故偏离规律生活。这点在睡眠和饮食上特别明显。一位父亲抱怨儿子："孩子的母亲要给他做饭，他却不吃。但是两个小时后他又突然想吃了。"针对这种情况的解决方案还是上面这位母亲发现的，令人称赞：

> 第二个实用建议是用来应对病人突然想要吃饭的情况。至少对于

我们的儿子来说，充足而有营养的零食是非常重要的。我会在冰箱里备上酸奶、奶酪和熟食等等；在桌上放着水果；在壁橱里放着肉食罐头。虽然一日三餐也比较重要，但这些似乎比提供规律的饭菜更为重要。饮食时间并不是关键。如果吉姆下午四点吃了一罐炖肉，那么晚饭我只需要准备好，让他在需要的时候加热食用即可。

此外，需要家属提醒病人的是，不管在家还是在外，有些特定的行为是被禁止的。几周不洗澡对每个家属都影响严重。家属也不能容忍攻击性行为（第十章中有讨论）或是危险行为（如在床上吸烟），这些禁令必须很清楚地、不含糊地告知病人。这些行为的后果也要事先明确告知病人，如果行为不可避免，家属需要处理这些行为带来的后果。

另外一个可能困扰家属的问题是应该给病人多大的独立和自主。这个问题类似于青少年的父母所面临的问题。一般来说，病人应该获得他们能担当的独立和自主，但是这需要一步步来。好比说，病人认为他们能独自去听音乐会，在外面待到很晚，那么应该让他们找机会尝试独自去商店、独自去恢复屋[1]、拒绝毒品、不在公共场合因怪异行为惹麻烦。我知道有病人的家属小心翼翼地跟踪病人去恢复屋，以确保他们不受伤害。若病人要求更多的自主，必须要满足家属设立的一系列规则。例如，假如病人要求独自从家去恢复屋，家属需要告诉病人，如果他能证明对公交线路很熟悉，并且连续两周离家都没有忘记锁门的话，可以试一次。

做家务活是病人证明自己能获得更多独立性的另一种方式。打扫、清洁、洗碗、倒垃圾、喂狗还有除草，这些家务活都比较适合病人来做。家属有时候不大愿意给病人分配家务，害怕可能出现的压力

1 Halfway house，一个让病人学习社交和其他技能，以便重新融入社会的地方。——译者注

会让病人症状复发。懒惰的病人会利用这种心理，以此为借口不去完成工作。一位母亲对此表达了不满："你有很多家务要做时你会很烦，但他就在那儿，一个年轻人，看起来健健康康的，他就坐在那儿，什么也不干。"做家务不会让病人病情加重，这些家务活动在恢复屋和团体项目中广泛使用，它们是病人提升自主性，同时增强自尊的理想途径。我曾见过一些病得很严重的患者，他们做家务活很在行，而且做家务让他们感觉更好。

最为困难的或许是让病人理财。大部分病人知道发给他们的政府补贴，有一部分可以个人支配，他们认为自己有权按照自己的喜好来花钱。但是需要提醒病人的是，政府补贴的用途是购买生活必需品，例如衣服、食物等。

少数情况下，病人还是能够管理个人财务的。例如，我认识一位患有严重被害妄想症的女性病人，她大部分时间都存在妄想症状，但是她能每月一次前往银行，管理她的账户。她从来不向医生护士透露她究竟有多少钱。但是大多数情况下，病人是完全没有能力管理金钱的。例如，有的病人会反复把钱给第一个向他要钱的人。对于这样的患者，可以参考他/她是否具有其他能表现出独立性的行为，来决定是否让其管理金钱。例如，如果病人在个人卫生和打扮上有问题，不妨给他们一些钱，让他们自己洗澡。做家务也是病人具有财务自主性的另一个重要标志。

有关独立性和财务管理的话题可能会导致家庭争端，因为家属无法理解患者正在逐渐恢复。一个人和连穿衣服都需要帮忙的严重精神病患者生活在一起后，会很难认识到几周后病人已经可以独自搭公交、管理每周的零花钱了。家属常常饱受惊吓，伤痕累累，他们反应和调整的能力有限。

前面已经讨论过，为家属提供教育对帮助他们撑过精神分裂症极其有帮助。支持性团体也很有益处，例如州立和地方性NAMI组织（见附录B）。

给家属的最后一条生存策略是做患病家人的坚强支持者。充分利用精神健康治疗机构，让其为患者治疗。鉴于大部分州的精神健康治疗机构都已停办，这个策略并不是在安慰家属脆弱的心理，但增强他们的信心对治疗有益。2012年，桃瑞丝·富勒在治疗倡导中心的网站上列举了她为她女儿争取治疗的事迹。名为“不顾尊严终获回报”。

> 被收治进州立医院3个月后，我那25岁的女儿就已经不再饱受症状折磨，现在已经开始第三年的住院治疗。
>
> 她说她从疾病复发里学习到，不服药是很危险的。像别的患病并正在恢复的孩子的父母一样，我希望孩子持续服药。
>
> 我从她最近的挫折里学习到的一点，就是脸皮要厚。所有我母亲教给我的忠告，不要利用别人、不要要求太多、不要固执己见、不要“挑战权威”，我都没有忘记。但当我女儿虚弱到无法告诉我她的状况时，我每次都厚着脸皮，直接打电话问医院的负责人，搞清楚她的情况。我知道当班护士或许是了解最完整答案的人，也是出了任何状况第一时间做出应对的人。
>
> “是否需要了解你所在社区里有什么可用的服务？”当然！我在护士当班时与护士沟通，厚着脸皮经常打电话、发邮件给我能找到的最好机构，时刻关注床位信息，我和所有可能照顾我女儿的人交朋友。
>
> 我发现在治疗体系之外的一些厚着脸皮的行为也能起作用。我女儿圣诞节、新年还有情人节，都孤单地在医院度过。虽然有好心人和医院工作人员在旁，但那个地方还是孤单。所以我在脸书（Facebook）上发帖说她有多么多么喜欢在节日收到卡片。结果卡片潮水般寄来，她非常高兴。亲戚们说他们从来不打电话给她是

因为不知道说些什么，我告诉他们，“忽略那些你不了解她的部分，只谈论你了解的那些。那些东西还在她身上”。结果一些亲戚就打了电话。当她处在被脑中的声音万般折磨而无法与我交谈的时候，我会告诉她：“我给你念书吧。” 我在电话里给她读儿童读物，这也许看起来很悲哀，但是这对我俩来说都是一种安慰。

我的成长过程中，我母亲总是告诫我不要利用他人、不要要求太甚、不要固执己见。如果以前我有这些行为的话，我母亲会斥责我，认为我应该感到羞愧。但此时我女儿的健康危在旦夕，我完全不顾母亲的告诫，做了很多事，但我从来不感到羞愧，因为这些行为获得了回报。

精神分裂症对
兄弟姐妹、孩子及配偶的影响

尽管大部分有关精神分裂症的家庭理论都侧重于讨论患者父母的问题，但是精神分裂症实际上对于别的家庭成员来说也是个问题。兄弟姐妹、儿女、丈夫、妻子、叔伯、姨姑和祖父母都有可能需要来照看病人。所以说，他们也有与病人父母一样的挑战。有一些特定挑战是他们会经常遇到的。

羞耻和窘迫。家庭成员可能会因为病人的精神病行为而感到极度窘迫。洛葛仙妮・兰斯洛特的母亲曾患精神分裂症，她曾“相信自己是一个孤儿会更好，我总是不愿提及我母亲，否认她，假装她不存在”。凯思琳・戈登生病的母亲想要带着他们“坐在繁忙的马路边几个小时数过往的卡车并写下这些卡车的名称”。一位我认识的年轻女性在返回学校时，在机场被她的流浪的精神病母亲绊了一跤。梅格・利伍古德在迈阿密的十字路口等绿灯时，看到她因患病而无家可归的姐姐从她车前走过，由于窘迫，梅格甚至没有叫她。面对这种窘迫，人们通常

的反应是尽可能地远离家庭。

愤怒、嫉妒和怨恨。患有精神分裂症的病人常常会占据他们家人很大一部分精力和时间，剩下给其他人的就相应减少。温蒂·凯莉记得，她姐姐出现精神分裂症后，“突然间我和弟弟都感到家人没有心思管我们，每个人都为姐姐操碎了心”。乔迪·穆扎木的父亲患有精神分裂症，她曾经“十分嫉妒朋友可以和各自的父亲自如交谈……我有爸爸，却像没有”。愤怒和怨恨也许会很严重，因为家庭的大部分资金都必须要用在病人的治疗上，包括为上大学存的钱。

抑郁和自责。家人患了精神分裂症后，其他家庭成员会因此失去和病人的连接。阿米·布若多夫心酸地表达了这种感受：

> 那天，那天之前的很多天，那天之后的很多天，我都无比想念我哥哥，就像想念死去的亲人那样。怀念死去的人会非常痛苦，但是终有一日我们会获得平静、接受事实。但是，为还活着的人悲痛却是无比痛苦的——近在咫尺却又遥不可及。

一位妻子患病的男性这么描述他的感受：

> 我替我的妻子感到悲伤，25年了，我认识的那个她在1985年就已死去。我想悲痛，但是她又总是在眼前出现。看起来是她，其实却不是。

一位丈夫患病的女性记述道：

> 我丈夫的精神分裂症就像我们婚姻中的第三者。它一直在那儿。即使服药，我们还是要应对他的被害妄想、他的社交回避、他时时刻刻需要的关注。

没有患病的家属也许会发展出幸存者愧疚，这是一种在空难和其他事故幸存者中普遍存在的现象。保罗·阿洛诺维茨对此深有体会，他告诉他患病的兄长他就要结婚了，他的兄长平静地答道："真有意思，你都要结婚了，而我连女朋友都没有过。"

成功的压力。病人的兄弟姐妹或是孩子会为了补偿病人而想尽可能变得优秀。在一项针对父母患病的孩童的研究中，考夫曼等人将这种极有能力的孩子命名为"超级儿童"。

患病的恐惧。大部分病人的兄弟姊妹和子女都会担忧自己也会发展出精神分裂症来。正如洛葛仙妮回忆的一样："和患病的母亲一起长大是非常残酷而令人担忧的，这妨碍了自我感的发展。我害怕会和母亲一样，也有什么毛病。"

被迫承担不情愿的责任。精神分裂症改变了家庭关系，这种改变通常是深刻的。玛格丽特·摩尔曼在《我姐姐的监护人》一书中，描述了从妹妹转变为母亲角色的艰辛。丈夫和妻子，如果一方患病，他们就要转变为另一半的父母的角色。乔迪记述了她父亲的疾病带给母亲的影响："她知道这个该死的男人已经废了。她再也不是他的妻子，而是他的监护人。"凯思琳的双亲都患有精神分裂症，她在4岁时就"意识到不能相信父母让我做的事情，不能相信他们的行为"，在9岁时就已经成了"家里的主人"。

家属可以通过安排病人做很多事情的方式来减轻家人患病的负担。教育是首要的，即使是家里的小孩也要包括在内，他们的学习能力比大部分人想象的要强得多。一些有关家属患病问题的书籍和文章见本章的参考文献。支持性团体会很有帮助，包括针对家属的团体。朱莉·约翰逊的兄弟患有精神分裂症，她设计的帮助病人兄弟姐妹的八阶段治疗方法，罗列在她的《隐性受害者：隐性治疗》一书中。接受角色转变比较缓慢，但却不可缺少，因为父母去世后病人的兄弟姐妹多多少少要为他们负点责任。

最后，很多兄弟姐妹、配偶和子女通过倡导相关服务和研究、通过和 NAMI 以及治疗倡导中心合作，来学习应对精神分裂症的方法。实际上，倡导治疗对病人家属来说是很有用的治疗途径之一，在十五章中我们列举了很多建议。一个结论是，很多精神分裂症研究者，包括我在内，开始在这个领域工作主要是因为我们有家人患精神分裂症。我还知道很多临床精神病学家、心理学家、精神健康社工以及精神科护士，都是因为家人患有精神分裂症才从事这一工作的，他们也往往因此最为专业。很多致力于改进治疗法案的议员也有家人患精神分裂症。

减少复发

应对精神分裂症的关键之一是减少复发。治疗后复发是精神分裂症病人和家属永远摆脱不了的梦魇。病人每一点偏离常态的行为都可以视作复发的征兆。这样的梦魇一直存在，无须言表又不言自明："这是另一个发作周期吗？""需要再服药吗？""我要说点什么吗？"

正如第十章中所论及的，遵医嘱服药是病人减少复发需要做的最重要的事情。按时服药的病人复发概率远比不按时服药或者不服药的病人来得低。药物滥用是复发的另一个标志；一份研究指出，37位接受长程抗精神病药物治疗的精神分裂症病人中，酗酒或是吸毒病人的复发率高出其他人4倍。

一份大样本精神分裂症复发研究中，145名精神分裂症病人被要求报告复发初期他们体验到的症状。报告最多的是紧张、饮食和睡眠问题、注意力无法集中、愉悦感减少、感到心神不宁。这项研究的作者之一马文·赫茨总结道，"培训病人和家属非常重要"，让他们了解复发的一些征兆，“家庭投入是精神分裂症治疗中至关重要的部分”。

在英格兰，麦克斯·伯奇伍德和他的同事已经总结出什么样的症状最能警示复发。他们开发出的《警示征兆量表》是每个精神分裂症病人和家属都应该保有的。量表包括八条题目，如果答案是肯定的，那么就预示着复发。

在很多案例中，家属和（或）病人随着经验积累，会了解哪些征兆预示着复发。一位复发过多次的女性患者告诉我，她注意的事项是：“易怒和愤怒，出门在外时觉得我看见的每个人都很熟悉，但是不知道他们是谁。”另一位女性将她的复发描述为4个阶段：

> 在第一阶段，我只感到离自己有些疏远。在我看来世界似乎更加明亮、更加锐利，我的声音似乎有些回响。我开始觉得在人群里不舒适，也不愿意告诉别人我正在发生的变化。
> 第二阶段中，一切开始变得混乱。混乱随着我的困惑与恐惧的增长而增强，特别是恐惧别人知道我的变化。我尝试找合乎逻辑的借口，努力控制自己的生活，通常需要付出巨大努力去管理好所有事情；打扫、归类以及投入精力的活动尤甚。收音机里面的歌声别具意义，别人似乎惊奇地看着我笑，给我传递我无法理解的别具意义的信息。我开始误解别人的举止，这让我更加恐惧失控。
> 在第三阶段，我相信我开始理解为什么可怕的事情要出现在我身上；别人就是原因。伴随这个信念的是视野清晰，声音增强，以及对他人的敏感度增加。我问自己这些事情是否是真的：“是FBI或魔鬼导致这些吗？……不，这个想法太疯狂，为什么别人要把我搞疯。”
> 第四阶段中，我变得混乱无比，我看见、听到，而且相信所有事情。我不再怀疑我的信念，只执行它。

警示征兆量表

本量表关注你过去两周里体验到的新问题或加重的问题

	是	否
1. 睡眠不足或不适	□	□
2. 感到紧张、害怕，或是不适	□	□
3. 无法集中注意力	□	□
4. 感到易怒或是急性子	□	□
5. 感到无法应对，无法管理每日事务和爱好	□	□
6. 感到累或是缺少精力	□	□
7. 感到抑郁或低落	□	□
8. 感到困惑或迷惑	□	□

每个精神分裂症患者复发时都有其独特的症状模式，这个模式在不同的复发期之间较为相似。我自己的发现是，病人的睡眠模式是非常好的预示指标，我经常询问病人这一点。

如何尽可能减少复发？首先，每位病人都应该保有他们自己的复发症状清单，而且他的亲属和朋友也要熟知。病人需要尝试识别出这些可能导致精神分裂症恶化的症状（如社交情境中感到压力），尽可能避免。例如，在状况良好时参加朋友的婚礼没有问题，但是当你觉得你在复发的早期阶段时，就应该拒绝。多独自待着，减少工作时间，多锻炼，这些都是很多精神分裂症病人减少压力的策略。

时刻谨记，引发复发的最重要原因是没有服用足够剂量的药。这可能是因为病人断药，或是医生减少了药物剂量，或者是因为病人在病程的这个阶段需要更大剂量的药物。在复发早期及时服药通常会终止复发，让病人恢复到原状。因此我会给很多病人额外剂量的药物，让他们在觉得有必要的时候服用。内科医生经常给糖尿病人多开胰岛素，以备不时之需，我发现这个原则同样适用于精神分裂症。

当然，所有这些假设，都是基于病人有清醒的自我觉知的情况下进行的，因此他们能够填写《警示征兆量表》。在第一章和第十章中已经讨论过，大约一半的精神分裂症病人自我意识有限。对这些病人来说，减少复发的策略是拍摄他们疾病严重时的模样，然后在他们症状减轻时放给他们看。

最后，记住精神分裂症总是会无缘无故地反复，正如多样硬化症和帕金森症一样，无论多么努力地去避免，大部分病人都会间歇复发。这是疾病进程中的一部分，必须要接受它。对于大部分精神分裂症患者来说，复发可以减少，但无法完全避免。

推荐阅读

以下是我为精神分裂症患者及家属挑选的有用读物。

家庭阅读

Adamec, C. *How to Live with a Mentally Ill Person*. New York: John Wiley, 1996.

Amador, X., and A.-L. Johanson. *I Am Not Sick: I Don't Need Help*. Peconic, N.Y.: Vida Press, 2000.

Backlar, P. *The Family Face of Schizophrenia*. New York: G. P. Putnam, 1994. Paperback by Tarcher, 1995.

Baronet, A.-M. "Factors Associated with Caregiver Burden in Mental Illness: A Critical Review of the Research Literature." *Clinical Psychological Review* 19 (1999): 819-41.

Beard, J., P. Gillespie, and G. Karser. *Nothing to Hide: Mental Illness in the Family*. New York: New Press, 2002.

Bernheim, K. F., and A. F. Lehman. *Working with Families of the Mentally Ill*. New York: Norton, 1985.

Bernheim, K. F., R.R.J. Lewine, and C.T. Beale. *The Caring Family: Living with Chronic Mental Illness*. New York: Random House, 1982.

Busick, B. S., and M. Gorman. *Ill Not Insane*. Boulder, Colo.: New Idea Press, 1986.

Carter, R. *Helping Someone with a Mental Illness*. New York: Times Books, 1998.

Creer, C., and J. Wing. *Schizophrenia at Home*. London: Institute of Psychiatry, 1974.

Dearth, N. S., B. J. Labenski, E. Mott, et al. *Families Helping Families*. New York: Norton, 1986.

Deveson, A. *Tell Me I'm Here*. New York: Penguin, 1992.

Dixon, L. B., A. Lucksted, D. R. Medoff, et al. "Outcomes of a Randomized Study of a Peer-Taught Family-to-Family Education Program for Mental Illness." *Psychiatric Services* 62 (2011): 591-97.

Esser, A. H., and S. D. Lacey. *Mental Illness: A Homecare Guide*. New York: John Wiley, 1989.

Farhall, J., B. Webster, B. Hocking, et al. "Training to Enhance Partnerships Between Mental Health Professionals and Family Caregivers: A Comparative Study." *Psychiatric Services* 49 (1998): 1488-90.

Flach, F. *Rickie*. New York: Fawcett Columbine, 1990.

Garson, S. *Out of Our Minds*. Buffalo: Prometheus Books, 1986.

Hatfield, A. B. *Family Education in Mental Illness*. New York: Guilford Press, 1990. Paperback edition, 1999.

Hatfield, A, B., ed. *Families of the Mentally Ill: Meeting the Challenge*. San Francisco: Jossey-Bass, 1987.

Hatfield, A. B., and H. P. Lefley, eds. *Families of the Mentally Ill: Coping and Adaptation*. New York, Guilford Press, 1987.

Hatfield, A. B., and H. P. Lefley. *Surviving Mental Illness: Stress, Coping and Adaptation*. New York: Guilford Press, 1993. Paperback edition, 1999.

Hinckley, J., and J. A. Hinckley. *Breaking Points*. Grand Rapids, Mich.: Chosen Books, 1985.

Howe, G. *The Reality of Schizophrenia*. London: Faber and Faber, 1991.

Howells, J. G., and W. R. Guirguis. *The Family and Schizophrenia*. New York: International Universities Press, 1985.

Jeffries, J. J., E. Plummer, M. V. Seeman, and J. F. Thornton. *Living and Working with Schizophrenia*. Toronto: University of Toronto Press, 1990. (This is a revised edition of the book by M. V. Seeman, et al.)

Johnson, J. *Hidden Victims—Hidden Healers*. New York: Doubleday, 1988. 2nd ed., paperback, by PEMA Publications, 1994.

Johnson, J. *Understanding Mental Illness*. Minneapolis: Lerner, 1989.

Jungbauer, J., and M.C. Angermeyer. "Living with a Schizophrenic Patient: A Comparative Study of Burden as It Affects Parents and Spouses." *Psychiatry* 65 (2002): 110-23.

Karp, D. A. *The Burden of Sympathy: How Families Cope with Mental Illness*. New York: Oxford University Press, 2001.

Keefe, R. and P. Harvey. *Understanding Schizophrenia*. New York: The Free Press, 1994.

Lamb,H.R.*Treating the Long-Term Mentally Ill*. San Francisco: Jossey-Bass, 1982.

Lefley,H.P.,and D.L.Johnson, eds. *Families as Allies in Treatment of the Mentally Ill*. Washington, D.C.: American Psychiatric Press, 1990.

Levine, I.S., and L. R. Ligenza. "In Their Own Voices: Families in Crisis:A Focus Group Study of Families of Persons with Serious Mental Illness." *Journal of Psychiatric Practice* 8 (2002): 344-53.

McElroy, E., ed. *Children and Adolescents with Mental Illness: A Parents Guide*. Kensington, Md.: Woodbine House, 1988.
Marsh, D. T. *Families and Mental Illness: New Directions in Professional Practice*. New York: Praeger, 1992.
Marsh, D. T. *Serious Mental Illness and the Family*. New York: John Wiley, 1998.
Mendel, W. *Treating Schizophrenia*. San Francisco: Jossey-Bass, 1989.
Mueser,K.T., and S.Gingerich. *Coping with Schizophrenia:A Guide for Families*. Oakland, Calif.: New Harbinger, 1994.
Ray,D.*The Ghosts behind Him*. Prince George, B.C.: Caitlin Press, 1999.
Rollin, H., ed. *Coping with Schizophrenia*. National Schizophrenia Fellowship. London: Burnett Books, 1980.
Secunda,V. *When Madness Comes Home*. New York: Hyperion, 1997.
Vine, P. *Families in Pain: Children, Siblings, Spouses, and Parents of the Mentally Ill Speak Out*. New York: Pantheon, 1982.
Walsh, M. *Schizophrenia: Straight Talk for Family and Friends*. New York: William Morrow, 1985.
Wasow, M. *Coping with Schizophrenia:A Survival Manual for Parents, Relatives and Friends*. Palo Alto, Calif.: Science and Behavior Books, 1982.
Wasow, M. *The Skipping Stone: Ripple Effects of Mental Illness in the Family*.Palo Alto: Science and Behavioral Books, 1995.
Wechsler, J. *In a Darkness*. Miami: Pickering, 1988. Originally published in 1972.
Wilson,L.*This Stranger, My Son*. New York: New American Library, 1968.
Woolis, R.*When Someone You Love Has a Mental Illness*. New York: Perigee Books, 1992.

病人视角

Barham, P., and R. Hayward. "In Sickness and in Health: Dilemmas of the Person with Severe Mental Illness." *Psychiatry* 61 (1998): 163-70.
Carter, D. M., A. MacKinnon, and D. L. Copolov. "Patients' Strategies for Coping with Auditory Hallucinations." *Journal of Nervous and Mental Disease* 184 (1996): 159-64.
"Consumer-Survivors Share Awakening Insights." *Journal of the California Alliance for the Mentally Ill* 7 (1996): 32-58.
Davidson, L., and D. Stayner. "Loss, Loneliness, and the Desire for Love: Perspectives on the Social Lives of People with Schizophrenia." *Psychiatric Rehabilitation Journal* 20 (1997): 3-12.
Davidson, L., M. Chinman, B. Kloos, et al. "Peer Support among Individuals with Severe Mental Illness: A Review of the Evidence." *Clinical Psychology: Science and Practice* 6 (1999): 165-87.
Frese, F. J. "Twelve Aspects of Coping for Persons with Schizophrenia." *Innovations and Research* 2 (1993): 39-46.
Frese, F. J., III, J. Stanley, K. Kress, et al. "Integrating Evidence-based Practices

and the Recovery Model." *Psychiatric Services* 52 (2001): 1462-68.
Leete, E. "How I Perceive and Manage My Illness." *Schizophrenia Bulletin* 15 (1989): 197-200.
Leete, E. "The Treatment of Schizophrenia: A Patient's Perspective." *Hospital and Community Psychiatry* 38 (1987): 486-91.
Liberman, R. P., and A. Kopelowicz. "Teaching Persons with Severe Mental Disabilities to Be Their Own Case Managers." *Psychiatric Services* 53 (2002): 1377-79.

兄弟姐妹视角

Brodoff, A. S. "First Person Account: Schizophrenia through a Sister's Eyes—The Burden of Invisible Baggage." *Schizophrenia Bulletin* 14 (1988): 113-16.
Conroy, P. *The Prince of Tides*. Boston: Houghton Mifflin, 1986. Paperback by Bantam Books, 1987.
Dickens, R. M., and D. T. Marsh, eds. *Anguished Voices: Siblings and Adult Children of Persons with Psychiatric Disabilities*. Boston: Center for Psychiatric Rehabilitation, 1994.
Friedrich, R. M., S. Lively, and L. M. Rubenstein. "Siblings' Coping Strategies and Mental Health Services: A National Study of Siblings of Persons with Schizophrenia." *Psychiatric Services* 59 (2008): 261-67.
Gerace, L. M., D. Camilleri, and L. Ayres. "Sibling Perspectives on Schizophrenia and the Family." *Schizophrenia Bulletin* 19 (1993): 637-47.
Greenberg, J. S., H. W. Kim, and J. R. Greenley. "Factors Associated with Subjective Burden in Siblings of Adults with Severe Mental Illness."*American Journal of Orthopsychiatry* 67 (1997): 231-41.
Hayner, K. K. "Kevin." *Journal of the California Alliance for the Mentally Ill* 11(2000): 42-44.
Horwitz, A. V. "Siblings as Caregivers for the Seriously Mentally Ill." *Milbank Quarterly* 71 (1993): 323-39.
Hyland, B. *The Girl with the Crazy Brother*. New York: Franklin Watts, 1987.
Jewell, T. C. "Impact of Mental Illness on Well Siblings: A Sea of Confusion." *Journal of the California Alliance for the Mentally Ill* 11 (2000): 34-36.
Judge, M. "First Snow in Iowa." *Wall Street Journal*, December 12, 2009.
Lamb, W. *I Know This much Is True*. New York: Regan Books, 1998. Paperback by Harper Perennial, 1999.
Landeen, J., C. Whelton, S. Dermer, et al. "Needs of Well Siblings of Persons with Schizophrenia." *Hospital and Community Psychiatry* 43 (1992): 266-69.
Marsh, D. T., N. F. Appleby, R. M. Dickens, et al. "Anguished Voices: Impact of Mental Illness on Siblings and Children." *Innovations and Research* 2 (1993): 25-34.
Marsh, D. T., R. M. Dickens, R. D. Koeske, et al. "Troubled Journey: Siblings and Children of People with Mental Illness." *Innovations and Research* 2 (1993): 13-23.
Moorman, M. *My Sister's Keeper*. New York: Norton, 1992.
Neugeboren, J. *Imagining Robert: My Brother, Madness and Survival*. New York: Morrow, 1997.
Saylor, A. V. "Nannie: A Sister's Story." *Innovations and Research* 3 (1994): 34-37.

Simon, C. *Mad House: Growing Up in the Shadow of Mentally Ill Siblings*. New York: Doubleday, 1997.
Smith, M. J., and J. S. Greenberg. "The Effect of the Quality of Sibling Relationships on the Life Satisfaction of Adults with Schizophrenia." *Psychiatric Services* 58 (2007): 1222-24.
Smith, M. J., and J. S. Greenberg. "Factors Contributing to the Quality of Sibling Relationships for Adults with Schizophrenia." *Psychiatric Services* 59 (2008): 57-62.
Stålberg, G., H. Ekerwald, and C. M. Hultman. "Siblings of Patients with Schizophrenia: Sibling Bond, Coping Patterns, and Fear of Possible Schizophrenia Heredity." *Schizophrenia Bulletin* 30 (2004): 445-58.
Stewart, B. "My Sister's Unbelievable Mind." *New York Times Magazine*, May 5, 2002, pp. 60-62.
Swados, E. *The Four of Us:A Family Memoir*. New York: Farrar, Straus & Giroux, 1991. Paperback by Penguin Books, 1993.

孩子的视角

Bartok, M. *The Memory Place*. New York: Free Press, 2011.
Brasfield, L. *Nature Lessons*. New York: St. Martin's Press, 2003.
Caton, C.L.M., F. Cournos, A. Felix, et al. "Childhood Experiences and Current Adjustment of Offspring of Indigent Patients with Schizophrenia." *Psychiatric Services* 49 (1998): 86-90.
Crosby, D. "First Person Account: Growing Up with a Schizophrenic Mother." *Schizophrenia Bulletin* 15 (1989): 507-9.
Flynn, L. M. *Swallow the Ocean*. Berkeley: Counterpoint Press, 2008.
Higgins, J., R. Gore, D. Gutkind, et al. "Effects of Child-Rearing by Schizophrenic Mothers: A 25-Year Follow-up." *Acta Psychiatrica Scandinavica* 96 (1997): 402-4.
Holley, T. E., and J. Holley. *My Mother's Keeper: A Daughter's Memoir of Growing Up in the Shadow of Schizophrenia*. New York: Morrow, 1997. Reprinted in paperback, 1998.
Holman, V. *Rescuing Patty Hearst: Growing Up Sane in a Decade Gone Mad*. New York: Simon and Schuster, 2003.
Johanson, A.-L. "I Did Everything to Keep My Secret." *Good Housekeeping*, October 2001, pp. 141-45.
Kauffman, C., H. Grunebaum, B. Cohler, et al. "Superkids: Competent Children of Psychotic Mothers." *American Journal of Psychiatry* 136 (1979): 1398-1402.
Knuttsson-Medin, L., B. Edlund, and M. Ramklint. "Experiences in a Group of Grown-up Children of Mentally Ill Patients." *Journal of Psychiatric and Mental Health Nursing* 14 (2007): 744-52.
Lachenmeyer, N. *The Outsider: A Journey into My Father's Struggle with Madness*. New York: Broadway Books, 2000.
Lanquetot, R. "First Person Account: Confessions of the Daughter of a Schizophrenic." *Schizophrenia Bulletin* 10 (1984): 467-71.

Lanquetot, R. "First Person Account: On Being Daughter and Mother." *Schizophrenia Bulletin* 14(1988): 337-41.
"Offspring." *Journal of the California Alliance for the Mentally Ill* 7 (1996).
Olson, L.S. *He Was Still My Daddy*. Portland, Ore.: Ogden Howe, 1994.
Östman, M., and L. Hansson. "Children in Families with a Severely Mentally Ill Member: Prevalence and Needs for Support." *Social Psychiatry and Psychiatric Epidemiology* 37 (2002): 243-48.
Puffer, K. A. "The Intruder of the Mind." *Schizophrenia Bulletin* 36 (2010):651-54.
Riley, J. *Crazy Quilt*. New York: Morrow, 1984.
Ross, R. G., and N. Compagnon. "Diagnosis and Treatment of Psychiatric Disorders in Children with a Schizophrenic Parent." *Schizophrenia Research* 50 (2001): 121-29.
Sanghera, S. *The Boy with the Topknot*. New York: Penguin Books, 2009. Originally titled *If You Don't Know Me by Now* when published in 2008 by Vi-king:
Sherman, M. D., and D. M. Sherman. *I'm Not Alone: A Teen's Guide to Living with a Parent Who Has a Mental Illness*. Edina, Minn.: Beavers Pond Press, 2006.
Steinem, G. " Ruth's Song (Because She Could Not Sing)." In W. Martin, ed., *Essays by Contemporary American Women*. Boston: Beacon Press, 1996, pp. 14-31.
Williams, A. S. "A Group for the Adult Daughters of Mentally Ill Mothers: Looking Backwards and Forwards." *British Journal of Mental Psychology* 71 (1998): 73-83.

配偶视角

Angermeyer, M. C., R. Kilian, H.-U. Wilms, et al. "Quality of Life of Spouses of Mentally Ill People." *International Journal of Social Psychiatry* 52 (2006):278-85.
"First Person Account: Life with a Mentally Ill Spouse." *Schizophrenia Bulletin* 20 (1994): 227-29.
Frese, P. "We All Make Accommodations." *Journal of the California Alliance for the Mentally Ill* 9 (1998): 6-8. This issue has ten other articles on schizophrenia written by spouses.
Jungbauer, J., B. Wittmund, S. Dietrich, et al. "The Disregarded Caregivers: Subjective Burden in Spouses of Schizophrenia Patients." *Schizophrenia Bulletin* 30 (2004): 665-75.
Mannion, E. "Resilience and Burden in Spouses of People with Mental Illness." *Psychiatric Rehabilitation Journal* 20 (1996): 13-23.
Nasar, S. *A Beautiful Mind: A Biography of John Forbes Nash, Jr., Winner of the Nobel Prize in Economics, 1994*. New York: Simon and Schuster, 1998. Paperback by Touchstone Books, 1999.

第十二章

常见问题

> 没有比疯病更可怕的疾病。因为对于一个人来说，没有比剥夺他的理性与理解力更大的不幸。
>
> 理查德·米德，《医疗戒律及注意事项》，1751

精神分裂症像永不完结的电影。更糟的是，你就在电影中。你认为你已经看完，新的场景却又出现，带来新的问题。

下面是一些患者和家属经常问的问题。很多问题没有简单的答案，因为每个精神分裂症患者、每个家庭都有所不同。

精神分裂症是否改变基础人格？

精神分裂症是否改变了一个人的基础人格？基于多年来我对我妹妹的观察，以及治疗数百名病人的工作经验，我认为不会，但没有科学研究能验证我的猜测。例如，记得有一位年轻男子，我对他合并使用了多种抗精神病药物才控制住了他的症状，但他的家属不停地抱怨，说早上根本无法叫他起床，并敦促我尝试不同的药物。这样做了几个月都无功而返后，我问他的家属，在他生病之前叫他起床是否有困难。“哦，是的，”他们说，“他那时也起不来，就像现在一样。”我停止了换药，这个经历给我上了最有用的一课。

20世纪90年代初，确定精神分裂症是否会改变基础人格的机会出现。我们研究了同卵双生子，其中一个有精神分裂症，另一个正常。由于同卵双生子的性格特征非常相似，通过分别测查双生子中生病的一个与健康的一个的人格特质，理论上我们就能知道精神分裂症改变了多少性格特征。共有27对同卵双生子参加了测查。

结果清晰明确。在测量如快乐、神经质，以及对社会关系的满意度等特质的人格量表上，患精神分裂症的双生子得分显著较低，与我们对此病的预测一样。然而，测量其他人格特质的量表上表现出的差异非常小。在很多量表上几乎没有差异，如对传统价值观的坚持、对冒险行为的兴趣。一对文静而虔诚的女性双生子，即使其中有人患上了严重的精神分裂症，也还是同样的文静而虔诚；一对吵吵闹闹、爱冒险的年轻男性双生子，即使一个人患上精神分裂症，也还是吵吵闹闹、爱冒险。精神分裂症患者基础的、核心的人格只有很小程度的改变。

精神分裂症只会轻微改变人的基础人格，这一事实也被其他观察者注意到。我曾治疗过一位病情严重的女性患者，她的母亲这样说道：“如果不考虑这个邪恶的疾病，我女儿原本的模样，就是我女儿现在的模样。”疾病和病人不一样，两者可以且应该被分开。精神分裂症是一个机会均等的疾病，它会随机影响各种人格的人，从最自私自恋到最慷慨无私的人。一旦患上精神分裂症，尽管存在妄想、幻觉、思维障碍和情感改变，但那些人格特质依然清晰可见。

当然，把一个人的不良性格特征归因于疾病很有诱惑力。我知道一些家庭，在回顾病人患病前的时光时，他们会理想化病人的人格，显然这不是事实。我也知道一些精神分裂症患者，他们把疾病当作他们缺点和弱点的借口，而事实上他们在患病前就有这些缺点和弱点。

不言而喻，精神分裂症也不会改变母亲、父亲、兄弟、姐妹的基础人格。家庭成员有各种人格类型，并不会因别的家庭成员患精神分裂症而发生根本性改变。父母和兄弟姐妹可能是侵入性的、乐于助人的、拒绝的、有爱的，这样的人格特质在家人精神分裂症发作之前就存在。实际上，有些精神分裂症患者的父母有不良的人格特质，这种特质构成了精神分裂症家庭互动理论的基础，第六章中已有总结。研究人员没有指出的是，这些家庭的不良人格特质与其他家庭无异。精神分裂症是对家庭和个人机会均等的疾病。

精神分裂症患者
该对他们的行为负责吗？

对于精神分裂症患者及其家人、精神疾病专业人士、法官和陪审团来说，最具挑战性的一个问题是，精神分裂症患者能多大程度上控制他/她的症状和行为。大多数病人有一定的控制，并可以至少保留部分责任，但不同的人差别很大，且对同一个人来说，每周也会不一样。例如，很多病人能以极大努力短暂地压制住幻听或怪异行为，但不能长期压制。英国资深精神分裂症研究员约翰·温博士对这种责任困境的阐释很精确：

> 管理精神分裂症最难的部分之一是，它的情形似介于失明与重度智障之间。失明虽然严重受限，但不影响人对自己未来作出独立判断的能力，重度智障显然永远也无法作出这种独立判断，且疾病觉察力和严重程度本身也常常波动。

例如，患病的儿子突然要在阿加莎姨妈[1]面前脱衣服，你该怎么做？有时候，他可能只是在响应命令性幻觉，幻觉告诉他，如果他不脱衣服，世界将会因此毁灭，而且他要为此负责。有时候，他脱衣服是为了对像阿加莎姨妈这样的人（真实的或想象的）表现出轻视，这个举止混杂了困惑与憎恨。还有可能，他脱衣是有意识地表达对阿加莎姨妈或她家人的敌对姿态。有些精神分裂症患者，就像有些正常人，非常擅长通过自己的症状来操纵周围的人，从而得到他们想要的东西。例如，有些被安置在他所不喜欢的地方的患者，确切地知道该怎么做来确保他们被送回医院，或是他们以前生活的地方。我有许多好转的患者明确地告诉我说："医生，我是好了一点，但我还没有好到可以去上班。"

如何判断精神分裂症患者应对他/她的行为负有多少责任？家属、朋友以及认识患者很久的精神科专业人士，最有能力作评估，因为他们知道病人的基础人格特征。在上面提到的情况中，家人应该在阿加莎姨妈走后，同病人坐下来，平静地回顾刚才发生了什么、为什么会发生这样的事、将来如何预防、这种行为对他居家生活的影响，以及在公众场合裸露的法律后果。病人的精神科医生、咨询师、社工或个案管理员都加入讨论，通常会有所帮助。

一旦被控犯罪，精神分裂症病人的行为责任问题就变得更加错综复杂。这种情况下，可以宣布患者不适合受审且应强制性住进精神病院，或是受审。如果受审，精神障碍辩护在为精神分裂症患者的辩护中常被援引。

精神障碍辩护的历史可以追溯到13世纪，彼时称为"野兽测试"（只要人像野兽一样，它们就不能被追究责任）。英国在19世纪时，在迈克纳顿案中将其修改为"对错测试"（只要人不能区别对与错，他们就不

1　前文中已经注解此典故。——译者注

能被追究责任)。在美国,近年来许多州已经转而使用“结果测试”(只要他们的行为是一种精神疾病的结果,就不能被追究责任),或是使用各种介于“对错测试”和“结果测试”之间的修订折中方案。大多数测试引入了意志元素,说明该人因“不可抗拒的冲动”而行动。

支持被告适用精神障碍辩护的论点实质是,认为精神障碍辩护可以避免病人像可负全责的人那样被简单地定罪和处罚。因此,偷了一辆没拔钥匙的车的精神分裂症患者,若是因为他认为这是自己的车,或是有声音告诉他要这样做,他将不会受到与偷车出售的偷车贼同等的审判。

反对使用精神障碍辩护的论点掷地有声,许多人都建议废除精神障碍辩护。决定一个人的行为是否是他/她精神疾病的“结果”,是非常困难、非常主观的任务。正如一位观察家指出:“根据定义,几乎所有的罪行,都违反了社会规范,都可被称为疯了。”而对于“不可抗拒的冲动”,有人指出,“无法抗拒的冲动和对冲动不抗拒,两者的区别非常小”。由于事件是回忆性的,这种判断变得更为困难。谁又能真正知道,在审判的几个月前,一个人进行犯罪活动时的内心是什么样的呢?

许多要求修改精神障碍辩护的提案都包含两部分审判,即将犯罪问题和减罪情况分别审判。第一部分专注的问题是,被告是否真的犯了罪。如果发现此人有罪,那么将允许精神科医生和其他证人为被告的精神状态或其他减罪情形作证;证词将用于确定被告应送交何方(监狱或精神病医院),以及关押时长。

审判的第二部分专门针对责任问题,这会明显改善由现行精神障碍辩护带来的法律困境。现行的精神障碍辩护假设,人们对自己的行为或者负责,或者不负责。理智的人都被认为要负责任,而精神错乱的人是不用负责的,这是一个“全或无”的假定。然而,曾与患有精神分裂症在一起生活过的人都知道,这种简单化的思维与事实不符。

精神分裂症病人，有时可以对自己的行为负完全责任，有时根本不能负责任；大多数情况介于两者之间。

精神分裂症会影响人的智力吗？

第五章中已经指出，神经心理异常在精神分裂症患者中很普遍。但精神分裂症患者及其家属特别关注的，是神经心理功能特别的方面——智力。我们毕竟处在一个迷恋智商的社会。

讨论智商和精神分裂症时，需要注意智商测量的到底是哪些部分。大部分智商测试测量阅读、推理和数学能力，这些是对特定类型脑功能的评估。智商测试不测量人的经验、常识和学识。智商测验肯定不会告诉你一个人日常生活中利用了多少智商。例如，我有个“正常”的亲戚，他的智商足有160；但在大多数时间里，他似乎只用了一半智商，表现得几乎没有常识、没有智慧。

近期关于智商和精神分裂症的研究有以下发现：

1. 通常，许多（但不是全部）精神分裂症患者的智商会略微降低（8~10分），智商下降发生在人生早期，在发病之前很多年。这个观点在欧洲的研究中得到证实，他们测量了大量儿童的智商，然后确定哪些孩子后来患上精神分裂症。智商下降可能与导致精神分裂症的大脑损伤有关。
2. 这一规则有一大例外。例如，芬兰一项研究中，学习成绩优异的男童后来患精神分裂症的比例超出常规。我们可以联想到约翰·纳什，他20岁出头便完成了数学上的壮举，后来因此获得了诺贝尔奖，但他在快30岁时患上了精神分裂症。
3. 童年期患上精神分裂症的人，智商会略微下降，因为疾病对学习和掌握新信息的能力有干扰。

4. 研究仍未确定的是，成年期发展成精神分裂症是否会额外降低智商。这可能取决于精神分裂症的严重性。不过一般来说，成年期智商下降的可能性非常小。

精神分裂症患者能开车吗？

值得注意的是，虽然患者、家属和保险公司经常遇到，但很少有人讨论精神分裂症患者是否应该驾驶机动车的问题。1989年，对此问题的研究报告称，只有68%的精神分裂症门诊病人开车，与之相比，没有精神疾病的对照组开车的占比为99%。而且即使是那些开车的患者，开车频率也远比对照组低。最重要的是，精神分裂症司机每英里事故发生率是对照组的两倍。比这更早的两个研究没有发现这种较高的事故率。

精神分裂症病人应该驾驶机动车吗？驾驶车辆运用了3个不同的能力：（1）规划行程并判断道路拥挤和光线条件；（2）涉及判断和注意力的策略决策，比如知道什么时候超车；（3）操作协调能力，如能够迅速刹车。精神分裂症患者似乎至少有操作协调方面的问题，尽管动作变慢可能是抗精神病药的副作用。然而，一些精神分裂症患者的规划和（或）策略决策能力也明显受损，这应该可以从他们在生活其他方面的规划、判断和注意力情况中得到验证。

总之，大多数精神分裂症患者可以开车，而且很多人也确实在开车。当然，那些规划和（或）策略决策明显受损的病人不应该开车。对精神分裂症患者是否应该开车的评估与对老年人做的评估类似。对那些开车能力依赖于服用抗精神病药物的患者，应该把服药作为他们驾驶执照的必要条件，跟对癫痫患者的要求一样。

宗教事宜如何
影响精神分裂症患者？

像其他人一样，精神分裂症患者也有与上帝发生联系的需要，或是可以将自己和自己的生活置于哲学世界观背景下。由于诸多原因，这对精神分裂症患者来说是个问题。一方面，疾病发作时间往往正是宗教和哲学信仰极不稳定的人生阶段，让问题的解决变得非常困难。另一个复杂的因素是，很多病人在患病早期会经历剧烈的意识增强，或称“高峰体验”（见第一章），他们断定自己是被上帝选中的。这一信念经历过幻听后通常会增强。解决宗教问题的另一个障碍是，患者无法理解隐喻和象征，而这是大部分正规宗教信仰体系所需要的。因此，宗教问题对很多患者而言是持续整个病程的重要议题也就不足为奇了。实际上，最近一项研究显示，30%的精神分裂症患者“在发病后宗教信仰增强”。

宗教性质的妄想非常普遍，几乎半数精神分裂症患者都有这个问题。众所周知，精神分裂症患者常找神职人员咨询。一项研究发现，“生活在社区的重症精神病患者找神职人员的概率，与找精神卫生专业人员的概率相当”。许多神职人员见多识广，能提供帮助。但不幸的是，其他神职人员对重症精神病的了解落伍，错误地告诉精神病患者或家属病情是由罪恶引起的。毫无疑问，这样的说法具有极大的杀伤力，使本已糟糕的情况更加恶化。

少数情况下，精神分裂症患者会参加这样或那样的异教，以期解决他们的宗教问题。这样的异教有很多，包括统一教、克利须那教、圣光使命、耶稣子民、山达基教，以及许多较小的组织。一项研究显示，6%的统一教教徒、9%的圣光使命教徒，都曾因精神问题住过院。不过，研究过这些组织的精神科医生认为，大多数这些曾经住院的人是重症神经官能症患者（neurotic）。这些组织倾向于排斥有严重精神问题的人，防止他们扰乱组织所需的密切合作的生活和工作环境。

对被异教接纳的精神分裂症患者来说，可能会有一些好处。这些组织有高度结构化的信仰体系和生活方式，还有归属感和团体意识。这反过来会增强成员的自信。一些异教也看重不寻常的宗教体验，在这种背景下，精神分裂症患者可能会对他/她的“高峰体验”或幻听感觉更自在。

当然，异教也带来潜在的危险。许多这样的组织强调不服用任何药物；服药依从性很好的患者可能被鼓励停药，导致复发。这些组织还可能鼓励患者否认自己的病情，把妄想和幻听当作灵性缺陷，不承认自己患有脑部疾病。有些组织还鼓吹偏执思想，让那些已经有此倾向的人更加严重，这些异教通常都存在着思维壁垒，形成一种“我们—他们”的想法，认为外界在迫害他们这个群体。最后，就像他们有时对其他教徒做的那样，一些异教可能会榨取精神分裂症教徒的财物。

你应该告诉别人
你有精神分裂症吗？

要不要告诉别人你有精神分裂症是个问题，特别是当对方是你潜在的约会对象或未来雇主时。不过，越来越频繁出现的答案是“告诉”。需要考虑的一些事情是：对方是否迟早会发现？这个人对精神疾病了解多少？如果我隐瞒这个信息，这个人还能在其他事情上信任我吗？在我有意瞒着对方的情况下，与他/她互动有多难？

自20世纪80年代初起，患者和家属就越来越多地公开讨论精神分裂症。《美国残疾人法》在反对雇主歧视上提供了一些理论上的保护，但实际效果如何我们并不清楚。但是，在有些场合最好不要公开你有精神分裂症的事。自己也是精神分裂症患者的心理学家弗雷德里克·弗雷泽博士建议，在这种场合下，“你可以根据你平时做的事情来回答说你是个作家、艺术家、（心理）咨询师或者是自由职业者。这些回答本身都不是谎言，但是可以有很多种理解方式，也不需要你有具体的雇主或工作地点”。

遗传咨询：患精神分裂症的概率有多大？

几乎每一个精神分裂症患者的兄弟、姐妹、儿子、女儿、侄子或是侄女，都时不时地想知道自己或自己的孩子患上精神分裂症的概率是多少。此外，由于现在越来越多的精神分裂症患者会生孩子，遗传咨询变得更加重要。

大家可能认为患者亲属患精神分裂症的风险问题有准确答案，容易回答，专家们已达成共识。然而大家想错了。正如第六章所述，对于遗传因素在诱发精神分裂症中有多重要的问题，分歧很大，而这难免会在遗传咨询上反映出来。认为遗传因素是精神分裂症最重要因素的研究者，会给患者亲属较为保守的生育建议，而认为遗传因素不太重要的研究者可能给的建议就不会那么保守。

在考虑患精神分裂症的概率时，记住这些一般规律或许有帮助：

1. 遗传肯定是起了作用的，但这种作用的大小没那么确定，虽然大多数遗传学家可能会让你认为他们很确定。
2. 大多数患有精神分裂症的人（约63%），他们的一级亲属（父母和兄弟姐妹）或二级亲属（祖父母、阿姨、叔叔）都没有精神分裂症。

3. 患精神分裂症的亲戚越多，得病的风险越高。举个例子，如果近亲中只有妹妹患精神分裂症，那就意味着你自己的风险很低，但如果你的叔叔和妹妹都有精神分裂症，那么你的风险就增大了。如果很不幸，你来自那些有很多患者的罕见家族（例如，母亲、阿姨、爷爷和两个兄弟患病），那么你的风险相当高，应该认真考虑生孩子的问题。

4. 教科书中罗列的很多风险数字，都是精神分裂症最坏的情况，而且其依据的是以往方法有问题的研究。例如，如果父母都患病，那么你患精神分裂症的风险通常被认为是46%。然而，最近两项研究报告的风险分别为28%和29%，而且大家比较认可的风险是36%左右。同样，同卵双生子中，还未发病的那个人患精神分裂症的风险以前被认为有48%，但这个数字是基于选择性双生子样本和一种被称为先证者同病率的双向计算方法得出的。如果不使用选择性双生子样本，并使用单向计算（成对）同病率，未患病双生子患精神分裂症的概率就只有28%。

5. 得精神分裂症的风险取决于一个人看待问题的角度。对于患者的同胞兄弟或姐妹，患上精神分裂症的可能性为9%，而不得病的概率是91%。如果父母一方患病，孩子患精神分裂症的概率为13%，而不得病的概率是87%。即使是同卵双生子，另一个人不患精神分裂症的概率也高达72%。（注：此处使用的估计风险数与第五章给出的稍有不同，因为它们是从不同的研究中获取的。）

6. 精神分裂症只是众多有一定遗传风险的疾病之一。生孩子好比是买遗传彩票，一直都是如此。了解事件的概率不会替你作出决定，但可以让你更理智地选择。

你患上精神分裂症的概率有多大?

情况	概率
家庭成员（一级和二级亲属）没人得病	1%
同父异母或者同母异父的兄弟姐妹患病	4%
亲兄弟姐妹患病	9%
父母之一患病	13%
父母均患病	36%
同卵双生子患病	28%
姑叔伯姨舅患病	3%
爷爷奶奶姥姥姥爷患病	4%

为什么一些收养儿童发展出了精神分裂症?

家里有精神分裂症患者的家庭聚会时，常会发现，患者大都是领养的孩子。为什么领养的孩子患上精神分裂症的数量超出预期呢?

原因当然是被领养的孩子中，有超出正常比例的孩子有患精神分裂症或躁郁症的母亲，父亲通常也是。父母无法照顾孩子，所以孩子才会被人领养。之前大家认为坏的教养方式是精神分裂症的主要病因时，人们认为告诉养父母这个背景没有必要，因此很多收养机构没有这样做。

众所周知，无论孩子是否被收养，遗传带来的风险是相同的。父母都患有精神分裂症的孩子，不管是否被收养，约有三分之一的风险会患上此病。近年来，收养机构给养父母提供更完整而真实的档案的做法越来越普遍。

一个案例是，一对夫妇收养的孩子发展出精神分裂症，他们此后将收养机构告上法庭，起诉该机构没有披露孩子的背景。此案于1999

年出版（见“推荐阅读”）。这是涉及这个普遍但少有人讨论的现象的最早出版物之一。

父母去世后会发生什么？

对有精神分裂症患者的家庭来说，最头痛的问题之一莫过于照料患者的家属去世后，将会发生什么。通常，父母为生病的儿女提供所需的大部分照顾。其他情况下，照顾生病的兄弟姐妹的人，如若年老或生病，也会面临相同的问题。在过去，这种照料工作会被转移给大家庭或是公立医院。但是现在大家庭已经不复存在，公立医院也仅仅是将精神分裂症患者派送到社区。病人家属担忧病人最终会生活在公共避难所或是流落街头，这样的阴霾困扰着许多家庭。

监护人制度是这些家庭选择的一种机制，用以确保健康家属去世后对病人的照料，并保护病人的财产。监护人可以是患者的亲戚或朋友，或者如果没有可用的或适当的人选，将由法官选定一个其他人选。指定监护人最常出现在病人拥有大量金钱或财产，或可能继承财产的情况中。监护权是授权一个人为他人作决定的一种法律关系，与非自愿住院一样，都是基于英国法律中的国家亲权原则。若监护人只对患者的财产有管辖权，通常被称为托管权。若同时包含财产和人身决定，则被称为监护权。

监护（和托管）法律在大多数州已经过时。许多情况下，人身决定和财产决定没有区别，监护人自动被赋予这两项决策权。受监护权影响的人身决定可包括患者住在哪里、自由旅行的权利、对内科或精神科治疗知情同意的权利；财产的决定可能包括签署支票，或从银行账户中取钱的权利。大多数监护法都是全或无的形式，未能考虑到病人能管理自己生活的一些方面，但管不了其他方面的情况。这些法律往往非常模糊：加州法律在最近修改之前，规定可为任何“无能力者……无论是否精神失常，可能被阴险狡猾的人欺骗的人”指定监护人。这可能包括了我们中的大多数！实际上监护人的任命通常缺乏正当的法律程序，当事人并不在场；也没有定期审查以确定监护是否仍有必要。

另一种规划未来的机制是依赖由家属团体资助的非营利组织。在患者健康家人去世后，这些组织承担照顾患者的责任。有智力障碍患者的家庭使用这些组织已有多年。最近，NAMI 也在各地建立起了这种团体。例如，弗吉尼亚州、马里兰州以及其他几个州都有计划终生援助网络（PLAN），病人家属在该组织董事会任职。加入的人需要交纳会员费和年费，再为患有精神分裂症的家人制订照顾计划，照顾计划将在其他家庭成员去世后激活。那时 PLAN 的专业人员和志愿者，将承担之前由家属履行的责任，包括定期探访患者、与患者的医生或个案管理员保持联系、支付他的账单、成为附加社会保障收入的收款人，并承担患者所需的其他财政或监管功能。

为患精神分裂症的家人规划未来，对于患者的幸福以及自己的安心来说，都是必要的。但是，理解福利、资产、遗嘱、信托、房地产税，以及与之相关的一切，对于非法律人士来说是一项艰巨的任务。一些州的 NAMI 准备了相关材料，例如，珍·利特尔写的题为《带我去见你的律师》的小册子，由 NAMI 1991年在纽约州出版。另外一本非常有帮助的出版物是律师马克·拉塞尔等人所著的《计划未来：在你死后为你残疾的孩子提供一个有意义的人生》。

推荐阅读

Belkin, L. "What the Jumans Didn't Know about Michael." *New York Times Magazine*, March 14, 1999, pp. 42-49.
DiLalla, D. L., and I. I. Gottesman. "Normal Personality Characteristics in Identical Twins Discordant for Schizophrenia." *Journal of Abnormal Psychology* 104 (1995): 490-99.
Edlund, M. J., C. Conrad, and P. Morris. "Accidents among Schizophrenic Outpatients." *Comprehensive Psychiatry* 30 (1989): 522-26.
Gottesman, I. I. *Schizophrenia Genesis: The Origins of Madness*. New York: W. H. Freeman, 1991.
Hatfield, A. B. "Who Will Care When We Are Not There?" *Journal of the California Alliance for the Mentally Ill* 11 (2000): 60-61.
Huguelet, P., S. Mohr, C. Betrisey, et al. "A Randomized Trial of Spiritual As-sessment of Outpatients with Schizophrenia: Patients' and Clinicians' Experience." *Psychiatric Services* 62 (2011): 79-86.
Journal of the California Alliance for the Mentally Ill 8 (1997). This entire issue is devoted to spirituality and mental illness.
Khandaker, G. M., J. H. Barnett, I. R. White, et al. "A Quantitative Meta-Analysis of Population-based Studies of Premorbid Intelligence and Schizophrenia." *Schizophrenia Research* 132 (2011): 220-27.
Kirov, G., R. Kemp, K. Kirov, et al. "Religious Faith after Psychotic Illness." *Psychopathology* 31 (1998): 234-45.
Lefley, H. P., and A. B. Hatfield. "Helping Parental Caregivers and Mental Health Consumers Cope with Parental Aging and Loss." *Psychiatric Services* 50 (1999): 369-75.
Russell, L. M., A. E. Grant, S. M. Joseph, et al. *Planning for the Future: Providing a Meaningful Life for a Child with a Disability After Your Death*, 3rd ed. Evanston, Ill.: American Publishing, 1995.
Tepper, L., S. A. Rogers, E. M. Coleman, et al. "The Prevalence of Religious Coping among Persons with Persistent Mental Illness." *Psychiatric Services* 52 (2001): 660-65.
Torrey, E. F. "Are We Overestimating the Genetic Contribution to Schizophrenia?" *Schizophrenia Bulletin* 18 (1992): 159-70.
Waterhouse, S. *Strength for His People: A Ministry for Families of the Mentally Ill*. Amarillo, Tex.: Westcliff Bible Church (Box 1521, Amarillo, TX 79105).
Zammit, S., P. Allebeck, A. S. David, et al. "A Longitudinal Study of Premorbid IQ Score and Risk of Developing Schizophrenia, Bipolar Disorder, Severe Depression, and Other Nonaffective Psychoses." *Archives of General Psychiatry* 61 (2004): 354-60.

第十三章

公众眼中的精神分裂症

精神病的光彩与多才多艺就像决堤一般，需要人们携手才能应对。

菲兹杰拉德，《夜色温柔》，1934

精神分裂症已经不是什么禁忌话题。人们一开始对它的讨论很慢、不积极、有些害羞，但是精神分裂症还是逐渐进入了公众视野。20世纪60年代，很多精神分裂症患者否认自己出了问题，只说是"神经紧张"。80年代，精神分裂症患者开始对他们信任的人透露患病的信息。到了2000年，精神分裂症患者会经常在公共场合和电视上（甚至是自豪地）承认自己患病。在过去的半个世纪里，这是一个非常大的变化。

精神分裂症进入公众领域的重大突破发生在20世纪80年代。电视节目《大脑》介绍了由德威特·赛奇和菲尔·多纳休制作的有关精神分裂症的内容，《大脑》分3期节目讨论了精神分裂症。这是大多数人第一次在电视节目里听说"精神分裂症"这个词，第一次看到精神分裂症病人讨论病情。现在，精神分裂症在电视节目上很常见，1998

年奥普拉脱口秀在节目里介绍了沃利·拉姆写作的《我知道这都是真的》。2000年3月，电视剧《奇境》中，精神科急诊室出现了精神分裂症患者；《奇境》引发了公众讨论，但由于收视率低迷，只拍了两集。

电视剧里的进展也同样出现在电影里。除了英格玛·伯格曼在1961年拍摄的《穿过黑暗的玻璃》，20世纪90年代前几乎没有任何电影讲述精神分裂症。但是自90年代开始，大量新片推出，后文中将点评其中的一部分。

过去两个世纪，文学领域中的作家们关于"精神病"的写作偶有出现，但很少有作家将它与当代的精神分裂症联系在一起。其中仅有一些作品值得推荐，下文中将作总结。20世纪80年代前，除了像马克·冯内古特的《伊甸园快速道》这样的作品外，几乎没有精神分裂症患者或家属写的书，但是现在则有很多。

电影里的精神分裂症

电影里正式讲述精神分裂症是最近才出现的现象。当然，电影里面有疯狂角色的传统由来已久，但直到最近，这些角色才不再仅仅表现出滑稽、搞笑（如1906年《疯医生的疗养院》），或是制造恐怖（如1902年的《疯狂理发师》）。随着时间的推移，好莱坞对弗洛伊德精神分析越来越感兴趣，疯癫的角色被用来反衬无所不知的睿智精神病学家，例如1962年的《大卫和丽莎》。此后好莱坞电影中精神病学家的形象才不再仁慈，例如电影《剃刀边缘》（1980）和《弗朗西斯》（1982）。

20世纪60—70年代，在电影里表现疯子的另一种方式，是表现疯子其实不是疯了，而只是比他们身边的所谓正常人看起来疯狂一些而已。《红心国王》（1966）是部很流行的电影，片中一群病人离开收容所，住进一座因战争而废弃的小镇。他们的正常行为和战争的疯狂构成强烈对比。最后，主角艾伦·贝茨（Alan Bates）决定离开军队加入他们。

电影《飞越疯人院》（1975）的主题类似，病人的表现比雷切德护士长和她的同事们要正常得多。杰克·尼科尔森饰演的兰德尔·麦克默菲最终被施以前脑叶白质切除术，没有看到他的病友重获自由。用一名影评人的话来说，《飞越疯人院》是"典型的反主流文化电影：精神病院隐喻了政府滥用权力"。

严肃讨论精神分裂症病人的电影始于英格玛1961年拍摄的《穿过黑暗的玻璃》，但是这样的影片少之又少。下面列举的是其中一些，都可以在网上买到或者租到。在我看来，最好的几部电影包括《穿过黑暗的玻璃》《梦幻狂杀》《爱要怎么做》和《人们说我疯了》。

《穿过黑暗的玻璃》，1961。英格玛·伯格曼导演。瑞典语英文字幕。黑白片。这是一部好电影，是伯格曼最好的作品之一。卡琳（哈里特·安德松饰）嫁给了一名医生（麦克斯·赛多饰），经过电休克疗法（ECT）治疗、病情缓和后，她从医院回家。她的疾病慢慢复发，包括听觉敏锐和听幻觉。剧中她的症状包括发现自己反复被脑海中的声音引诱到楼上的房间，要她穿过房间，等待上帝来临。她对她弟弟讲述这些幻觉时，把它们描述得栩栩如生。她说那个声音是真的，她已经无力抗拒。她的家人无助地看着她一天天恶化，最终她又回到了医院。电影用黑白胶片拍摄，地点在一处荒凉的海岸，本片获得了1961年奥斯卡最佳外语片奖。

《反驳》，1965。罗曼·波兰斯基执导，黑白片。这是由《魔鬼怪婴》的导演执导的经典恐怖电影，成功刻画了一位年轻女性如何一步步发展出精神分裂症。作为早期成功饰演的角色之一，凯瑟琳·德纳芙扮演了一位漂亮但孤僻的美容师，她惟妙惟肖地表现出了精神分裂症早期症状——注意力不集中、听觉敏锐以及强迫性特质。她的症状逐渐加重，幻觉笼罩了她的生活，最终导致了谋杀他人。这部电影不适合胆小的人看，它常常与希区柯克的《惊魂记》相比较，但是即使只看凯瑟琳的表演也很值得。

《梦幻狂杀》，1993。洛奇・科里根执导。尖锐、荒诞、刻薄，这部电影不适合胆小的人看。电影评论家罗杰・艾伯特认为是对精神分裂症感兴趣的人之“必看”电影。实际上，这是到目前为止刻画“内部视角”最为生动的电影。皮特・温特尔刚从精神病院出来，急切地想要寻找他的女儿，而他母亲已经在他住院期间将他女儿送给他人收养了。（“你知道看着自己儿子病情恶化是什么滋味吗？”温特尔夫人解释道，“他以前是一个安静的男孩儿，但是他很快乐。然而一切突然改变了。我不想同样的事情发生在她身上。”）皮特或是打碎，或是盖住任何能够看到自己的镜子、窗户，包括汽车的后视镜和侧窗。他被自己错误的记忆折磨，他疯狂逃避并不存在的警笛声。他认为自己后脑勺被植入了接收装置，手指里面有收发机，为了摆脱控制，他用剪刀挖开头皮，剜去一个手指甲。为了说明他已经摆脱了收发机，他说：“我感到好多了，思维清晰得多。我仍然需要想办法取出我脑子里面的接收机。我需要时间慢慢想，总可以找到方法的。”电影在80分钟的时间内无法回答的问题是：是什么导致了皮特的疾病，他接受了什么样的治疗？我们从他母亲对待他归来的冷漠行为中能读出什么？刺耳的声音——嗞嗞响的电线、收音机的噪声、侮辱的话语——和扭曲的视觉，造成了我们的不确定感，但同样也帮助我们理解皮特所体验的混乱。这部电影获得了1993年芝加哥国际电影节最佳处女作奖，并于1994年在戛纳电影节展映。

《帅哥娇娃》，1993。耶利米・谢其科执导。美好的电影，但是不真实。电影讲述了哥哥独自一人照顾患精神分裂症的妹妹的故事。本尼（艾丹・奎恩饰）经营汽修店；琼则待在家里画画，她疾病发作时会烧东西，或是戴上潜水镜在街上指挥交通。琼打牌输了，“赢得”牌友古怪堂弟山姆的爱慕（约翰尼・德普饰），此人对巴斯特・基顿和卓别林惟妙惟肖的模仿深深迷住了她。虽然电影提到拒绝服药和独立生活的争执，但是疾病低潮部分不够严重，也不够持久。正如影评人米克・马丁和玛莎・波特指出：“虽然大多数观众会喜欢这部有喜有忧的喜剧……但是可能冒犯了那些现实中从事精神健康工作的人，又是一部美化、简化精神疾病的电影。”

《华盛顿城堡的圣徒》，1994。提姆・亨特执导。这部电影主要讲述的是街头游民，而非精神分裂症本身，但是确实描述了这些被家庭和社会遗弃的患者。马特・狄龙饰演的马修是一位年轻的精神分裂症患者，他被拆迁队伍的大锤轰出了栖身的廉价旅店。社会福利局让他去华盛顿流浪者之家居住，但他发现自己常被那里的恶势力欺辱。无家无业的越南老兵杰瑞（丹尼・格洛弗饰）拯救了马修，他们一起寻找工作、食物、住处。电影低估了马修的疾病症状，高估了杰瑞说服马修放弃幻觉的能力。马特・狄龙似乎不确定如何扮演精神分裂症病人。但是影片确实讨论了无家可归精神病患者的一些特定问题，比如精神卫生系统无法为街头流浪者提供庇护所。

《爱要怎么做》，1995。迈克尔・莱莫执导，赢得1995年澳大利亚电影学院7项大奖，这部电影极为敏锐、写实，描述了两位精神分裂症患者之间的爱情。约翰・林奇饰演的哈利是病友俱乐部的常客。从看见凯特（杰奎琳・麦根斯饰）的第一眼起就爱上了她。他追求她，她接受了他。哈利不顾家人的反对，搬了出去。凯特也搬出康复之家，两个人租了一间寓所同居。哈利找到一份程序员的工作，凯特帮助邻居洗衣服，他们的生活过得不错。直到凯特怀孕，他们停药为止。虽然在美国不为人知，但是这部电影很忠诚地处理了精神分裂症病人所面临的很多重要问题：性关系、独立生活、与家庭成员的关系、拒绝服药、怀孕、污名化，以及自杀。而且因为这部电影中出现了我写的这本书（之前的版本），所以它是我最喜欢的电影之一！

《钢琴师》，1996。斯科特·希克斯执导。这部电影获得7项奥斯卡提名，讲述了澳大利亚钢琴家大卫·赫夫考的一生。电影没有指明大卫患有哪种疾病，但很明显是精神分裂症。演员杰弗里·拉什出色地扮演了一位饱受病痛折磨的天才艺术家。只可惜这部电影对精神分裂症的理解至少落后30年。电影暗示赫夫考的疾病源于童年期父亲的虐待，但是这个说法遭到他姐姐的否认。电影大卖后，拉什应邀来美国巡演，评论认为他被利用了。例如，泰利·迪奇奥特在纽约《每日新闻报》上写道："两个世纪前，好人家会在周日去收容所，围观猎奇。但时代变了。现在我们让病人走出收容所，鼓励他们过'正常的'生活。一些病人在街头传法宏道，一些病人则在艾弗里费雪厅[1]开音乐会，好人家付50美元来看，我们称之为进步。"

《死亡密码》，1998。达伦·阿罗诺夫斯基执导。黑白片。这部令人不安的电影探讨了疯子与天才之间复杂的关系。席恩·加莱特饰演的麦克斯·科恩是一名隐居的天才数学家，20岁获得博士学位。他相信世间所有事物都可以用数学来解释，他对圆周率小数点后215位数字着迷，相信其中蕴含着宇宙的奥秘。然而他的工作被电脑故障和从不见好、带来视听幻觉的头痛所阻碍。像《梦幻狂杀》一样，这部电影试图从内部来刻画精神疾病，让观众分不清幻想和现实。尽管他把自己关在屋内，他还是被那些认为他找到了股票市场规律的华尔街证券交易员追捕，犹太神秘主义者想通过他知道上帝的真名，

---

1 林肯艺术中心的一个演出厅。——译者注

地铁站台阶的图案也困扰着他。这部电影获得1998年圣丹斯电影节(Sundance Film Festival)导演奖。

《美丽心灵》, 2001。朗 · 霍华德执导。根据西尔维娅 · 娜萨的同名小说改编，这部电影出色地讲述了患精神分裂症的情形。电影讲述了数学家约翰 · 纳什的一生，纳什因为生病前的出色工作而获得诺贝尔经济学奖。詹妮弗 · 康纳利以奥斯卡奖级别的表演饰演纳什的妻子，表现出精神分裂症病人家属的辛酸。用药治疗在电影中被恰当强调。最出色的是，电影没有提及纳什的母亲以及童年。这绝对是对沉浸在精神分析理论长达60年的电影工业的一次突破。编剧、导演以及出品人因此获得奥斯卡奖，也是实至名归。

《天狼九号》, 2002。提姆 · 麦肯执导。这部电影出色地刻画了一位年轻人第一次患上精神分裂症的情形，迈克尔 · 里斯利饰演的年轻人在越来越严重的幻觉前最终渐渐屈服。他的未婚妻(安德林妮 · 夏莉饰)想送他去治疗，但发现精神卫生系统远无法提供足够的帮助。配角们的表演也同样表现出对病人病情的反应。电影在真实生活层面超越《美丽心灵》，它提醒我们，相比获得诺贝尔奖，自杀是精神分裂症病人更为普遍的结局。电影在纽约、芝加哥以及洛杉矶展映，获得好评。电影也在多伦多和特莱瑞德电影节获得赞誉，并夺得2003年美国神经心理药物学院传媒奖。

《蜘蛛梦魇》, 2002。拉尔夫 · 费因斯扮演的精神分裂症病人，在经历长达20年的治疗后从精神病院出院，他住在伦敦的一个恢复屋内。费因斯的表演相当精彩，他在片中话不多却极富表现力。他手指被烟熏黄、说神秘语言、穿4件衬衫。但这不是《音乐之声》，一位影评人称之为“彻骨寒冷……其描绘的受苦之人的孤寂，是商业电影之最”。这是本片好的一面。令人遗憾的一面是，本片采用传统的弗洛伊德论调来回答疾病的原因。片中隐含的弑父情结，让电影看起来像是20世纪60年代的作品。将如此天才的表演浪费在如此过时的故事情节上，真是可惜。

《人们说我疯了》，2003。这是一部杰出的电影，由曾患精神分裂症的约翰·卡迪根以及他妹妹卡蒂·卡迪根导演。约翰认为这部电影的目标是，"展示我脑海中世界的模样"。约翰非常清晰地展现了他的妄想、焦虑、抑郁、思维障碍以及一般性精神痛苦。约翰拍摄了一部关于自己的电影，这是电影获得成功的主要原因。这部电影获得众多奖项，包括芝加哥和温哥华电影节奖项，NAMI 2004年杰出传媒奖。如果我要选一部电影来给高中生或是大学生展示精神分裂症，我会选这部电影。这部电影可以在线购买。

《走出阴影》，2004。这部纪录片由苏珊·斯迈利出品和导演，我强烈推荐。苏珊的母亲患有妄想型精神分裂症，抚养苏珊和她妹妹长大。纪录片夹杂童年照片以及对姐妹俩、母亲及抛弃家庭的父亲的访谈片段。故事主线是母亲米莉的第17次复发住院，之后在恢复屋做恢复训练。米莉说她的脑子："电路出了问题或是少了什么东西。"电影在温哥华电影节、杜兰戈电影节、洛基山女性电影节，以及探索频道纪录片节上广受好评，并在探索频道和美国公共广播公司（PBS）播出。这部片子可以在洛杉矶藤街影业公司购买，或者在线购买。

《独奏者》，2009。这部电影基于《洛杉矶时报》记者史蒂夫·洛佩斯（Steve Lopez）的真实故事改编，由罗伯特·唐尼出演。片中唐尼和一个无家可归的精神分裂症患者纳撒尼尔·艾尔斯（Nathaniel Ayers, 吉米·福克斯饰）成为朋友。一天，洛佩斯听见艾尔斯在街头拉小提琴。他甚为惊讶，上前结识艾尔斯，发现原来艾尔斯在生病前是天才音乐儿童，就读过两年茱莉亚音乐学院。电影接下来讲述洛佩斯成功帮助艾尔斯找到住地，找到家人。电影的弱点在于故事情节较弱，褒贬不一。片中表现的听幻觉以及思维混乱却相当真实。然而，本片没有解决疾病治疗问题，艾尔斯拒绝接受治疗，洛佩斯也尊重他的意见。看完电影，观众的疑问是：如果艾尔斯接受治疗，将会发生什么呢？

文学中的精神分裂症

对精神分裂症的描述如今广泛存在于医学文献和大众文学中。医学杂志定期刊登病人撰写的文章，如《精神分裂症快报》和《精神病医疗服务》。大众杂志也如此，《纽约客》杂志就曾刊登苏珊・希恩著述的精神分裂症文章，后来集结成书《世上没有我的容身之处》。这本书和其他书一道，在附录A里面介绍。有关精神分裂症的书籍众多，想要了解精神分裂症的读者的选择很多。

以前可不是这样。到大约1980年，精神分裂症都大多只出现在精神病学的教科书中。在一般文学作品里，也偶有描述有精神分裂症症状的"疯了的"和"癫狂的"人。一些文字比较有教育意义和娱乐性，下文中摘录了一些。尽管别的语言中也有，但大部分的文字都来自英语文学。这些文字丰富了我们对精神分裂症的理解。

一个代表作品是巴尔扎克1832年用法语写作的短篇小说《路易・朗贝尔》。即使翻译成英文，它依然是出众的作品，从中摘录的一些句子见第一章的结尾。1950年之前其他关于精神分裂症的文字作品如下：

果戈理1834年写作的**《狂人日记》**。果戈理早期作品之一，被称为"对精神分裂症最早、最完整的描述"。主人公是一名俄罗斯公务员，幻想自己是西班牙国王。随着故事推进，他表现出疑心病、思维障碍、怪异行为和听幻觉（听见两只狗用俄语交谈）。在晚年，果戈理本人变得极端抑郁，最后求诸宗教。

《贝蕾妮斯》，爱伦·坡，1835。坡因为文字写实受到赞誉。在这篇短文中，埃加乌斯患有早前被称为偏执狂的精神分裂症，有固定类型的幻觉。他和他堂妹贝蕾妮斯订婚，却盯着堂妹的牙齿看，觉得拥有这些牙齿能够让他恢复正常："后来我彻底偏执了，我试着放弃这古怪而不可抵抗的想法，但是徒劳无功。世界上万物众多，但是我只对那些牙齿着迷。这种精神病式的欲望持续良久。"最后，埃加乌斯就像梦魇中出现的那样，相信贝蕾妮斯将死于癫痫发作，拔下了她的牙齿，放到一个盒子里。

狄更斯1837年创作的**《匹克威克外传》**有一篇**《狂人手稿》**。狄更斯本人对精神病非常着迷，跟好几位主流精神病学家是挚友，自己收藏的书里面也有很多有关精神病的医学书籍，有机会就去拜访收容所。《狂人手稿》讲了一个古怪的故事，以第一人称视角讲述了一位病人在收容所房间内被参观的人嘲笑的事。他不仅不觉得被羞辱，反而高兴起来：

> 对！——疯子！多年前这个词多么伤害我！……但是现在我蛮喜欢的，是个好词。有哪个国王的愤怒比得上疯子的凝视？国王的绳索和斧头只有疯子抓住你的一半力道。哈！哈！疯子真好！好像笼子里的野狮子，让人参观，夜晚咬牙怒吼，铁链叮当作响。听着这些音乐在草堆里翻滚。疯人院万岁！啊，这是个多么珍贵的地方！

《简·爱》，夏洛蒂·勃朗特，1847。简应聘去当家庭教师，听到楼上传来的吵闹声音，感到既害怕又好奇。直到她和男主人公结婚那天，简才看到被新婚丈夫关起来长达10年的妻子。勃朗特将这个女人描绘成危险的野兽：

> 在阴影中，房间角落里，一个身影跑来跑去。乍看之下，分别不出这是人还是野兽：她趴在地上，手脚并用，像奇怪的野兽一样嘶吼，但是她穿着衣服，头发灰白，乱得像马的鬃毛，遮住了脸。

勃朗特因为这般描述病人而受到批评，她说她只是描述事实，一些病人“完全失去了人性，变得像野兽一样”。

狄更斯1850年创作的**《大卫·科波菲尔》**。大卫从伦敦搬到位于多佛的贝齐阿姨家住，认识了长期寓居在他阿姨家的狄克先生，狄克先生显然患有精神分裂症。他的主要症状是相信有人把想法植入了他的大脑，这是精神分裂症的典型症状。狄克先生认为这些想法来自国王乔治一世，国王于1649年被斩首之后，想法就都传给了狄克先生。狄克先生百思不得其解的，不是为什么这些想法会被植入自己脑子里，而是为什么年代如此久远。“‘好吧’，狄克先生用笔挠着耳朵，怀疑地看着我说：‘……我不明白这是如何做到的。因为如果隔了这么久，他身边的人怎么会误将他的想法放进我的脑子里？’”

《录事巴托比》，赫尔曼·梅尔维尔，1853。巴托比的病是典型的精神分裂症，阴性症状占主导。他的症状曾被称为“简化”精神分裂症。正如作者所写，“他的古怪行为看起来是不自愿的”，他是“无法治愈的先天疾病的受害者”。他的老板想要帮助他，但失败了，总结说“他有一点儿疯”。巴托比的行为随着故事推进而日益恶化，最终变得麻木，无法对外界作出反应。他没有情绪反应，拒绝任何帮助，反复地礼貌回绝：“我不想有任何改变。”故事的最后，巴托比被关进监狱，黯然离世，“膝盖蜷曲侧躺着，头抵着监狱冰冷的墙壁”。

《六号病房》，契诃夫，1892。契诃夫的写作天分和他作为医生的才能在描绘患有妄想症的伊万时碰撞在一起。伊万是一个孤独的人，没有家人和朋友，作为一名教师，他又很难和同事以及学生相处。秋季的某一天，他在路上碰到一名囚犯。要是过去，他会感到同情；但是现在，妄想信念却说在家里他碰不到囚犯、背着枪的士兵……夜晚他无法入睡，总是在想着他可能被捕、戴上镣铐、关进监狱……经过窗前或是走进院子的每个人在他看来，都像是间谍或密探。春天到来，积雪融化，一位老女人和小男孩儿被发现去世了。因为担心别人会怀疑自己，伊万躲在房东太太家的地窖内，但是当有工人走进屋内时他又仓皇出逃，担心工人是警察伪装的。他被人阻止，送回家，房东太太叫来医生。伊万被送去了医院，跟性病病人住在同一个病房。那里的病人不甚烦扰，他被送进了六号病房——精神病病房。

《达洛维夫人》，伍尔芙，1925。伍尔芙本人有躁郁症，但是这本书的主人公史密斯却有典型的精神分裂症症状。包括感官敏锐、身体界限改变和偏执妄想：

> 但是它们吸引着他；叶子是活的，树也是活的。树叶和他的身体之间有几百万条纤维连在一起，他坐在椅子上，随着树叶上下晃动；树枝伸展的时候，他也伸展。麻雀上下翻飞，也是树运动方式的一部分。白的蓝的，中间是黑的树枝。声音和预想的一样和谐。空白无声的时刻与声音一般重要。一个小孩在哭。远处号角响起。所有这些都意味着新宗教的诞生……

最后，因为即将离开妻子，离开家，被关进精神病院，于是他爬出公寓的窗户，犹豫半晌，然后一跃而下，摔在栏杆的尖刺上死去。

伍尔芙1931年又写了**《海浪》**。这是伍尔芙最具实验性的一本小说，六个角色经由各自独白现身。其中一个角色罗达，显然有精神分裂症，她无法整理或是解读外界信息，经常作出错误的反应，处处受限。她说："别人的面孔……他们就在那儿……他们拿着很重的东西……他们真的会笑，他们真的会生气。我必须先看别人怎么做，然后跟着做……我记住别人的名字和面孔，然后像护身符一样好好记住，以防万一……一个人的时候，我常跌入虚无……日日夜夜，事物越来越没有形状。连我的身体都是透明的了。我的脊椎是软的，像是烛火下的软蜡……每次开门，我就折断了。我还不到21岁。我要破碎了。我一辈子都会被人嘲笑。"

康拉德·艾肯1932年写作的**《静雪，秘雪》**。艾肯的父亲和姐姐都患有精神分裂症，艾肯一辈子都在恐惧自己也会患上这种病。这本书描写了一位20岁男性刚开始出现精神分裂症的症状，幻听幻视使得他从社会退缩。他一开始的症状是声音变得不清晰，"好像雪落在他身旁，像一块神秘的幕布隔绝了他与世界"。之后，他开始变得偏执，幻觉也更加生动：他母亲走进房间，被认为是带着敌意的陌生人，白雪笑起来，对他说道："躺下。现在闭上眼睛。你看不到了，在白雪覆盖的黑暗中，谁看得到？谁又想看到？我们将会取代一切。"

《为我留下那首华尔兹》，赛尔妲·菲兹杰拉德，1932。就像她丈夫菲兹杰拉德写作的《夜色温柔》一样，本书也是以小说的形式描写自身的精神分裂症以及家人的反应。这本书写于1932年，她第二次发病之后，小说描写了女主角因为所谓血液中毒而住院后的疯言疯语：

> 房间的墙面安静地滑过去，像相册的里页一般片片掉落。灰色、玫瑰色、淡紫色。掉落的时候寂静无声……
>
> 护士若有所指地笑起来，离开房间。墙面又开始掉落。她决定躺在那里，让墙面拿她没办法。它们以为可以像压花似的把她压扁。

《夜色温柔》，菲兹杰拉德，1934。《了不起的盖茨比》获得成功后，菲兹杰拉德开始构思新小说。但是当他动手时，他的妻子赛尔妲开始出现精神疾病症状，并于1930年春天第一次发病。菲兹杰拉德决定重新开始，写出了《夜色温柔》。书中描写患有精神分裂症的妻子，以及丈夫对疾病的应对。这和菲兹杰拉德的个人经验非常相似，读者往往无法分辨虚实。菲兹杰拉德写信给赛尔妲的医生说："……我担心的是时间飞逝，人生就这样消失了……如果她是个反社会的人，不想面对生活，那也就罢了。可是她那么热爱生活，却无法享受生活，这是令人无法忍受的悲痛。"在书中，丈夫试着控制妻子的疾病，但是徒劳无功。他说："我必须用积极的态度对待她，保持通往现实的路畅通，让她无法逃避。但是精神病非常狡猾，好像水坝防洪一样困难，需要我们齐心协力。"

《我是拉撒路》，安娜·卡文，1940。卡文曾两度住进瑞士和英格兰的精神病院。在本书中，主人公托马斯是一位25岁的年轻人，因为早发性痴呆症（现称精神分裂症）而接受胰岛素休克治疗。医生觉得他已经治愈了，但是他显得"面无表情……眼神异常空洞"。他不去注意身边的人："他和说的话有关系么？桌子旁都是各种颜色的形状，嘴巴开合，发出些毫无意义的声音。"

《无头鹰》，杜鲁门·卡波特，1946。卡波特22岁时写了这篇关于精神分裂症的小说。文森特第一次遇见D. J. 时，她试着卖一幅自画像给他。画中的D. J. 穿着神父的袍子，靠着衣物箱，头被砍下来，落在脚边鲜血淋漓。文森特觉得她很奇怪，嘴唇不停颤抖，"说着令人无法理解的话，好像她有语言障碍"，脑子"好像是映出空荡房间里的一面镜子"。但是文森特还是受到了吸引。然而最后，他也受不了她关于男人的偏执妄想。"有时他根本不算个男人——她曾这么说道……有时他是一只老鹰、一个小孩、一只蝴蝶……我知道他想杀了我。他会的。他肯定会。"

精神分裂症、创造力与名人

茶余饭后，很多人喜欢讨论精神分裂症是否和创造力之间存在关系。约翰·德莱顿早在300年前就曾写过“智慧与疯狂并存”。此后我们对这个问题的回答并没有更进一步。

创造力强的人确实和精神分裂症病人有很多共同的特质。两者用词都很特殊（伟大诗人和小说家的特质），对现实有非同寻常的看法（有如艺术家），都有不寻常的思维方式，都喜欢独处。创造力强的人，其心理测试结果表现出比他人更强的心理病态。非妄想精神分裂症病人做这些测试时，表现相反（妄想型精神分裂症病人则不）。近期研究表明两者丘脑中都有较少的多巴胺-2型受体；这也许揭示了两者具有相似的生物基础。

多项调查显示有高度创造力的人并没有较高的精神分裂症患病概率。但是一项研究表明创造力较高者的近亲患病的概率较高。一个例子是诗人罗伯特·弗罗斯特，他的阿姨、儿子以及女儿都可能患有精神分裂症。此外，爱因斯坦的儿子，雨果、罗素和乔伊斯的女儿们，都患有精神分裂症。

乔伊斯是精神病理学中非常有趣的个案。他的传记记述他“特别喜欢声音”，他经常犹豫、酗酒，至少发作过一次躁郁症：“他连续七八天睡不着觉……他感到他像上紧的发条，像鱼一样突然跃出水面。白天他则被听幻觉困扰。”一位精神科医生研究了乔伊斯的文字，认为乔伊斯有类精神分裂人格异常以及偏执倾向，并认为“《芬尼根守灵夜》肯定反映了精神疾病”。乔伊斯的独女露西亚22岁时被诊断为精神分裂症，荣格为她治疗，她的余生都住在精神病院。记录显示，只有乔伊斯能够跟上露西亚的跳跃思维，别人都听不懂。

有创造力的人和精神分裂症病人之间存在着一点基本不同。有创造力的人能够控制自己的独特思维模式，创作时可以自由使用。精神分裂症病人则相反，无法控制破碎的思维，乱成一团。有创造力的人有选择，而病人则没有。

被认为有精神分裂症的创意天才很少。这并不让人惊讶，只要想一想思维障碍是如何干扰一个人的工作能力的就可以了。这些人包括爵士乐奠基人巴迪·博尔登、著名爵士乐音乐家和作曲家汤姆·哈瑞尔、摇滚乐队平克·弗洛伊德创立人之一希德·巴雷特、吉他演奏家和佛利伍麦克乐团创始人皮特·格林，以及创办《巴黎评论》，很有可能成为年轻作家的哈罗德·休姆斯。但是最为有名的5个人是他们：

安托南·阿尔托，作家，演员，法国超现实主义运动（1924——1927）的核心人物。在此期间，他表现出一些精神分裂症症状，但是在1937年，他41岁时被收治入院，并在巴黎、鲁昂和罗德兹的精神病院中度过余生。他写作的《罗德兹来信》中有一封1943年写给朋友的信，描述了他的疾病：

> ……这个病是个恐怖的阴谋，我就是受害者，你深知此点，你的良心知道这点。你也深深为此痛苦。你看到对我日夜折磨的魔鬼。你见过他们对我施展的丑陋伎俩。

1993年，电影《我和阿尔托在一起的日子》描述了阿尔托的晚年生活。片中讲述了他的偏执症状，但更多的是在讲他滥用药物的问题，对于了解他的病情并无帮助。

拉尔夫·布莱克洛克是美国风景画画家。在第一次世界大战之前，他的画作售价超过任何一位在世画家的作品。但是那时候，布莱克洛克就已经被诊断为精神分裂症，住在纽约州立精神病院十来年。

布莱克洛克的病症早在四十几岁的时候就出现，但是之前只是被亲友视为行为古怪。他有偏执妄想以及夸大妄想（例如他宣称自己是约克公爵），也有情绪不稳定以及躁狂发作。在如今的诊断系统中，他可能会被诊断为分裂情感性障碍。布莱克洛克如此描述自己的疾病（没有标点断句）："如果我疯了我倒是不知道我如果我不偏执我就不是老糊涂了。因为我可以吹口哨唱歌。"

布莱克洛克死于1919年，他是美国最有名的艺术家，甚于惠斯勒、荷马以及萨金特，威尔逊总统亲自写了悼词。2003年，他的传记《未知的夜晚》出版。书中记述了他的疾病，以及画商是如何私吞他画作销售的大部分收益的。

艾佛·格尼曾是一位大有前途的英国作曲家和诗人，可是却患了精神疾病。研究格尼的大部分学者都认为他患有精神分裂症，但是最近的传记认为他得的是躁郁症。格尼在拉尔夫·沃恩·威廉姆斯门下学习，但他23岁时曾抱怨过"脑子不听我的话"。1917年，格尼27岁时首次发病，发病期间，他相信贝多芬来看望过他："我感觉得到他的存在，睿智而友好的灵魂，确实是贝多芬……巴赫也在，但是对我不闻不问。"他的疾病持续恶化，认为有人对他"通电"。"他坐在那里，头上顶着一个坐垫，说要防止别人用无线电电他……他头痛得很厉害，生不如死。"最终，在32岁时，他被送往伦敦精神病院，在那里度过了剩下的15年，死于肺结核。他在那里坚持写诗，例如下面这首《致上帝》：

> 你为何让生命如此痛苦
> 将我困于这牢城，在这里我
> 无须祷告就省去饭食，我只需
> 惹恼狱卒。今夜

> 地狱降临于我，一切都弃我而去
> 我只有在内心哭泣、颤抖
> 求死不能。失去了
> 理智。我的内心即恐怖地狱

约翰·纳什1994年因他21岁时发表的博弈论而获得诺贝尔经济学奖。《财富》杂志那会儿称他为“美国最年轻的明星”。在快30岁时，他开始出现精神分裂症症状——偏执妄想以及夸大妄想。他相信“外星人正在摧毁他的事业”“他将会在新世界政府中任南极洲大帝”。近20年的时间内，他往返于医院和家庭，主要由他的妻子照料。到50多岁时，纳什的病情好转。他得到诺贝尔奖后，白宫邀请他去做客。他的故事被记述在西尔维娅的《美丽心灵》一书中（见附录A）。

瓦斯拉夫·尼金斯基是第一次世界大战前最为有名的舞蹈家。有人认为他是从古至今最伟大的舞者。他的跳跃惊人，据说他是唯一能在空中交叉双脚10次的人。29岁时，尼金斯基被诊断为精神分裂症，余生进出医院多次。他幻觉严重、紧张，有时出现言语混乱的异常思维。他由阿德勒以及布洛伊勒治疗，尼金斯基的妻子也曾为他咨询过弗洛伊德和荣格。尼金斯基是最早接受胰岛素休克治疗的人之一（现已不再使用）。在他的日记里，他写道：

> 我热爱生命，我想活着，我想哭但却不能——我感到灵魂的巨大痛苦——这种痛苦让我害怕。我的灵魂病了。我的灵魂，不是我的心智。医生不理解我的病。

在巴黎，在他艺术生涯最高峰时，报纸称尼金斯基为“舞蹈之神”。尼金斯基的日记扉页上，写着“上帝和尼金斯基”。

另一位被认为有精神分裂症的艺术家就是凡·高。不同的医学专家根据病史记录，认为凡·高可能得的疾病包括躁郁症、脑部梅毒、紫质症，以及由绘画带来的重金属中毒。他的症状包括偏执妄想、幻听、幻视、缄默症、抑郁，以及间歇性精力十足。虽然很多人倾向于美化疾病，认为他的疾病是他的画作如此伟大的原因，但是凡·高的信透露出疾病给他带来的巨大痛苦。他才画画十年，便自杀身亡。他给弟弟的信中写道："啊，如果我没有这个病的话，我能做多少事情啊。"

和精神分裂症不同，躁郁症对创作确有帮助，很多人患躁郁症期间活力十足、思维敏捷。被认为有躁郁症的创造性人才包括汉德尔、柏辽兹、舒曼、贝多芬、多尼采蒂、格鲁克、拜伦、雪莱、柯勒律治、坡、巴尔扎克、海明威、菲兹杰拉德、尤金·奥涅金以及伍尔芙。

污名化问题

精神分裂症患者及其家属生活在污名化之中。精神分裂症就像当代的麻风病，大众对精神分裂症的了解少之又少。1987年，一份在大一新生中的调查表明，几乎三分之二的人错误地相信"多重人格"是精神分裂症的常见症状，不到一半的人知道幻觉是常见症状。1986年的调查发现，55%的人不相信精神疾病存在，只有1%的人认识到精神疾病是一种健康问题。别的调查显示，很多人还是相信精神分裂症以及其他精神障碍是由作恶以及性格缺陷导致的。

污名化有好有坏。好处是公众对精神分裂症的注意已经促进了他们对这个疾病的了解。不像过去，现在大部分美国人接受精神分裂症是一种大脑疾病的观点，而非来自上帝的惩罚。我们可以预测，对精神分裂症的了解可以减少对疾病的污名化。

坏消息是，公众对精神分裂症患者的污名化近年来并未减轻，反而加重了。这点可以从1996年的一份调查与1950年的调查对比中得出，1996年的报告显示，公众认为精神分裂症患者比过去更为暴力。实际上，1996年的调查中，被调查者认为“精神疾病病人存在暴力”的数量是1950年的2.5倍。这记录在1999年《美国卫生局精神健康报告》中如此描述：

> 既然公众对精神疾病的了解更多，为什么污名化问题还是如此严重？答案也许是恐惧暴力：那些病人，特别是精神错乱的病人，被认为比过去更加暴力……换句话说，公众对精神疾病患者的危险感知比过去更强。

别的一些研究也证实，暴力行为和人们日益增加的对精神疾病患者的污名化之间有关系。例如，一份针对大学生的调查表明，看到报纸上精神病人暴力犯罪的新闻会增加“对精神病人的负面印象”。在德国，在精神病患者袭击高官的新闻报道后，人们与精神病患者的距离立刻加大。增大的社会距离以及随之而来的污名化，随着时间推移日渐增加，两年后也没有回到之前的水准。此外，上述1996年美国全国调查还发现，“病人有潜在暴力倾向和与病人保持社交距离”高度相关。

精神分裂症病人和家属也敏感而痛苦地觉察到精神疾病偶发的暴力行为带来的污名化。例如1999年，一位精神分裂症病人在盐湖城教堂图书馆杀死两个人后，“几小时内，威利精神病院就开始接到患者电话，患者感到恐惧，只能哭泣，”一位发言人说，“他们害怕公众会报复他们。”这样的事件瓦解了从公众眼中去除精神疾病污名化的努力，人们的认识会“倒退很多年”。

如何有效去除污名化的建议将在第十五章中讨论。

推荐阅读

Journal of the California Alliance for the Mentally Ill 4(1)1993. This entire issue is on mental illness in the media.
Nasar, S. *A Beautiful Mind: A Biography of John Forbes Nash, Jr., Winner of the Nobel Prize in Economics, 1994*. New York: Simon and Schuster, 1998.
Pescosolido, B. A., J. K. Martin, J. S. Long, et al. " 'A Disease Like Any Other?' A Decade of Change in Public Reactions to Schizophrenia, Depression, and Alcohol Dependence." *American Journal of Psychiatry* 167 (2010): 1321-30.
Pescosolido, B. A.,J. Monahan, B. G. Link, et al. "The Public's View of the Competence, Dangerousness, and Need for Legal Coercion of Persons with Mental Health Problems." *American Journal of Public Health* 89 (1999): 1339-45.
Phelan, J. C., B. G. Link, A. Stueve, et al. "Public Conceptions of Mental Illness in 1950 and 1996: What Is Mental Illness and Is It to Be Feared?" *Journal of Health and Social Behavior* 41 (2000): 188-207.
Thornicroft, G. *Shunned: Discrimination Against People with Mental Illness* (Oxford: Oxford University Press, 2007).
Torrey, E. F. "Stigma and Violence:Isn't It Time to Connect the Dots?" *Schizophrenia Bulletin* 37 (2011): 892-96.
Vincent, G. *The Unknown Night: The Genius and Madness of R. A. Blakelock, An American Painter*. New York: Grove Press, 2003.
Wahl, O. F. "Mental Health Consumers' Experience of Stigma." *Schizophrenia Bulletin* 25 (1999): 467-78.

第十四章

灾难的规模

精神分裂症之于精神病学，就像癌症之于医学：是诊断，也是判刑。

霍尔，安德鲁，高史丹，《澳大利亚与新西兰精神病学杂志》，1985

精神分裂症被称为“语言中最险恶的词语之一”。这个词让人立刻想到疯狂和精神病院。它并不像“失智者”这般优雅，“痴呆”一词是由“失智者”演化而来。它也不像“压碎”是个视觉词，“破裂”是由“压碎”演化而来，意思是那人像一个有裂缝的水罐。它也不像“精神错乱的”一样浪漫，意思是在月亮的影响下堕落（在拉丁语中是luna）。“精神分裂症”是刺耳和残忍的术语，就像它代表的疾病一样。

我们对此病患者的治疗，常常也是残忍的。实际上，它是当代美国医学和社会服务中最大的污点；在撰写我们这个时代的社会史时，精神分裂症患者的困境将作为国家丑闻被记录下来。请看这个灾难的规模有多庞大：

1. 无家可归的精神分裂症患者至少4倍于入住公立精神病床位的患

者。研究估计，美国无家可归者的群体总数为25万和55万。中位数估计值为40万，与大部分研究的数据一致。研究还发现，大约有三分之一的无家可归者患有重症精神病，他们之中绝大多数是精神分裂症。因此，每天可能都有至少10万名精神分裂症患者住在公共避难所，或是流落街头。与此相反，美国的州立和县级医院仅保留了约4万张公立精神病床位。大约每天有25 000张病床住着精神分裂症患者。因此，无家可归精神分裂症患者的人数，至少是住公立精神病床位患者的4倍。

2. 监狱和拘留所中的精神分裂症患者的数量，至少是入住公立精神病床位患者的8倍。2008年，美国监狱和拘留所中有超过230万人。美国司法部的一项研究报告表明，州立监狱中15% 的人、联邦监狱中10% 的人、 拘留所中24% 的人，都有精神障碍，共计约383 400人。虽然精神障碍有其他原因，但研究表明，这些人中至少有20万人是精神分裂症。因此，监狱和拘留所中的精神分裂症患者的数量，至少是入住公立精神病床位患者的8倍。

3. 未接受治疗的精神分裂症患者制造的暴力事件在增加。服药的精神分裂症患者不会比普通人暴力。然而，正如第十章所论，最近的研究已经表明，一些未服药的精神分裂症患者更为暴力。一项研究中， 生活在社区的精神分裂症患者里，9% 在过去一年的争斗中用过武器。而另一项研究显示，“出院的男性和女性患者中，27% 在出院期间（平均4个月）至少报告了一项暴力行为。”精神分裂症患者对家庭成员的攻击行为也急剧上升；1991年，一份对NAMI成员的调查显示，11%的重症精神病患者在过去一年中对他人造成过身体伤害。一项司法部研究指出，有接近一千例杀人案是有“精神病史”的人犯下的；媒体报道显示，其中大部分犯人被确诊为精神分裂症。吸毒、酗酒和药物治疗不依从，都可能是这一群体暴力行为增加的重要因素。

4. 精神分裂症患者越来越多地被他人侵害。大部分针对精神分裂症患者的犯罪都没有见诸报端；那些被报道的案例也常常被官方忽略。钱包被抢、残疾救济金被盗很常见，强奸甚至谋杀也不罕见。洛杉矶膳宿照料之家的居民中，大部分有精神分裂症，研究报告称，三分之一的居民在过去一年中曾被抢劫和/或强奸。纽约一项20名女性精神分裂症患者参与的研究发现，一半患者被强奸了至少一次，5人被强奸多次。在得梅因，无家可归的精神分裂症患者凡·米尔，被3个男人殴打致死，然后被扔进儿童戏水池中。

5. 多数精神分裂症患者的居住环境特别糟糕。迫于州精神卫生部要求让患者出院的压力，重症精神病患者经常被安置在那些其他人认为不适宜居住的地方。例如，警方从纽约寄宿照料之家撤离了21名"原精神病患者"，"那里水管是坏的，食品腐烂，满是蟑螂……警方看到一名病人的腐烂尸体原样躺在房间里，而这个房间还住了其他6个人。"1990年，《纽约时报》头条报道：专家称，精神病人的居所是凄惨的。在密西西比"九名患者"居住在"没有厕所或自来水"的简易棚中，且"被两条恶狗守卫"，以确保他们不会逃跑。

6. 精神分裂症患者在医院、拘留所和庇护所之间辗转。由于精神卫生专业人员不能为出院病人提供药物治疗和康复保障，许多精神分裂症患者在医院、拘留所和公共避难所之间进进出出。在伊利诺伊州，从公立精神病医院出院的患者中，30%在30天内再次入院。在纽约，60%的出院患者在一年内再入院。一项对公立精神病院再住院率的研究发现，有的精神分裂症患者再入院次数多达121次。一项拘留所的调查发现，有精神分裂症患者被拘留多达80次。往返于住院和拘留所之间的这些人耗费了大量的警力、社会服务时间和资源。20世纪90年代，俄亥俄州和加州的研究报告指出，执法人员接到"精神健康危机"的电话比抢劫的电话还多。1976年，纽约警方响应了约一千例有关"情绪失常的人"的电话；1998年，警方响应了24 787例这样的电话。

7.精神分裂症明显被精神卫生专业人士忽视了。虽然精神病学家、心理学家和精神科社工的人数从1940年的约9 000人，到1998年增加至超过20万人，精神分裂症还是明显地被这些专业人士忽略。例如，1994年，一项研究报道称，私人执业诊所精神科医生接诊的所有患者中，仅有3% 被诊断为精神分裂症。精神卫生专业人士治疗精神分裂症患者失败的主要原因是，他们所获得的训练非常差。公立精神病医院经常不得不接收缺乏训练和 / 或不称职的专业人员入职；实际上，怀俄明州州立医院在20世纪80年代时，曾在没有精神科医生的情况下运转了将近一年。出资设立多社区精神卫生中心（Community Mental Health Centers, CMHCs）的原本设想是用来服务从精神病院出院的重症精神病患者，最终却只是演变成为那些“疑病症患者”完善人格的咨询中心。有些 CMHCs 还用联邦基金建起了游泳池，并付给管理员不菲的薪水。1989年，犹他州CMHC的3名管理员被指控犯有117项重窃罪，因为他们在5年多的时间里，向自己支付了360万美元。1990年，沃思堡市（Fort Worth）的 CMHC 的执行董事被起诉犯有4项重窃罪。这些被盗用的资金被合法地或非法地挪用，而这些资金本打算仅仅用于像精神分裂症患者这样的重症精神疾病患者资源中的一小部分。

8. 至少有40% 的精神分裂症患者没有接受过任何治疗。一项美国国家精神健康研究所（National Institute of Mental Health, NIMH）的流行病学责任区项目（Epidemiological Catchment Area, ECA）研究报告显示，只有60% 的精神分裂症患者在过去一年内接受过精神科或其他医疗服务。因此，无论何时，至少有40%（的患者）没有接受过治疗。在巴尔的摩，一项社区调查发现，一半的精神分裂症患者未接受过针对他们疾病的治疗。治疗率非常低的主要原因是，法律修改后，有些患者由于脑功能障碍而意识不到自己需要进行治疗，使得非自愿住院和治疗变得困难。可悲的是，民权律师和“患者代诉人”经常被误导，为患精神病不是问题而辩护。这些律师和代诉人的思维比病人更混乱。例如，在威斯康星州，公共辩护人认为，精神分裂症患者话不多，虽然吃了自己的粪便，但这并不会危害他自己；法官认可了这个辩护，释放了那个人。

尽管美国可能比其他大部分发达国家做得糟糕，但精神分裂症患者护理和治疗较差的情况并不只局限在美国。加拿大的许多省份也在沿袭美国首创的同一路线，推进去机构化，安大略省的情况尤其糟糕。在英格兰，那些出院后不接受治疗的患者犯下一系列杀人案，在澳大利亚和法国，无家可归的精神病患者明显增加。1978年，意大利通过一项法律以阻止新患者进入精神病院，除了维罗纳与的里雅斯特——那里的社区治疗条件不错——“意大利实验”已经公认失败。日本把精神分裂症患者放在私立医院，这些医院往往归医生所有，将患者留在那里，家属就不再会感到尴尬；这种做法相当普遍，以至于1986年一个国际委员会对它进行了调查。北欧国家和荷兰可能最接近适宜的医疗水平，但全世界没有一个地方的精神分裂症治疗是不存在大问题的。

精神分裂症的情况说明书

• 在任意一年内，大约有260万美国人患精神分裂症。即每1 000人中有8人。

• 在任一给定时间，至少有40%的病人未接受任何治疗。也就是说，有超过100万精神分裂症患者没有接受治疗。

• 无家可归、流落街头和住进庇护所的精神分裂症患者，至少4倍于入住公立精神病床位的患者。

• 在拘留所和州立监狱中的精神分裂症患者的数量是入住公立精神病床位患者的8倍。

• 未接受治疗的精神分裂症患者的暴力犯罪增加了。这是病人产生羞耻感的最大单个原因。

- 精神分裂症患者越来越多地成为犯罪受害者，包括被抢劫、袭击、强奸和谋杀。
- 面向精神分裂症患者的公共精神科治疗服务、住房供给和康复服务通常极度缺乏，大部分州的情况越来越差。
- 2002年，美国精神分裂症直接成本和间接成本总数至少有670亿美元。

美国有多少人患精神分裂症？

鉴于美国国家精神卫生研究所（NIMH）已经运行了超过半个世纪，人们会认为这一基本问题的答案是很明确的。但事实并非如此！美国的精神分裂症人数备受争议，那些代表精神病患者的人引用的数字较大，那些负责提供服务的人则使用较小的数字。

大部分问题都来自于1980—1985年，NIMH资助的流行病学责任区（ECA）研究。那项研究雇用了没有经验的调查员，使用问卷来确认5个地点样本人群的精神病症状。该ECA的研究报告指出，美国人口中，18岁及以上人口中的1.5%，以及9~17岁人口中的1.2%，在一年内患过精神分裂症。依照2000年的美国人口数，这意味着在一年的时间段内，有350万精神分裂症患者，患病率约是之前的研究报告的两倍。

但是，ECA研究的方法受到激烈的批评，认为过度诊断了精神障碍。在巴尔的摩的一项研究中，精神科医生访谈了在ECA的研究中被诊断为有精神分裂症的人，结果发现，其与ECA的诊断一致性很差。根据之前美国流行病学研究的数据、来自美国社会保障总署所有享受重症精神疾病福利人数（在2002年时约为320万）的数据以及1999年卫生局局长的精神卫生的专题报告（报告称在18~54岁的人口中，1.3%患有精神分裂症），350万精神分裂症患者是过高的估计。面对这些批评，NIMH 修改了估计人数，现在认为，在任意一年内，精神分裂症大约影响了成年（年龄18岁及以上）人口中的1.1%（基于2010年人口普查的数据）。这意味着在任意给定时间点内，有260万美国人患有精神分裂症。

260万人是相当多的。它约与住在巴尔的摩、丹佛、匹兹堡或坦帕这些都市的人口数量相当。试想一个城市里的所有人都有精神分裂症，你就能领会这个问题有多严重了。另一个表述患病率的方式是每千人中的病例数。在任一给定时间，每千人中有8.4人患有精神分裂症。一个5 000人的小镇将有大约42例；一个50万人的城市将有4 200例；一个500万人口的城市/州将有42 000例。这些数字仅指精神分裂症患者，还不包括那些躁郁症患者，根据 NIMH 估计，躁郁症影响了另外2.2%的成年人口。

美国的260万精神分裂症患者都在哪里呢？很大数量的人都住在疗养院、寄宿照料之家，以及分布在不同州、名字各异的类似设施中。另一个患者群体生活在拘留所和监狱中，多数被指控犯有轻罪，这与我们没能成功治疗他们有关。还有另一大波人与家人同住或独居。还有一些精神分裂症患者无家可归，待在公共庇护所、流落街头或住在桥底下，他们数量较少，但不容忽略。一小部分人在公立医院、退伍军人医院或私立医院，或是在综合医院的精神科住院。

一些群体比另一些群体更易患精神分裂症吗？

无论是在美国还是其他国家，精神分裂症在不同地域或种族之间的分布都已让研究人员好奇了近两个世纪。虽然大多数教科书都断言，精神分裂症在世界各地都有大致相同的发病率（新发病例数）和患病率（现有病例数），但显然真实情况不是这样。2005年，约翰 · 麦格拉思和他的同事的研究表明，世界不同地方的精神分裂症发病率和患病率存在差异，差别大约为5倍。

最有据可循的地域差异是第五章中讨论的危险因素——城市。在城市出生或长大的人后来被诊断为精神分裂症的风险约两倍于在农村出生或长大的人。郊区和小城镇位于这两个极端风险值之间。

虽然证据并不是非常充足，但在美国有一种强有力的论调，即精神分裂症在北方各州更常见，而在南部各州更少见。这一差别有多少可归因于城市这一风险因素并不清楚。由于很大一部分非裔美国人生活在大城市，所以非裔美国人作为一个整体，其精神分裂症患者比例比白人更高也就不足为奇。在像纽约州、马里兰州和俄亥俄州这样高度城市化的州的5个独立研究证实了这一点。即使修正了样本的年龄分布后，非裔美国人有较高的精神分裂症比率这一观点仍然成立；即使是在纽约州罗切斯特市一项极度严谨的研究中，非裔美国人患精神分裂症的比率仍是白人的1.5倍。

然而，如果将生活在农村的非裔美国人与生活在农村的白人相比，结果就不同了。在得克萨斯州和路易斯安那州开展的研究并没有发现差异。这强烈反击了种族是差异原因的论调。相反，它表明，非裔美国人有较高比率的精神分裂症，是因为较高比例的非裔美国人生活在城市中心。也有人认为，因为大多数精神科医生是白人，且是无意识的（或有意识的）种族主义者，与白人患者相比，会更容易给非裔美国人患者贴上精神分裂症的标签，所以非裔美国人有更高比率的精神分裂症。事实可能如此，但却无法测量。而且，即使事实如此，这也仅能解释一小部分差异，实际上，生活在城市中心的人，不论其种族，都有不成比例的高精神分裂症率。

但另一方面，西班牙裔美国人的精神分裂症患病率似乎比一般人群低。在上文所讨论的ECA研究中，洛杉矶的西班牙裔精神分裂症的患病率不到非西班牙裔居民的一半，这个发现印证了之前研究的发现：得克萨斯州墨西哥裔美国人精神分裂症患病率较低。

在美国，还有其他群体的精神分裂症患病率较低。1955年，一项对农村公社化居住的哈特人的大规模研究发现，他们的精神分裂症患病率仅为1.1‰；最近的随访研究已经证实哈特人中精神分裂症的比率仍然很低。对偏远地区阿米什人的研究也发现精神分裂症的病例很少，但躁郁症的比率较高。此外，一百多年来形成的一个印象是，美洲原住民精神分裂症的患病率相对较低，但这还没有得到严谨的实证研究证明。

比较世界其他地方精神分裂症患病率的研究引发了研究者的激烈争论，直到最近才有所变化。一方认为，大多数报告出来的差异都是方法学的假象，或者无足轻重；另一方（包括我自己）则相信差异是真实的，并可能为疾病的病因提供重要线索。这场争论最近被麦格拉思和他同事的研究解决了。他们分析了世界各地的患病率和发病率的相关研究，得出的结论是，世界不同区域的精神分裂症患病率和发病率确实存在至少5倍的差异。应当指出，在所有遗传和非遗传因素共同起作用的主要疾病中，都显示出了明显的地域差异。心脏疾病约有6倍的差异，类风湿性关节炎为10倍，胰岛素依赖型糖尿病为30倍，多发性硬化为50倍；一些癌症显示出更大的差异。如果精神分裂症的患病率在世界各地大致相同，那它就会是一种独特的疾病。所以，发现差异存在不足为奇，如果不存在差异才令人惊奇。

与精神分裂症的世界标准相比，美国8‰的患病率是比较高的。这个范围的下端，是来自如加纳、博茨瓦纳、巴布亚新几内亚等国家及中国台湾研究中报告的低于2‰患病率。加拿大以及大部分欧洲国家及亚洲国家的研究所报告的患病率为3‰～6‰。除美国之外，其他报告精神分裂症患病率高于7‰的国家有爱尔兰、芬兰和瑞典。瑞典北部的一项研究报告的患病率最高，为17‰。

几项精神分裂症患病率的研究取得了特别有趣的结果。例如，克罗地亚一项严谨的研究显示，伊斯特拉半岛上的村庄精神分裂症患病率为7.3‰，而一百英里外村庄的患病率仅为2.9‰。在密克罗尼西亚的两项调查发现，各个岛之间存在4倍差异，从马绍尔群岛的低值4.2‰到帕劳群岛的高值16.7‰。在印度，9项独立研究发现，高种姓阶层的精神分裂症的患病率显著高于低种姓阶层。

爱尔兰是另一个因精神分裂症而被广泛研究的国家，因为20世纪的报告显示，无论移居到其他国家，还是留在爱尔兰，爱尔兰人的患病率都很高。早在1808年，就有人声称，在爱尔兰，"精神错乱是经常发生的疾病，与欧洲其他国家一样"，20世纪60年代和70年代的研究表明，爱尔兰的人均精神分裂症患者住院率高于世界上其他国家，一项针对3个国家的社区病例登记发现，某西方国家的精神分裂症患病率是7.1‰。1982年，我花了6个月时间，在爱尔兰西部研究了一小块被认为精神分裂症患病率特别高的区域；那里12.6‰的患病率比周边地区高出两倍多。这项研究还表明，爱尔兰的高精神分裂症患病率仅存在于老年群体中，不适用于年轻人；随后的研究证实，1940年以后出生的爱尔兰人，精神分裂症的患病率降低了，这表明，因为一些未知的原因，患病率大约在此时发生了变化。

近年来，人们对移民到英国的加勒比人的精神分裂症研究产生了相当的兴趣。这些移民有较高的精神分裂症患病率，且不仅限于第一代移民，其出生于英国的后代也是如此。最近伦敦南部的一项研究在有许多加勒比移民生活的区域开展，报告了可能是世界上最高的精神分裂症发病率；加勒比黑人移民的精神分裂症患病率比英国白人高出9倍。在牙买加（牙买加是最多加勒比移民来源国）的研究中，精神分裂症患病率并非特别高。最近荷兰和瑞典的研究也发现，移民群体中一些人（但不是全部）的精神分裂症患病率异常高。最近一项针对此类研究的综述认为，一代移民患上精神分裂症的风险比其他人高出两倍多，而他们的第一代子嗣的风险则高出4倍多。移民中的高发病率似乎不是源于应激。

在我看来，这些都是有趣的发现，可能会为精神分裂症的病因提供重要线索。如果我们能理解加勒比移民、爱尔兰西部居民，以及克罗地亚村民为什么会有更高比例的人患有精神分裂症，或是为什么哈特人的比例更少，那么，我们可能就能更好地了解其病因。但不幸的是，这一研究领域相对被忽视，尤其是在美国。

精神分裂症患者是在增加还是在减少？

如上所述，有证据表明，爱尔兰精神分裂症的患病率近几十年在下降。自1985年以来，苏格兰、英格兰、丹麦、澳大利亚以及新西兰的研究也得到类似结果。这些研究中的精神分裂症患病率在10~20年时间里的平均下降率是35%。但是，由于定义和诊断标准的更改，使得研究中的对比存在疑问，这些研究也受到了批评。因此，这些研究只能理解为这些国家的精神分裂症患病率确有下降，但还有待方法严谨的研究证实。

美国的研究表明情况可能并非如此。虽然没有哪个研究的规模能与1980—1984年ECA5个地点的研究相比，但在其中两个相同地点开展过独立研究。在巴尔的摩，1936年的一项研究报告，一年期内的精神分裂症患病率为2.9‰。而ECA研究1980—1984年在这个地区开展的研究报告，其6个月患病率高达3倍之多。同样，霍林斯黑德和雷德利克1958年在纽黑文开展的研究，报告6个月的精神分裂症患病率是3.6‰，而ECA研究中的6个月患病率是它的两倍多。因为采用了随机抽样的方法，ECA研究的病例搜寻更完善，导致ECA报告的患病率提高。但是，由于ECA研究中使用的是狭义的精神分裂症定义，使得ECA报告的患病率会低于上述两项研究。这些差异应该至少部分互相抵消了。

尽管上述研究存在诸多方法学问题，但还是能给大家留下这样一个印象，即美国精神分裂症患病率在近几十年来可能有所增加。这种印象因ECA研究报告的高发病率而得到进一步加强。总之，美国的精神分裂症患病率可能最近确实有所升高，而且可能仍在升高；这与其他几个精神分裂症患病率可能在下降的国家形成了对比。

精神分裂症是最近才有的吗？

精神分裂症的历史让人好奇，激起了学者之间的激烈争论。一派主张“精神分裂症在历史上一直都存在……精神分裂症是一种古老的疾病，这一观点有明确的证据支持。”这种观点的支持者援引早期梵文、巴比伦文以及圣经中的人物，如尼布甲尼撒[1]（他 “如牛般吃草”长达七年）和以西结[2]（他有幻听和幻视）来支持他们的主张。他们还认为，患有精神分裂症的人被关在了家里，或是被认为受到了神启，因此没有被定义为病态。另一方（包括我自己）则承认，的确有一些有脑损伤（例如，来自于分娩时的外伤或创伤）或脑疾病（例如癫痫、梅毒或病毒性脑炎）的人会产生精神病性症状，但精神分裂症标志性的幻听以及成年早期起病，实际上从来没被描述过。

---

1 古巴比伦国国王。——译者注

2 希伯来先知，旧约圣经以西结书之作者。——译者注中世纪晚期开始偶尔出现的精神分裂症病例可被当作更有力的论据。伦敦有几个小型精神病院开设，如贝特莱姆医院（Bethlem Hospital）（由此诞生了“精神病院（bedlam）”一词）。国王亨利六世，生于1421年，卒于1471年，似乎就患有分裂样精神病。1591年，莎士比亚选择亨利六世作为其第一部戏剧的主人公。在《哈姆雷特》（1601）中，莎士比亚让哈姆雷特假装精神错乱，而奥菲莉娅在发现她父亲是被自己所爱之人杀害后，真疯了。奈杰尔·巴克创造了一个更明显的病例，《李尔王》（1605）中，疯狂汤姆患有精神分裂症，但作者也承认，可能他只是假装疯狂。一位精神分裂症专家声称，英国大臣乔治·特罗西在自传中，说他在1656年还是一个年轻人的时候，出现了妄想、幻听和紧张性行为，这描写的就是精神分裂症，但另一个人坚信，特罗西的症状更可能是酒精所致的精神障碍。

18世纪初，疑似精神分裂症的散发病例持续出现，但数量很少，在18世纪下半叶慢慢增多。然后在世纪之交，精神分裂症突然以确定无疑的形式出现了。英国人约翰·哈斯拉姆和法国人菲利普·皮内尔同时（而且显然独立）在19世纪初描述了确定是精神分裂症的病例。此后，对此类病人的描述进入真正的爆发期，贯穿了整个19世纪，这表明精神分裂症的患病率在增加。对一个疾病来说这是很戏剧性的开端。1809年，哈斯拉姆出版了他1798版《精神病观察》扩充后的第二版。这是一本著作，描述了妄想、幻觉、思维障碍，甚至还有一些患者脑区异常的尸检记录。他对病人的描述，毫无疑问就是我们现在所说的精神分裂症。1810年，哈斯拉姆发表了一个精神分裂症患者的详尽报告，题为《疯狂的例证：展示一个奇特的精神病病例》，这表明这种病例在那时很不寻常。

从约翰·哈斯拉姆和菲利普·皮内尔的观察开始，一直到19世纪末，欧洲人一直在争论精神病患者是否在增多，如果增多了，那原因又是什么。早在1829年，安德鲁·哈利迪就警告说："患者数量在过去20年里增长到原来的3倍以上。"1835年，普里查德补充说："这种增长在各地都很明显……精神病病例比以前多得多。"1856年，法国雷诺丁研究了大量数据，结果表明精神病在增加，尤其是青年人以及城市地区；而次年在英国的约翰·霍克斯写道："我怀疑自古以来，或是过去这些年，都没有今天这样多的精神病人数。"1873年，哈灵顿·图克警告说："精神病的大浪潮正在慢慢靠近。"3年后，罗伯特·贾米森补充说："我们这个时代最突出的现象是精神病患者人数的惊人增长。"

相信精神病真的在增加的人提供了各种可能的解释，从遗传学（例如，近亲结婚增多）、文明日益复杂化，到手淫增多、酗酒或坐火车旅行。那些认为没有增长的人则声称，这是精神疾病患者平均寿命提高所造成的统计假象，或是工业化深化的产物——由于大家都要离家工作，就不能将生病的家属留在家里了。英国的爱德华·黑尔博士详细分析了这些论点，得出的结论是，19世纪精神病增长很有可能是真的。最近，我参与合著了一本书，题为《看不见的折磨》，也是这个主题，得出结论也表明精神病患者人数确实增多了。

美国人意识到精神病可能在增长的时间点晚于欧洲。美国第一家精神专科医院位于弗吉尼亚州的威廉斯堡，始于1773年，有24张病床，但有超过30年都没有住满过。1773—1816年的43年中，没有一家医院开业，但在1816—1846年，新开了22家精神专科医院。

下图显示了美国1830—1950年，公立精神专科医院患者的平均增长数。美国精神病增多的警报最早出现在1852年，由普林尼·厄尔拉响。厄尔是美国精神病学会的创始人之一，他警告说："精神病是一种患者数量正在增多的疾病。"1854年，爱德华·贾维斯在马萨诸塞州开展了一项精神病人大规模普查，开始相信病人的数量在增加；

1871年，贾维斯写道：“这一系列的报告，无论是何种来源或以何种方式获得，都倾向于指出精神病的数量正在增加。”1894年，马萨诸塞州精神病医院的一位负责人补充说：“精神病人的增长速度是总人口增速的两倍……我们发现精神病的增长与50年前一样快。”

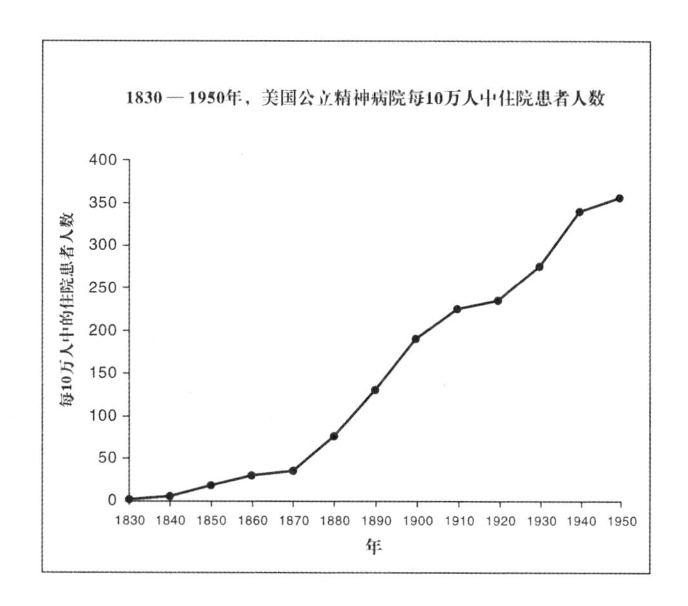

去机构化：灾难的摇篮

20世纪上半叶，美国公立精神专科医院患者数增长了3.5倍，从1903年的144 653人增加到1950年的512 501人。几乎是总人口增速的两倍。最大单病诊断群体是精神分裂症患者。精神分裂症患者人数增长的问题很少得到公众关注，但是，到第二次世界大战时，两个事件共同将精神疾病推向了舞台中央。

第一个事件是，特别多的年轻男性因为患精神疾病而被拒绝入伍。战争结束后，在众议院和参议院举办的听证会上，刘易斯·赫尔斯将军作证，称有856 000名男性因为精神疾病被拒绝入伍，占所有可应征入伍人数的18%。

第二个事件是，将约3 000名拒绝拿起武器的拒服兵役者分配到公立精神专科医院履行替代义务。他们被普遍称呼为“因良心而拒服兵役者”，包含了许多理想主义的年轻贵格会教徒、门诺教派和卫理公会教徒，他们震惊于在医院发现的不人道情况。他们去新闻界组织报道，向国会举证这些情况。例如，据说肯塔基州每年在每位住院精神病人身上仅花费146.11美元。据称，在华盛顿圣伊丽莎白医院，12年间有20名患者被医院工作人员杀死，但“没有任何一个这样的案件被定罪”。

1946年5月6日，《生活》杂志刊登了一篇13页的报道，揭露公立精神专科医院的条件，题为“1946年的精神病院：大多数美国的精神专科医院令人遗憾，让人羞耻”。这篇报道以因良心而拒服兵役者的报告为基础，收录了生活在肮脏环境中患者的裸体照片。同月，《读者文摘》收录了玛丽·珍·沃德的小说新作精简版，题为《疯人院》，里面详细介绍了一名关在精神病医院的女性的可怕经历。1946年9月，《俄克拉荷马日报》的一位年轻记者迈克·戈尔曼，针对俄克拉荷马州公立精神病医院，发表了一系列尖锐的文章（例如，“跟这个餐厅比起来但丁的《地狱》就像一个乡村俱乐部”），第二年这些文章集结成书出版。1948年，艾伯特·多伊齐发表了《美国的耻辱》，本书根据对12个州精神病医院的走访写成。多伊齐认为，“有些病房环境的恐怖程度堪比纳粹集中营——数百名裸体精神病人聚集在巨大的病房中，仓库一般，污秽不堪”，他收录了图片，用来证明自己的观点。美国精神疾病的问题已经史无前例地印入了国民意识和良知中。

去机构化的准备已经完成，20世纪50年代，第一代有效抗精神病药物氯丙嗪和利血平出现，也让去机构化变得可行。1960年，约翰·肯尼迪当选总统，推动并资助了清空医院的活动。正如第三章所述，肯尼迪的妹妹已公开被认定为智力障碍，同时患上了精神分裂症，并做了叶切断术。因此，肯尼迪总统支持智障和精神病患者，并提议设立一系列由联邦政府资助的社区精神卫生中心（CMHCs），目的是替代公立精神专科医院发挥作用。在介绍CMHCs的提案中，肯尼迪特别指出，"已经证明，三分之二的精神病患者——我们最大的精神病患者群体——可在6个月内治愈出院。"这标志着精神病学界的泰坦尼克号下水了，这是美国20世纪以失败告终的最大社会实验。

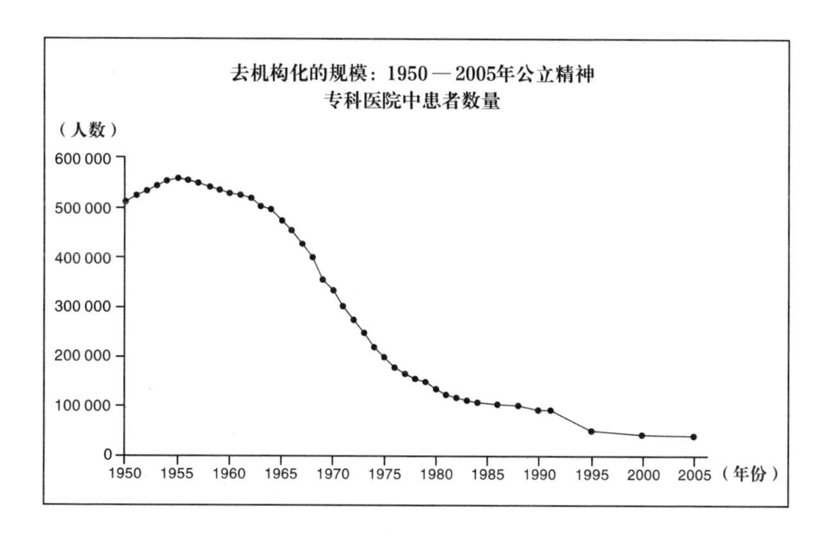

大家很难体会去机构化的规模。1955年，公立精神病医院共有559 000例重症精神病患者。2010年，大约有4万人。考虑到从1955—2010年，全国总人口从1.66亿增长至3.09亿，如果当前人均住院患者数与1955年相同，那今天住院患者总数应当是104万。这意味着，有大约100万在1955年认定应住在公立精神病医院的人，今天却生活在了社区。这也意味着，50年前应该住进精神病院的人，如今有96%没有住院。

这些人中，绝大多数都可以成功地在医院外生活，前提是给他们提供药品及康复服务。如果真是那样的话，去机构化在过去和现在看来，都是一个人性化的合理想法。那么为什么它变成了一个灾难呢？有6大原因：

1. 对重症精神病病因的误解。在20世纪60年代初，去机构化开始推行的时候，托马斯 · 萨斯的《精神疾病的迷思》（1961年）和肯 · 克西的《飞越疯人院》（1962年）占主导地位。大家普遍相信，在精神科住院引发了精神疾病；只要让患者出院，他们马上就会过上永远幸福的生活。这是个浪漫的想法，但现在回过头看是不正确的，并且非常天真。

2. 没有将医院的资源转移到社区项目中去。尽管大量患者从医院到了社区中，人力和财政资源却没有跟上。例如，纽约州公立医院的病人数量在25年内，从93 000人减少至24 000人，然而同一时期却没有医院关闭，公立医院员工总数从23 800人增加至37 000人。资源转移的主要阻碍来自工会和国家立法机关中那些出身偏远地区的有权势人物，在那里，公立医院是最大雇主。

3. CMHCs 的失败。耗资30亿美元的联邦社区精神卫生中心项目从一开始就失败了。国家精神卫生研究所提供了模糊的指南，基本上没有监管，绕过了国家精神卫生部，从而导致公立医院与社区精神卫生中心之间无法合作。在789家联邦政府资助的社区精神卫生中心中，约有5%为出院的那些患者负责，而其余的则演变成了处理家庭和个人问题的咨询和心理治疗中心。有些社区精神卫生中心用联邦基金建起了游泳池和网球场，佛罗里达的一家社区精神卫生中心甚至还用联邦雇员基金聘请了游泳教练。

4. 律师成了破坏性力量。1965—1990年，去机构化开展时，美国的律师数量从296 000人增加到800 000人，是大众人口增速的4倍以上。一些律师读了萨斯的《精神疾病的迷思》后，热衷于起诉公务人员，让精神病患者从公立医院出院，这使得对患者实施非自愿住院或治疗变得更加困难，而且他们还促成国家法律的通过，从而有效加速了去机构化。通过像美国公民自由联盟和精神卫生法贝兹伦中心（以前称为精神卫生法项目）这样的组织，这些律师达成了自己的目标。无家可归的精神疾病患者的数量是他们所获得成功的鲜活证据。

5. 无法接触到精神卫生专业人员。用于培训精神病学家、心理学家、精神科社工的联邦补贴始于1948年，20年后已达到每年1.19亿美元。国家补贴甚至更为慷慨。但是，这些专业人士被培养成了心理健康专业人士，而非精神疾病专业人士。且由于没有要求他们提供回报服务，以换取政府补贴的培训，所以他们中绝大多数人培训完立即去了私人执业的心理治疗诊所。1980年，一项对私人执业医生的调查发现，精神科医生接诊的患者中只有6%，心理学家接诊的患者中只有3%，曾接受过住院治疗。大多数被去机构化的精神分裂症和其他重症精神疾病的患者，无法接触到专业人员。

6. 清空医院的联邦政府激励方案，以及精神疾病机构排除法案。随着联邦社区精神卫生中心立法的通过，从医院出院的重症精神病患者有资格获得联邦医疗补助、医疗保险、附加社会保障收入（SSI）、社保残障保险金（SSDI）、食品券、特价住房和其他项目。实际上，这意味着只要有人住进公立精神病院，他们就成了州政府的财政负担；一旦出院，照顾他们的大多数财政负担就转移给了联邦政府。如上文所述，清空公立医院的最大联邦激励政策，是精神疾病机构（IMD）排除法案，也即，联邦医疗补助不补贴州立医院的住院患者，但一旦他们被转诊到非州政府经营的“准医院”时，就会为他们的医疗服务付费。

下面解释一下精神疾病机构排除法案是如何起作用的。2000年，俄勒冈州波特兰市的一位精神分裂症患者，可能会住进俄勒冈州立医院。费用是每天315美元，或每年114 975美元。因为精神疾病机构排除法案，联邦政府不会报销在俄勒冈州的这些花费，所以州政府会支付全部费用。然而，如果州政府拒绝该精神分裂症患者入住公立医院，而坚持将他/她收进费用为每天229美元的"准医院"，联邦政府将每天补贴俄勒冈州93美元，与入住公立医院相比，每年可节省65 335美元。此外，如果州政府允许患者进入居住性机构，费用为每天126美元，联邦政府会给俄勒冈州每天补贴76美元，与入住公立医院相比，州政府每年节省96 725美元。过去，以及现在，各个州仍然还有大量财政刺激方案来鼓励关闭公立医院，让精神分裂症患者住到其他地方，也不管患者的临床需要是什么。这些财政激励的资金全部都来自拒绝提供强制性住院治疗和清空公立医院的行动；没有任何财政激励措施是鼓励提供康复服务的。州政府没花多久，就学会了如何玩弄这个系统，这成了去机构化成为灾难的一大原因。

鉴于这些错误，去机构化成为一个巨大的失败在所难免。无家可归、监狱、暴力、受害、糟糕的居住环境、患者进进出出、专业人士很少、极少的治疗——这些后果是完全可以预测的。如果让最思想紊乱的精神分裂症患者来提出一个去机构化方案，得到的答案可能都比我们现有的方案好。

这该是谁的错？精神卫生专业人员常常指责保守党政客，特别是前总统里根，这种政治上正确而事实上不正确的做法。事实上，去机构化的崩溃已经持续了5届民主党（肯尼迪、约翰逊、卡特、克林顿和奥巴马）和5届共和党（尼克松、福特、里根、老布什、小布什）总统的任期。去机构化的失败真正应该归咎的，是精神科医生、心理学家、精神科社会工作者、律师、联邦政府和州政府的官员，他们从过去开始就应该对此负有责任，这种责任将持续下去。

精神分裂症的成本是什么？

某种意义上，要问一个关于精神分裂症的成本的问题，是没有意义的。任何熟悉精神分裂症的人都知道，它的规模和悲惨是远远无法用金钱衡量的。与此同时，我们生活在一个资源有限的社会中，而且无论我们喜欢与否，对这些资源的分配势必会考虑到成本与效益。决策过程是一个政治问题，或明或暗，都会问到下面的问题：这个疾病要花多少钱？找到更好的治疗方式能省多少钱？在这种病上投入更多科研经费的收益率是多少？因为会出现这样的问题，所以确定精神分裂症的成本是重要的。

像其他疾病一样，精神分裂症的成本有很多种计算方式。用于治疗一例患者的经济成本可以估计出来。治疗所有已知患者的成本也能加到一起。因为该疾病而导致的工资损失，以及多年来为让患者保有正常功能所提供的社会支持的成本（例如，食宿、康复项目）都可以加进来。用于治疗精神分裂症的成本，也可以与治疗其他疾病的成本比较，如心脏疾病。最后但也是最困难的是，要考虑精神分裂症的非经济成本。

完全康复的精神分裂症患者治疗成本，与其他严重疾病相比，并不多得夸张。这样的患者通常需要住院几个星期，然后用药数月。但是，如果患者不是会完全恢复的幸运的四分之一（见第四章），则成本急剧增加。

人们已经对治疗一例患者的直接医疗费用进行了估计，例如苏珊·希恩的《世上没有我的容身之处》中，西尔维亚·弗兰坎在超过18年的时间里，因精神分裂症住院27次。1984年，她的医疗总成本估计是636 000美元，这只包括住院、中途之家和寄养家庭的费用，还不包括门诊用药费、急诊室服务、一般保健、社会服务、将她送回医院所需的执法服务、法律服务、诉讼费、工资损失，甚至弗兰坎女士家人付出的直接照料费用。我也类似地估计了我妹妹的直接医疗服务花费，她患精神分裂症超过53年，且需要长时间住院；仅在纽约州立精神病医院住院期间，她的直接医疗费用就超过了300万美元。我认为这些费用对患有严重精神分裂症的人来说并不稀奇。

早期开展的两项研究计算了美国精神分裂症患者的直接成本（例如，住院费用、药物）和间接成本（例如，损失的工资）。一项研究是由多萝西·赖斯和伦纳德·米勒在加州大学完成的，1990年精神分裂症的总成本计算为325亿美元。另一项研究由国家精神卫生研究所的理查德·怀亚特博士及其同事完成，1991年的成本计算为650亿美元。这两项研究和直接成本的估计差不多（分别为195亿美元和186亿美元），但对如照顾家庭、工资损失等间接成本，以及因自杀造成损失的估计有显著不同。可以用来估计间接成本的基础性可靠数据非常少。

最近一项对美国精神分裂症成本的估计使用的是2002年的数据。直接医疗服务成本，包括住院和门诊服务，估计为227亿美元。直接非医疗服务成本，包括执法和公共庇护所，估计为93亿美元。间接成本，包括损失的工资，估计为324亿美元。因此，据称总成本为每年644亿美元，非常接近怀亚特等人1991年的估计。然而，2002年的这项研究几乎肯定严重低估了成本，因为它是基于精神分裂症0.5%的患病率来算的，还不到现在普遍采用的1.1%的一半。

精神分裂症花费如此昂贵的主要原因，是它通常开始于成年早期，往往一直持续到去世，长达50年甚至更久。得这种病的人，已被抚养和教育了整个童年和青春期，所有相关花费的都投入了，却恰恰在他们应该为社会作出经济贡献的时候患病了。这260万患者中的大部分都需要继续接受各种服务，比如偶尔的住院治疗、寄养家庭、收入补贴、诉讼费、社会服务、门诊精神科服务等。精神分裂症患者生病的年龄，不像阿尔茨海默症患者那样已经过了最能赚钱的年龄。他们也不像很多癌症患者那样会很快去世。假设一位来自外星球的邪恶经济学家，想发明一种疾病来迫使我们的社会付出最大的成本，那么非选择精神分裂症不可。精神分裂症带来经济上的三重损失：社会必须抚养和教育那些注定会被疾病折磨的人，大部分该疾病患者都无法在经济上为社会作出贡献，同时他们大多数人的余生都需要社会提供昂贵的服务。

精神分裂症的成本也被拿去与其他疾病作比较。在澳大利亚，人们对比了精神分裂症与心脏病的直接和间接成本。心脏病在澳大利亚影响的人群比精神分裂症多12倍，每例精神分裂症患者的总的直接和间接成本却比心脏病高6倍。这些成本还不包括退休金或社会保险费用，由于精神分裂症患者比心脏病患者活得更久，差异将会更大。

精神分裂症的巨大经济成本直接引出了研究这一疾病的经济效益问题。精神分裂症是西方世界中最缺乏研究的疾病之一。例如，上述澳大利亚的研究，精神分裂症研究所获得的经费仅是心脏病研究的十四分之一。考虑到这些疾病给社会带来的相关成本，仅从经济层面来说，这样的科研经费的分配是愚蠢的。1984年，美国算了这样一笔账，如果研究成果截止到1998年，可以使精神分裂症成本减少哪怕是10%，则在后续10年可累计节约总计180亿美元。

因此，从公共政策角度来看，增加精神分裂症病因和治疗研究的资金是明智的。精神分裂症带给纳税人的负担巨大；早在1855年，美国麻省理工精神失常委员会就意识到了，他们说：

> 不管以何种方式来看，这些精神失常的人都是联邦政府的负担。那些能治愈的人在发病的时间里，和那些无法治愈的人的整个余生，都不再有产出，但他们仍然需要吃的，而且需要消费并非他们创造

的物质，这都需要从联邦国库中来获得他们的食物。

然而，精神分裂症的最大成本，是患者和他们的家人付出的非经济成本。这些成本不可估量。这包括直到成年早期都正常成长，然后被诊断患上一个可能持续终身的脑部疾病所带来的影响。希望、计划、期望、梦想突然被搁置。脑瘫和唐氏综合征是新生儿家庭的悲剧；癌症和阿尔茨海默症是老年人家庭的悲剧。然而，在已知疾病中，没有哪个疾病的非经济成本像精神分裂症这般巨大。精神分裂症是所有疾病中最昂贵的。

推荐阅读

Geller, J. L. "Excluding Institutions for Mental Diseases from Federal Reimbursement for Services: Strategy or Tragedy?" *Psychiatric Services* 51 (2000): 1397-1403.

Hare, E. "Was Insanity on the Increase?" *British Journal of Psychiatry* 142 (1983): 439-55.

Isaac, R. J., and V. C. Armat. *Madness in the Streets*. New York: Free Press, 1990.

James, D. J., and L. E. Glaze. *Mental Health Problems of Prison and Jail Inmates*. Washington, D.C.: U.S. Department of justice, 2006.

McGrath, J. J. "Myths and Plain Truths about Schizophrenia Epidemiology—the NAPE Lecture 2004." *Acta Psychiatrica Scandinavica* 111 (2005): 4-11.

Saha, S., D. Chant, J. Welham, et al. "A Systematic Review of the Prevalence of Schizophrenia." *PLoS Medicine* 2 (2005): e141.

Torrey, E. F. *Nowhere to Go: The Tragic Odyssey of the Homeless Mentally Ill*. New York: Harper and Row, 1988.

Torrey, E. F. *Out of the Shadows: Confronting America's Mental Illness Crisis*. New York: John Wiley and Sons, 1997.

Torrey, E. F. *Schizophrenia and Civilization*. New York: Jason Aronson, 1980.

Torrey, E. F., and J. Miller. *The Invisible Plague: Rising Insanity from 1750 to the Present*. New Brunswick, N.J.: Rutgers University Press, 2001.

Torrey, E. F. *The Insanity Offense: How America's Failure to Treat the Seriously Mentally Ill Endangers Its Citizens*. New York:W.W.Norton, revised paperback edition, 2012.

Wu, E. Q., H. G. Birnbaum, L. Shi, et al. "The Economic Burden of Schizophrenia in the United States in 2002." *Journal of Clinical Psychiatry* 66 (2005): 1122-29.

第十五章

倡导宣传事宜

再次，我们可以说，我们有理由为这一人群申辩，因为他们不能为自己辩护。这是精神病的原罪之一，即患者无法得到公平的审判，或让他人了解自己的诉求。你以德报怨时，他却发出可怕的笑声。他在自己创造的幻影面前畏缩、颤抖。疾病啃噬他的生命时，他却保持病态的沉默。精神病人从不为自己辩护，然而看到他们被遗弃的境地，哪一颗慷慨的心不想为他们做更多呢?

罗伯特 · 沃特斯顿，1843

他们说，“无能为力！”
我回答说，“我字典里没有这个词！”

多罗西亚 · 迪克斯，1848

多罗西亚 · 迪克斯是位非常积极的倡导者，致力于为重症精神病患者争取权益。她走进贫民窟和监狱，见证患者严酷的生活环境。她强调，如果给予患者足够的关怀和人性化的生活条件，精神疾病患者康复并非没有可能，甚至可以发挥更好的社会功能。她曾在无数次的州议会和调查委员会上作证，始终强调精神科护理匮乏所导致的后果。她敢于面质官员，公开指责他们没有做自己该做的工作，让他们感到无地自容，下至地方办事员，上至一州之长无一例外。最重要的是，她从来不接受“不”这一答案。

多罗西亚 · 迪克斯的事迹对今天的我们有很多启迪。虽然不是每一位患者和家属都能成为她那样高度的倡导者，但是我们都可以尽自己绵薄之力来提高精神分裂症患者的生活质量。下述四项原则需要谨记。

倡导者的四项原则

1. 掌握真实情况。诚信源于事实，而不仅是情感。
2. 很多精神分裂症患者都可以在促进服务改善方面成为出色的倡导者。没有人可以替代精神分裂症或其他重症精神病患者在这方面的发言权。
3. 记录所有相关内容，包括你与政府官员的会议纪要。将副本抄送给所有关注这件事的人。官员们可以说他们没听到你的话，但如果你手上持有副本，他们就很难否认曾经收到过你的信。
4. 对承诺保持警惕。政治家很善于口头承诺，然后什么都不做。判断公职人员的标准，不在于他们说了什么，而是做了什么。你需要的很多，不要满足于小恩小惠。

倡导组织：优点与缺点

想要改善精神分裂症的相关服务与研究，就必须了解这个服务系统是如何工作的。20世纪60年代之前，与精神病患者公共服务相关的几乎所有决策都是由州一级政府制定。在那之后，决策逐渐变得复杂。正如第十四章中所述，联邦政府通过控制医疗补助报销成为资金的主要掌控者。与此同时，虽然州政府仍负有最终责任，但很多州政府试图将其剩余的服务责任转移至县（市）一级政府。因此，为了有效倡导，往往必须在3个级别上进行，即联邦政府、州政府，以及地方政府。

直到20世纪80年代，精神分裂症患者权益倡导活动的有效性才得以显现。在此之前，那些本该为精神分裂症患者提供保护的机构却忽略了这一人群的利益。这种忽视是美国医学历史上最可耻的记录之一。

可能的倡导组织包括：

治疗倡导中心（Treatment Advocacy Center, TAC）：我于1998年通过完全公开的方式成立了 TAC，并一直担任董事会成员，积极参与中心事务。TAC 总部设在弗吉尼亚州阿灵顿，专注于维护重症精神病患者的权益，大多数是精神分裂症、双相情感障碍，以及重度抑郁症并有精神病性症状的患者。TAC 一直关注那些在拘留所和监狱中的、无家可归的精神病患者，以及那些受害者、那些因缺乏治疗而出现自杀或暴力行为的患者。TAC 旨在通过敦促修改州法律，使患者获得治疗更容易，避免由于未经治疗而导致的后果。TAC 推动了纽约州“肯德拉法令”和加利福尼亚州“劳拉法令”的通过，并促进其他20多个州精神病患者治疗相关法律的完善。强制门诊治疗（AOT)(见第十章）已成为目前 TAC 宣传工作的重点，工作成果表明，精神病患者住院、被监禁、无家可归、暴力行为等比例显著降低，也能节省开支。TAC 完全由基金会和私人捐款资助，不接受制药公司的赞助。

NAMI：NAMI 位于弗吉尼亚州阿灵顿，曾被称为全国精神疾病联盟，始建于1979年，是加州圣马刁县和威斯康星州麦迪逊市众多患者家庭共同努力的成果，他们积极倡导改善针对严重精神病患者的服务模式。该联盟最初主要关注最严重的精神障碍，后来扩大了范围，将创伤后应激障碍（PTSD）、焦虑症以及一些人格障碍也纳入工作对象。NAMI 的优势在于它在全国各地有几百个分会，为患者及其家庭提供教育和支持。它制作的“家庭与家庭（Family-to-Family）”教育节目（参见第十一章）为促进公众对精神疾病的理解作出了重大贡献。它在全国范围内开展了一些重要的研究，如各州评估、PACT 项目的推广（见第七章）。不幸的是，NAMI 的州级精神卫生服务机构严重依赖于制药公司的资助，以致其作为国家级倡导组织的效率和信誉受到越来越多的质疑。

美国精神健康协会（Mental Health America, MHA）：以前也称为美国国家精神健康协会，位于弗吉尼亚州亚历山大。该组织成立于1909年，其创立者克利福德·比尔斯（Clifford Beers）曾患躁郁症，试图推动州立精神病院改革。但可悲的是该组织先是由精神分析师掌控，随后又被精神健康的倡导者绑架，它涉足很广却缺乏清晰的使命。MHA 的海报里写道：“今天你拥抱你孩子了吗？”海报表达了对孩子的善意，但并没有为重症精神病患者提供任何帮助。MHA 的一些地方级附属机构积极倡导并为改善精神分裂症患者的权益作出了贡献，其中包括位于匹兹堡、费城、达拉斯、洛杉矶、檀香山等地方的机构。然而，在国家级机构中却几乎没有与精神分裂症相关的倡导活动，MHA 有一年甚至将年度奖颁发给了两名研究人员，而研究议题竟然是家庭如何导致患病。

美国精神病学协会（American Psychiatric Association, APA）：位于弗吉尼亚州阿灵顿的 APA 始于1844年，从最初的精神病院院长联盟演化而来。该协会成立的前一百年，曾是重症精神病患者（包括精神分裂症）权益的主要倡导者。然而可悲的是，第二次世界大战后该组织被精神分析学家把持，自此便只扮演工会的角色，保护全国私人精神科医生的经济利益。一些 APA 精神科医生时刻公开主张改善重症精神病患者的治疗与服务，但对于该组织整体来说，这个问题就不再重要。

NIMH和SAMHSA

一些联邦机构所运行的项目对精神分裂症患者存在直接影响。例如，社会保障局负责管理的 SSDI 和 SSI 项目（参见第九章），医疗补助中心和医疗服务中心（Centers for Medicaid and Medicare Services, CMMS）负责管理的医疗补助和公费医疗保险。理论上，负责倡导精神分裂症患者权益的联邦政府项目应该是国立精神卫生研究所（National Institute of Mental Health, NIMH）和物质滥用及精神卫生服务管理局（Substance Abuse and Mental Health Services Administration, SAMHSA）。

国立精神卫生研究所：NIMH 建立于1946年，是美国国会为应对当时重症精神病患者人数增加（第二次世界大战征兵过程中被鉴别出来），以及州立精神病医院条件恶劣的局面而建立的。原本打算称为国立精神神经研究所，但在最后一刻精神健康倡导者更改了它的名字。NIMH 的最初使命是支持重症精神疾病的研究，支持精神卫生专业人员的培训。除了服务示范项目，精神病患者服务仍明确属于州以及地方政府的责任，一个多世纪以来一直如此。

像许多政府机构一样，NIMH 与其建立时的初衷渐行渐远。在研究方面，它承担了所有行为科学问题的研究。服务方面，在联邦政府资助的资助下，NIMH 制订了社区精神卫生中心计划，从而将对精神病患者的财政责任从联邦政府转移到了地方政府。2003年的一份报告发现，NIMH 研究经费开支中，与重症精神病相关的研究不足29%，而只有6%的资金“很有可能改善重症精神病治疗和患者生活质量”。彼时 NIMH 仅资助了1项有关产后精神病的研究，但资助了18个研究鸽子思维的项目。自2002年托马斯·因塞尔博士担任 NIMH 主任以来，该机构大幅增加了对精神分裂症和其他重症精神病的关注，但离实现最初的目标仍有很长的路要走。

物质滥用及精神卫生服务管理局：SAMHSA 成立于1991年，其官方宗旨是减少“物质滥用和精神疾病对美国社会的影响”。然而它几乎忽视了“精神疾病”这一部分。例如在长达41 804字，名为“2011—2014年 SAMHSA 的角色和功能”的文件中，根本没有提到“精神分裂症”“躁郁症”等词语。在其数百部出版物中，194篇与酗酒有关，5篇与同辈压力有关，还有1篇讲到“飓风恢复指南（Hurricane Recovery Guides）”和“溢油应急反应（Oil Spill Response）”，但没有一篇是有关“精神分裂症”的。同时，它的574名员工享受着109 000美元的平均年薪。SAMHSA 完全是一个典型的功能失调的联邦机构，它就算消失了也没人会在意。

山达基教、反精神病学，以及“消费幸存者”

改善重症精神病患者服务过程中存在的一个障碍是山达基教、反精神病学，以及“消费幸存者”。虽然障碍不算大，但这些独立但又相互依存的团体出于对精神病学的仇恨，常常联合在一起。他们很多都是20世纪60年代沙茨主义者（精神分裂症不存在）或兰恩学说（即精神分裂症是一种成长经历）的追随者。这些激进组织反对任何形式的协助治疗，即使是对那些没有自知力、流落街头的精神分裂症患者也不例外。山达基教、反精神病学、“消费幸存者”组织中的很多人都反对使用任何抗精神药物。

山达基教借人权公民委员会（Citizens Commission on Human Rights, CCHR）之名反对精神病学，其信笺纸抬头宣称“于1969年由山达基教教会建立，调查并揭露精神病学侵犯人权的行为。”公民人权委员会从不含蓄，其出版刊物中的文章通常都会冠以如下标题：“背叛女性：精神病学的强奸”“精神病学：迫害老人”“精神病学在创造犯罪中的作用”和“精神病学：毁灭宗教”。

公民人权委员会的工作都基于山达基教创始人罗恩·贺伯特的教导，他的主要著作名为《排除有害印象精神治疗法：现代精神健康科学》。山达基教将精神病学视为必须消灭的死敌。根据一种说法，“贺伯特告诉我们，精神病人与反山达基教的势力相勾结，是一个‘潜在的麻烦来源’”。表现出精神病性行为的人是“不合伦理”和“不道德的”。贺伯特还告诉我们，给精神病撑腰的“势力”是外星人。据最近公布的报告，贺伯特称，“地球人是外星人的走卒”，还称，“精神病学组织经常怀疑他的理论，他们不仅是当今的恶魔，也是永恒的恶魔。在一个遥远的星系，外星人‘赛克斯’（贺伯特如是说）设计出一些植入物，最终将破坏人类精神文明进步。”因此，精神科医生是贺伯特宇宙中的达斯·维德[1]。

所有这一切听起来就像无伤大雅的胡说八道，直到人们意识到，许多山达基教徒居然真的相信这些话。然而比较令人担忧的是，通过要求会员筹款、招募社会名流如约翰·屈伏塔和汤姆·克鲁斯，山达基教已拥有庞大的资金来资助他们的反精神病学讨伐活动，并为支持反精神病学的个人和组织提供支持。山达基教反对精神病治疗曾导致过致命后果。例如1995年，佛罗里达州克利尔沃特市，一名女性山达

1　电影《星球大战》中的黑武士。——译者注

基教信徒发展为急性躁狂症，其他信徒将其幽禁，无法得到精神科治疗，17天后该女性不幸身亡；死者的代理人以民事过失致死罪对山达基教提出了起诉,并最终达成庭外和解,赔偿金额不明。

“消费幸存者”是一个反对精神科药物的小团体,由一些过往精神病患者组成，他们反对任何形式的协助精神病学治疗。他们大部分的说辞都来自山达基教。这一“疯狂群体”宣称自己是“为社会正义与精神健康人权而并肩作战的人”。

作为精神卫生服务的倡导者，理解山达基教、反精神病学和“消费幸存者”组织的地位是非常重要的，因为在为最需要的人提供治疗或改善服务的过程中，这些组织往往起到阻碍作用。面对山达基教和其他反精神病学组织的曲解和误导，精神服务倡导团体却常常表现沉默。有些人也不愿意对抗“消费幸存者”荒谬的公开声明。在这些人心里有一个错误信念，即与前患者进行争辩是不正确的。这当然是无稽之谈，有一名“消费幸存者”，就有一百名为给其他遭受折磨的患者提供支持、完善精神卫生服务而默默努力的精神分裂症患者。因此,“消费幸存者”所说的话不能代表任何人,只能代表他们自己。

公众教育

精神分裂症服务和研究一直以来被忽视的最主要原因之一是大多数人不了解这种疾病。令人吃惊的是，很多人认为精神分裂症是一种“人格分裂”。除非我们愿意帮助教育立法者和公众,否则我们无法期待他们支持我们改进服务和研究。因此，教育是我们最为重要的任务之一,而且有许多团体需要教育。

作为倡导人你能做什么：

- 设立一个演讲处，并向社区服务组织（例如同济会、狮子会、扶轮社）、学校集会和本地公司演讲。特拉华州威尔明顿的罗恩 · 诺里斯先生和女士说服杜邦公司赞助用于演讲中电影制作的费用。电影名为《当音乐停止》，时长20分钟。
- 组织教育活动。例如一个家庭团体创办了“没什么可隐瞒：家庭中的精神疾病”活动，展示了受严重精神疾病影响的20个家庭的照片与访谈。
- 学校是教育的一片沃土。NAMI 的州附属机构发展出一些以学校为目标群体的工作团体。例如，1993年 NAMI 纽约州分部制订了针对4~6、7~8、9~12年级的精神疾病教学计划，然后将这些计划发送到州内每一个学区的健康协调员手中，并敦促当地 NAMI 成员鼓励健康协调员使用这些计划。
- 在美国有344 000座教堂、犹太教堂和清真寺。精神分裂症患者和他们的家人往往首先会咨询神职人员，所以神职人员是天然盟友。主动在集会时提供有关精神分裂症的演讲；精神疾病防治宣传周就是一个很好的时机。NAMI缅因州分部制定了宗教传播委员会，为本州所有神职人员提供培训。“通往希望”一开始是 NAMI 圣路易斯分部的一部分，现已尝试在国家级层面为神职人员提供教育。宗教团体是无家可归精神病患者的主要照料提供方，因为这些团体运作着大部分公共避难所；因此他们知道大量精神分裂症患者未得到治疗，是倡导活动的潜在有力盟友。
- 与当地报纸、电台和电视台工作人员建立关系。鼓励他们报道更多有关重症精神病的问题（例如揭露一家破旧的寄宿之家）。传授精神分裂症、躁郁症等疾病的相关知识。邀请他们在你的支持小组里发言。
- 为精神卫生专业人士提供培训，包括当地护士学校、社工学校、大学里的心理学部门、医药学院，及精神科住院医师培训项目。
- 与本地精神病学协会建立对话。邀请他们到你的小组作讲座，并请他们成立自己的小组。双方将更好地了解彼此的问题，找到如何帮助彼此的方法。位于克利夫兰的俄亥俄东北精神病联盟在这方面做出了卓有成效的工作。尝试为当地APA或州APA撰写通讯文章，提出你的观点，表明在某方面需要他们的支持。

- 为律师和法官提供有关精神分裂症知识的培训。向当地律师协会申请在月度会议上开辟专题讲座，并到法学院讲课。

- 给警察学员提供讲座。警员与精神分裂症患者在街上频繁接触；他们得到的教育更多，所提供的服务也就更人性化。

- 所有教育工作中，最为重要的是让患者尽可能知情。他们是一群比任何家属或专业人士都更有发言权的人。他们应该参与进来，也已经参与进来。

减少污名

减少精神分裂症和其他精神疾病污名的任务就如同滚石上山的西西弗斯[1]——每次刚取得一些进展时，石头就又滚下山，你必须从头开始。而反复将石头推下山坡的力量就是精神分裂症或其他重症精神病患者出现的暴力犯罪。

如第十三章所指，美国和欧洲的研究都表明，暴力事件是精神病患者身上留下污名烙印的最主要原因。研究表明，除非暴力事件有所减少，否则减少对精神疾病患者污名化并非易事。这一观点并没有得到广泛认同，一些倡导组织更倾向于否认暴力事件存在，或者暗示媒体不要报道这些事件。这是典型的鸵鸟行为，当然它可以将问题置于视线之外，但同时它也将重要部位暴露出来。

因此，倡导者在减少污名化方面能够做的最重要的事是努力帮助

1　希腊神话中的人物，不停地把大石头推到山顶。喻永无尽头而又徒劳无功的事。——译者注

减少暴力事件发生。这些努力中，一个重要组成部分是对缺乏自制力且存在暴力倾向的重症精神病患者施以协助治疗。理查德·兰布（Richard Lamb）博士在一篇社论中说："我们可以通过完成那些必要之事来减少污名化，确保抵抗治疗的重症精神病患者得到协助治疗，因为这显然是他们需要的。"如果你一方面声称自己正在努力减少污名化，但另一方面又反对各种协助治疗，那么很简单，你就是西西弗斯的崇拜者。

日本尝试了减少精神分裂症污名化的另一个策略。日本精神病学和神经病学协会正式将"精神分裂症"一词从Sei-Bunretsu-Byo（字面意思为"思维分裂病"）更名为Togo-Shitcho-Sho（"整合障碍"）。2009年一项研究报告提到，以往旧术语在日本人的心目中常常与"犯罪"联系在一起，但新名词与"犯罪"的联系显著减少。在美国，也有人建议将"精神分裂症"一词改为类似"哈斯拉姆病"或"皮内尔病"的名词，哈斯拉姆和皮内尔是19世纪初第一批清晰描述精神分裂症的人（参见第十四章）。但到目前为止，这方面还没有取得任何进展。

如何组织倡导活动

如果你有一个组织有序的强大团队，那你的宣传工作将事半功倍。会员人数会有所帮助，但实际上大多数团体中，高效的倡导活动通常由少数成员完成。精神分裂症患者及其兄弟姐妹、子女、配偶、父母、祖父母、朋友和精神卫生专业人士等，凡有兴趣者都可以发挥重要的作用。考虑到当今美国有260万人患有精神分裂症，他们及其家庭、朋友所组成的联盟规模之庞大，在理论上是能够完成几乎任何事情的。然而，想要达到这一目标，必须要让更多的人不再隐藏，大胆发表意见。为此，建议如下：

- 增加你在当地支持团体的会员人数。在当地所有精神卫生专业人士那里都留下你的团体宣传册。将宣传册交给拜访医生的药品推销员。将传单留在州医院访客停车场的车辆窗户上。将通知刊登在社区公告栏、教堂公告、公司和当地报纸上。NAMI 的一个团队说服了食品杂货连锁店，将他们的名字和电话号码打印在牛奶盒上。还有一个团队说服电话公司，在话费账单上印上他们团队的信息。
- 为精神病患者的兄弟姐妹、子女、妻子和丈夫、重症精神病患儿的家长，以及在荣军医院（VA）系统正接受治疗的患者组织特别支持团体。这些特殊支持团体已经开始在一些州和 NAMI 地方分会应用。
- 争取各方面协助，包括运营本地无家可归者收容所的人、当地的执法人员，如警察、警长、监狱官员和假释人员等。这些人对重症精神病患者相关公共服务的缺陷与不足有敏锐意识。他们是潜在的优秀盟友。
- 从关注重症精神病患者的民间团体那里获得协助。例如，有些同济会俱乐部一直都很乐于助人，伊利诺伊州妇女选民联盟曾为精神病患者进行了服务调查。
- 如果以上工作与你的天资或能力都不匹配，但你还是想帮忙，那么有一件事你可以做。正如电影《网络》（*Network*）中所言，当你无法忍受目前的状况时，你应该把头探出窗口，大声喊："我忍无可忍，我不会再忍受了！"这样做的结果是，你不得不向你的邻居解释这是怎么回事，这样一来就会有更多家庭能得到有关精神分裂症的教育。

除非有足够多的人能够表达愤怒并联合起来，否则对精神分裂症等重症精神病患者的服务不太可能得到改善 。精神分裂症患者仍将是四等公民，生活在黑暗当中，被躲避、被轻视、被忽略。他们仍将是——正如卡特总统在精神卫生委员会的讲话所言——“少数民族中的少数民族。他们是精神病患者中污名化最严重的群体。他们在政治上和经济上无能为力，很少为自己说话……他们被完全剥夺了正常人的权利。”只有当我们这些幸运躲过疾病的人展示我们实际上有多么愤怒，精神病才能得到真正的解救。

最后，我想引用沃尔特·海因里希斯《寻找疯狂：精神分裂症和神经科学》一书的结语，这是一本引人入胜的书，我再也找不到更好的语句来表达我的心情。海因里希斯勇敢地批判近期精神分裂症的研究数据，然后得出结论说，在我们解决这个问题之前，我们有义务精心照料那些罹患疾病的个体：

> 精神分裂症就像是编织到孩子生活纤维中的缺陷。它是心灵深处隐匿的创伤，将流淌的血液伪装成智慧。它是聪明的声音，口中唱的却全是谎言。它是与想象相关的疾病，却超乎想象；它无视记忆，无视人类的感情与平安的愿望。它是摧毁爱的疾病。它是一种混淆亲密与陌生的疾病。它如潮汐般突然来袭，退潮后却留下强烈的悲痛，留下在黑暗中乞求欢乐的渴望。未来我们可能会找到疾病成因，发现治愈的途径。但现在，我们只能和疯狂共处，尽量降低患者的痛苦。

推荐阅读

Torrey, E. F. *Out of the Shadows: Confronting America's Mental Illness Crisis*. New York: John Wiley and Sons, 1997.

Torrey, E. F. *American Psychosis: How the Federal Government Destroyed the Mental Illness Treatment System*. New York: Oxford University Press, 2013.

Torrey, E. F. "Stigma and Violence:Isn't It Time to Connect the Dots?" *Schizophrenia Bulletin* 37 (2011): 892-96.

Torrey, E. F. *The Insanity Offense: How America's Failure to Treat the Seriously Mentally Ill Endangers Its Citizens*. New York: W. W. Norton, paperback edition,2012.

Torrey, E. F., M. T. Zdanowicz, S. M. Wolfe, et al. *A Federal Failure in Psychiatric Research: Continuing NIMH Negligence in Funding Sufficient Research on Serious Mental Illnesses*. Arlington, Va.: The Treatment Advocacy Center, 2003.

附录

有关精神分裂症的“最佳”和“最差”书籍[1]

1 由于很多书没有中文版，这里仅罗列英文书名，供读者查询。

最佳书籍

下述书籍对读者了解精神分裂症很有帮助，我按照作者姓名排序列出。有些书已经绝版，但是可以从网上或是图书馆里找到。我认为极为有用的书，都用星标标了出来。除了这些书以外，感兴趣的读者可以进一步阅读几本较为专业的书籍。

Adamec, Christine. *How to Live with a Mentally Ill Person: A Handbook of Day-to-Day Strategies*. New York: John Wiley, 1996.

Alexandra, Christina. *Five Lost Years: A Personal Exploration of Schizophrenia*. Roseville, Calif.: Day Bones Press, 2000.

*Amador, Xavier. *I Am Not Sick, I Don't Need Help*. Peconic, N.Y.: Vida Press, 2007.

Amador, Xavier F., and Anthony S. David, eds. *Insight and Psychosis: Awareness of Illness in Schizophrenia and Related Disorders*. 2nd ed. New York: Oxford University Press, 2004.

Andreasen, Nancy. *Brave New Brain: Conquering Mental Illness in the Era of the Genome*. New York: Oxford University Press, 2001.

Backlar, Patricia. *The Family Face of Schizophrenia: Practical Counsel from America's Leading Experts*. Los Angeles: Tarcher, 1994.

*Bartók, Mira. *The Memory Palace: A Memoir*. New York: Free Press, 2011.

Beard, Jean, Peggy Gillespie, and Gigi Kaeser. *Nothing to Hide: Mental Illness in the Family*. New York: New Press, 2002.

Bernheim, Kayla F., Richard R. J. Lewine, and C. T. Beale. *The Caring Family: Living with Chronic Mental Illness*. New York: Random House, 1982.

Boyles, David C. *My Punished Mind: A Memoir of Psychosis*. New York: iUniverse, 2004.

Button, Margo. *The Unhinging of Wings*. Lantzville, British Columbia, Canada: Oolichan Books, 1996.

Cockburn, Patrick, and Henry Cockburn. *Henry's Demons: Living with Schizophrenia, a Father and Son's Story*. New York: Scribners, 2011.

Cutting, John, and Anne Charlish. *Schizophrenia: Understanding and Coping with the Illness*. London: Thorsons, 1995.

DeLisi, Lynn E. *100 Questions and Answers about Schizophrenia: Painful Minds*. Sudbury, Mass.: Jones and Bartlett, 2006.

*Deveson, Anne. *Tell Me I'm Here*. New York: Penguin Books, 1992.

Dobbins, Carolyn. *What a Life Can Be: One Therapist's Take on Schizo-Affective Disorder*. Dundas, Ontario: Bridgeross Communications, 2011.

*Earley, Pete. *Crazy: A Father's Search Through America's Mental Health Madness*. New York: G. P. Putnam's Sons, 2006.

Gottesman, Irving I. *Schizophrenia Genesis: The Origin of Madness*. New

York: W. H. Freeman, 1997.

Hatfield, Agnes B., and Harriet P. Lefley. *Surviving Mental Illness: Stress, Coping and Adaptation*. New York: Guilford Press, 1993.

Holley, Tara E., and Joe Holley. *My Mother's Keeper: A Daughter's Memoir of Growing Up in the Shadow of Schizophrenia*. New York: Morrow, 1997.

Holman, Virginia. *Rescuing Patty Hearst*. New York: Simon and Schuster, 2003.

Inman, Susan. *After Her Brain Broke: Helping My Daughter Recover Her Sanity*. Dundas, Ontario: Bridgeross Communications, 2010.

*Isaac, Rael Jean, and Virginia C. Armat. *Madness in the Streets*. New York: Free Press, 1990; paperback published by the Treatment Advocacy Center, 2000.

Jeffries, J. J., E. Plummer, M. V. Seeman et al. *Living and Working with Schizophrenia*. 2nd ed. Toronto: University of Toronto Press, 1990.

Karp, David. *Burden of Sympathy: How Families Cope with Mental Illness*. New York: Oxford University Press, 2000.

Kawanishi, Yuko. *Families Coping with Mental Illness: Stories in the U.S. and Japan*. New York: Routledge, 2005.

Kleier, Maxene. *Possessed Mentalities*. New York: iUniverse, 2005.

Lachenmeyer, Nathaniel. *The Outsider: A Journey into My Father's Struggle with Madness*. New York: Broadway Books, 2000.

Lefley, Harriet P. *Family Psychoeducation for Serious Mental Illness*. New York: Oxford University Press, 2009.

Levine, Jerome, and Irene Levine. *Schizophrenia for Dummies*. New York: Wiley, 2009.

McLean, Richard. *Recovered, Not Cured: A Journey through Schizophrenia*.

Crows Nest, Australia: Allen and Unwin, 2003.

Marsh, Diane T. *Serious Mental Illness and the Family: The Practitioner's Guide*. New York: John Wiley, 1998.

Marsh, Diane T., and Rex Dickens. *How to Cope with Mental Illness in Your Family: A Self-Care Guide for Siblings, Offspring, and Parents*. New York: Putnam, 1997.

Miller, Rachel, and Susan E. Mason, eds. *Diagnosis Schizophrenia: A Comprehensive Resource*. New York: Columbia University Press, 2002.

Moorman, Margaret. *My Sister's Keeper*. New York: Norton, 1992.

Mueser, Kim T., and Susan Gingerich. *The Complete Family Guide to Schizophrenia*. New York: Guilford Press, 2006.

Nasar, Sylvia. *A Beautiful Mind: A Biography of John Forbes Nash, Jr., Winner of the Nobel Prize in Economics, 1994*. New York: Simon and Schuster, 1998. Paperback published by Touchstone Books, 1999.

North, Carol. *Welcome, Silence: My Triumph over Schizophrenia*. New York: Simon and Schuster, 1987.

Pfeiffer, Mary Beth. *Crazy in America: The Hidden Tragedy of Our Criminalized Mentally Ill*. New York: Carroll and Graf, 2007.

Riley, Jocelyn. *Crazy Quilt*. New York: Morrow, 1984.

Ross, Marvin. *Schizophrenia: Medicine's Mystery, Society's Shame*. Dundas, Ontario: Bridgeross Communications, 2008.

Russell, L. Mark, and Arnold E. Grant. *Planning for the Future: Providing a Meaningful Life for a Child with a Disability After Your Death,* 5th Palatine, Ill: Planning for the Future Inc., 2005.

*Sanghera, Sathnam. *The Boy with the Topknot*. New York: Penguin, 2009.

Schiller, Lori, and Amanda Bennett. *The Quiet Room: A Journey Out of the*

Torment of Madness. New York: Warner Books, 1994.

*Sheehan, Susan. *Is There No Place on Earth for Me*? Boston: Houghton, Mifflin, 1982.

Sherman, Michelle D., and DeAnne M. Sherman, *I'm Not Alone: A Teen's Guide to Living with a Parent Who Has a Mental Illness*. Edina, Minn.: Beaver Pond Press, 2006.

*Simon, Clea. *Mad House: Growing Up in the Shadow of Mentally Ill Siblings*. New York: Doubleday, 1997.

Steele, Ken, and Claire Berman. *The Day the Voices Stopped*. New York: Basic Books, 2001.

*Swados, Elizabeth. *The Four of Us: A Family Memoir*. New York: Farrar, Straus and Giroux, 1991.

Taylor, Robert. *Distinguishing Psychological from Organic Disorders: Screening for Psychological Masquerade*. 2nd ed. New York: Springer, 2000.

Torrey, E. Fuller. *The Insanity Offense: How America's Failure to Treat the Seriously Mentally Ill Endangers Its Citizens*. New York: Norton, 2012 (revised paperback edition).

Torrey, E. Fuller, Ann E. Bowler, Edward H. Taylor, and Irving I. Gottesman. *Schizophrenia and Manic-Depressive Disorder: The Biological Roots of Mental Illness as Revealed by a Landmark Study of Identical Twins*. New York: Basic Books, 1994.

Tracey, Patrick. *Stalking Irish Madness: Searching for the Roots of My Family's Schizophrenia*. New York: Bantam, 2008.

*Wagner, Pamela Spiro, and Carolyn S. Spiro. *Divided Minds: Twin Sisters and Their Journey through Schizophrenia*. New York: St. Martin's Press, 2005.

Walsh, Maryellen. *Schizophrenia: Straight Talk for Families and Friends*. New York: William Morrow, 1985.

*Wasow, Mona. *The Skipping Stone: Ripple Effects of Mental Illness on the Family*. Palo Alto, Calif.: Science and Behavioral Books, 1995.

Wechsler, James. *In a Darkness*. New York: Norton, 1972. Republished in Miami by Pickering Press, 1988.

Williamson, Wendell J. *Nightmare: A Schizophrenia Narrative*. Durham, N.C.: The Mental Health Communication Network, 2001.

Winerip, Michael. *9 Highland Road*. New York: Pantheon Books, 1994.

Woolis, Rebecca. *When Someone You Love Has a Mental Illness: A Handbook for Family, Friends, and Caregivers*. New York: Perigee Books, 1992.

Wyden, Peter. *Conquering Schizophrenia: A Father, His Son, and a Medical Breakthrough*. New York: Knopf, 1998.

最差书籍

下述书籍是关于精神分裂症最差的著作的一部分，不过如果你手头有，倒不急着扔掉，说不定有一天会值几个钱。将来你的孙子孙女可能会难以置信地问你："那时你们真的相信这些？"

Barnes, Mary, and Joseph Berke. *Mary Barnes: Two Accounts of a Journey through Madness*. New York: Ballantine Books, 1973.

Boyle, Mary. *Schizophrenia: A Scientific Delusion*? New York: Routledge, 1990.

Breggin, Peter R. *The Psychology of Freedom*. Buffalo, N.Y.: Prometheus

Books, 1980.

Breggin, Peter R. *Toxic Psychiatry*. New York: St. Martin's Press, 1991.

Colbert, Ty C. *Broken Brains or Wounded Hearts: What Causes Mental Illness*. Santa Ana, Calif.: Kevco, 1996.

Cooper, David. *Psychiatry and Anti-Psychiatry*. New York: Ballantine Books, 1967.

Dorman, Daniel. *Dante's Cure: A Journey Out of Madness*. New York: Other Press, 2003.

Goffman, Erving. *Asylums: Essays on the Social Situation of Mental Patients and Other Inmates*. Garden City, N.Y.: Anchor Books, 1961.

Green, Hannah. *I Never Promised You a Rose Garden*. New York: Holt, Rinehart and Winston, 1964.

Kesey, Ken. *One Flew Over the Cuckoo's Nest*. New York: Signet Books, 1962.

Lidz, Theodore. *The Relevance of the Family to Psychoanalytic Theory*. Madison, Conn.: International Universities Press, 1992.

Mahoney, J. Michael. *Schizophrenia: The Bearded Lady Disease*. Authorhouse, 2002.

Modrow, John. *How to Become a Schizophrenic: The Case Against Biological Psychiatry*. Everett, Wash.: Apollylon Press, 1992.

Mosher, Loren R., and Lorenzo Burti. *Community Mental Health*. New York: Norton, 1989.

Penney, Darby, and Peter Stasney. *The Lives They Left Behind*. New York: Bellevue Literary Press, 2008.

Read, John, Loren R. Mosher, and Richard P. Bentall, eds. *Models of Madness: Psychological, Social and Biological Approaches to Schizophrenia*.

New York: Brunner-Routledge, 2004.

Robbins, Michael. *Experiences of Schizophrenia*. New York: Guilford Press, 1993.

Rubin, Theodore I. *Lisa and David*. New York: Macmillan, 1961.

Whitaker, Robert. *Anatomy of an Epidemic: Magic Bullets, Psychiatric Drugs, and the Astonishing Rise of Mental Illness in America*. New York: Crown, 2010.

译表

术语译表

Recovery Model	痊愈模型
Anosognosia	病感失认症
Madness	疯癫
Disease Process	发病进程
Hysteria	歇斯底里症
Somatization disorder	躯体化障碍
Alternations of Senses	感觉扭曲
Though Insertion	思维插入
Receptive Aphasia	感觉性失语症
Concreteness	具体性
Blocking of Thought	思维阻塞
Thought Withdrawal	思维被夺
psychoses passionnelles	情欲精神障碍
Erotomania	情爱妄想症
Superior temporal gyrus	上侧脑回
Inferior parietal lobule	顶下小叶
Temperoparietal junction, TPJ	颞顶连接处

续表

Obsessive-Compulsive Disorder	强迫症
Echolalia	模仿言语
Echopraxia	模仿动作
Dissociative Disorder	解离障碍
Herpes Simplex	单纯性疱疹
Epstein-Barrvirus	爱泼斯坦·巴尔病毒
Cytomegalovirus	巨细胞病毒
Measles	麻疹
Coxsackie	柯萨奇病毒
Equine Encephalitis	马脑脑炎病毒
Lumbar Puncture	脊髓穿刺
EEG	脑电波
Mental Retardation	智力迟钝
Phenylketonuria	苯丙酮尿症
Surgical Lobotomy	前脑叶白质切除手术
Rett’s disorder	蕾特氏症
Asperger’s disorder	亚斯伯格症
Fragile X syndrome	X染色体易裂症
Refrigerartor mother	冷酷母亲理论
Cerebellum	小脑
Social Withdraw	社交回避
Sexual Predator	性爱狂魔
Antisocial Personality Disorder	反社会型人格障碍
Hendricks decision	亨德里克斯决议
Vertical Cleft	垂直脑裂
Cholecystokinin	胆囊收缩素
Neurotensin	神经降压素
Somatostatin	生长激素抑制素
Parahippocampal Gyrus	海马旁回
Entorhinal Cortex	内嗅皮层
Cingulate	扣带
Anterior Cingulate	前扣带

续表

Basal Ganglia	基底神经节
Caudate	尾状核
Wisconsin Card Sort	威斯康星卡片匹配任务
Agraphesthesia	图写感丧失
Interleukin-6	白介素 -6
Cytokines	细胞活素类
Immunogglobulin Subfractions	免疫球亚蛋白
Toxoplasma gondii	弓形虫
Endogenous Retrovirus	内源性逆转录酶病毒
Arched Palate	拱状腭
Prostaglandins	前列腺素
Essenstial fatty acids	原发性脂肪酸
Beta-endorphins	β - 内啡肽
Tryptophan	色氨酸
Pulvinar	丘脑后结节
Muscular Dystrophy	肌肉萎缩症
clozapine	氯氮平
benzodiazepines	苯二氮卓类
ECT	电休克疗法
Halfway house	中途之家

人名译表

E. Fuller Torrey, M.D.	富勒·托里
Vincent Van Gogh	文森特·凡·高
Henry R. Rollin	亨利·R.罗琳
Emerson	爱默生
Roy Porter	罗伊·波特
Hannah Green	汉娜·格林
Edgar Allan Poe	埃德加·爱伦·坡
Mary Barnes	玛丽·巴恩斯
Esso Leete	埃索·利特
John Haslam	约翰·哈斯拉姆
Norma MacDonald	诺尔玛·麦克唐纳
Eugen Bleuler	尤金·布鲁勒
John Bartlow Martin	约翰·巴特勒·马丁
James Chapman	詹姆斯·查普曼
John Nash	约翰·纳什
George Mackey	乔治·麦基
Gaëtan G. de Clérambault	加埃唐·加添·德·克雷宏波

续表

Silvano Arieti	西尔瓦诺·阿瑞亚提
Michael Wechsler	迈克尔·韦克斯勒
Jean Bouricius	让·布瑞舍斯
John Hinckley	约翰·欣克利
C. S. Sherrington	查尔斯·谢林顿爵士
Joan Mir ó	胡安·米罗
Marcel Duchamp	马塞尔·杜尚
Henri Rousseau	亨利·卢梭
Edvard Munch	爱德华·蒙克
Hieronymus Bosch	耶罗尼米斯·博斯
Kathy Bick	凯西·毕克
Hambrecht	贺斌杰
Häfner	哈夫纳
Hall	霍尔
Coleman	科尔曼
Gillberg	吉尔伯格
Davison	戴维森
Lishman	利斯曼
James Hadfield	詹姆斯·哈德菲尔德
Rosemary Kennedy	罗斯玛丽·肯尼迪
Kanner	卡纳尔
Temple Grandin	坦普尔·格兰丁
Cecelia	塞西莉亚
James F. Duncan	詹姆斯·F.邓肯
Henry Griesinger	亨利·格里辛格
Samuel B. Woodward	塞缪尔·B.伍德沃
Louise Wilson	路易斯·威尔逊
James Wechsler	詹姆斯·韦克斯勒
William S. Appleton	威廉姆斯·S.阿普尔顿
H.B.M. Murphy	H.B.M. 墨菲
Hector	埃克托
Rosalynn Carter	罗莎琳·卡特
Creer	克里尔

续表

Wing	温
H. Richard Lamb	H.理查德·拉姆
John Wing	约翰·温
Oliver Sacks	奥利弗·萨克斯
Ed Francell	艾德·弗朗塞尔
Joyce Burland	乔伊斯·伯兰
Dorothy Carter	桃乐茜·卡特
Joanne Verbanic	乔安妮·范本尼克
Pliny Earle	蒲林尼·厄尔
Doris Fuller	桃瑞丝·富勒
Roxanne Lanquetot	洛葛仙妮·兰斯洛特
Kathleen Gordon	凯思琳·戈登
Meg Livergood	梅格·利伍古德
Pual Aronowitz	保罗·阿洛诺维茨
Margaret Moorman	玛格丽特·摩尔曼
Jody Mozham	乔迪·穆扎木
Marvin Herz	马文·赫茨
Max Birchwood	麦克斯·伯奇伍德
DeWitt Sage	德威特·赛奇
Phil Donahue	菲尔·多纳休
Wally Lamb	沃利·拉姆
Ingmar Bergman	英格玛·伯格曼
Mark Vonnegut	马克·冯内古特
Jack Nicholson	杰克·尼科尔森
Randle McMurphy	兰德尔-麦克默菲
Harriet Andersson	哈里特·安德松
Max von Sydow	麦克斯·赛多
Roman Polanski	罗曼·波兰斯基
Catherine Deneuve	凯瑟琳·德纳芙
Lodge Kerrigan	洛奇·科里根
Roger Ebert	罗杰·艾伯特
Peter Winter	皮特·温特尔
Jeremiah Chechik	耶利米·谢其科

续表

Aidan Quinn	艾丹・奎恩
Johnny Depp	约翰尼・德普
Mick Martin	米克・马丁
Marsha Porter	玛莎・波特
Tim Hunter	提姆・亨特
Matt Dillon	马特・狄龙
Danny Glover	丹尼・格洛弗
Michael Rymer	迈克尔・莱莫
John Lynch	约翰・林奇
Jacqueline McKenzie	杰奎琳・麦根斯
Scott Hicks	斯科特・希克斯
David Helfgott	大卫・赫夫考
Geoffrey Rush	杰弗里・拉什
Darren Aronofsky	达伦・阿罗诺夫斯基
Sean Gullette	席恩・加莱特
Ron Howard	朗・霍华德
Sylvia Nasar	西尔维娅・娜萨
Tim McCann	提姆・麦肯
Ralph Fiennes	拉尔夫・费因斯
John Cadigan	约翰・卡迪根
Katie Cadigan	卡蒂・卡迪根
Susan Smiley	苏珊・斯迈利
Steve Lopez	史蒂夫・洛佩斯
Herman Melville	赫尔曼・梅尔维尔
Conrad Aiken	康拉德・艾肯
Anna Kavan	安娜・卡文
Truman Capote	杜鲁门・卡波特
Antonin Artaud	安托南・阿尔托
Ralph Blakelock	拉尔夫・布莱克洛克
Ivor Gurney	艾佛・格尼
Vaslav Nijinsky	瓦斯拉夫・尼金斯基

书名译表

Coping With Schizophrenia	《应对思觉失调症》
A Social History of Madness	《疯癫的社会史》
I Never Promised You a Rose Garden	《我从未许你玫瑰花园》
The Tell-Tale Heart	《泄密的心》
A Journey through Madness	《疯癫的历程》
Observations on Insanity / Observations: facts learned by observing	《精神病观察资料》
A Pane of Glass	《玻璃窗》
Trough A Glass Darkly	《透过黑暗之窗》
Insight and Psychosis	《洞察力和精神病》
I Am Not Ill	《我没有病》
I Don't Need Help	《我不需要帮助》
Thinking in Picture	《图像思维》
The Stranger, My Son	《陌生人，我的儿子》
In a Darkness	《在黑暗中》
Helping Someone with Mental Illness	《帮助精神病人》
My Sister's Keeper	《我姐姐的监护人》

续表

Hidden Victims — Hidden Healers	《隐性受害者——隐性治疗》
I Know This Much Is True	《我知道这都是真的》
Wonderland	《奇境》
Schizophrenia Bulletin	《思觉失调症快报 》
Psychiatric Services	《精神病医疗服务》
Louis Lambert	《路易 · 朗贝尔》
Diary of a Madman	《狂人日记》
Berenice	《贝蕾妮斯》
Pickwick Papers	《匹克威克外传》
A Madman's Manuscript	《狂人手稿 》
David Copperfield	《大卫 · 科波菲尔》
Bartleby the Scrivener	《录事巴托比》
Ward No. 6	《六号病房》
Mrs. Dalloway	《达洛维夫人》
The Waves	《海浪》
Silent Snow, Secret Snow	《静雪，秘雪》
Save Me the Waltz	《为我留下那首华尔兹》
I Am Lazarus	《我是拉撒路》
The Headless Hawk	《无头鹰》
The Unknown Night: The Madness and Genius of R. A. Blakelock, An American Painter	《未知的夜晚》

电影名译表

Sybil	《巫女》
The Three Faces of Eve	《三面夏娃》
Though a Glass Darkly	《穿过黑暗的玻璃 》
The Eden Express	《伊甸园快速道》
Dr. Dippy's Sanitarium	《疯医生的疗养院》
Maniac Barber	《疯狂理发师》
David and Lisa	《大卫和丽莎》
Dressed to Kill	《剃刀边缘》
Frances	《弗朗西斯》
King of Hearts	《红心国王》
One Flew over the Cuckoo's Nest	《飞越疯人院》
Clean Shaven	《梦幻狂杀》
Angel Baby	《爱要怎么做》
People Say I'm Crazy	《人们说我疯了》
Rosemary's Baby	《魔鬼怪婴 》
Repulsion	《反驳》
Psycho	《惊魂记》

续表

Benny and Joon	《帅哥娇娃》
My Life and Times with Antonin Artaud	《我和阿尔托在一起的日子》
The Saint of Fort Washington	《华盛顿城堡的圣徒》
Shine	《钢琴师》
Pi	《死亡密码》
A Beautiful Mind	《美丽心灵》
Revolution #9	《天狼九号》
Spider	《蜘蛛梦魇》
Out of the Shadow	《走出阴影》
The Soloist	《独奏者》

作者其他书籍

Ethical Issues in Medicine (editor)
Witchdoctors and Psychiatrists
The Death of Psychiatry
International Collaboration on Mental Health (coeditor)
Why Did You Do That?
Schizophrenia and Civilization
The Roots of Treason: Ezra Pound and the Secret of St. Elizabeths
Nowhere to Go: The Tragic Odyssey of the Homeless Mentally Ill
Care of the Seriously Mentally Ill (coauthor)
Criminalizing the Seriously Mentally Ill (coauthor)
Frontier Justice: The Rise and Fall of the Loomis Gang
Freudian Fraud
Schizophrenia and Manic-Depressive Disorder (coauthor)
Out of the Shadows: Confronting America's Mental Illness Crisis
The Invisible Plague (coauthor)
Surviving Manic Depression (coauthor)
Beasts of the Earth: Animals, Humans, and Disease (coauthor)
Surviving Prostate Cancer
The Insanity Offense: How America's Failure to Treat the Seriously Mentally Ill Endangers Its Citizens
American Psychosis: How the Federal Government Destroyed the Mental Illness Treatment System
The Martyrdom of Abolitionist Charles Torrey

译后记

2012年夏，我在一家综合医院的临床心理科实习，实习期间遇到的一位患者让我对精神分裂症产生了特别大的兴趣。这位患者说，他脑海里有个孩子的声音，他必须按照那个声音的指示做事。他说这话时很平静，也很笃定。彼时我已经学了一些相关知识，知道这只是他的幻听，但我还是感到些许讶异。如果我对精神分裂症一无所知的话，我可能就会露出鄙夷的神色，觉得他是疯子，要嘲笑他一番。而事实是，他得了精神分裂症，这是跟癌症一样的重病。没人会取笑癌症患者，所以我们也不应该对精神分裂症患者嗤之以鼻。无知产生偏见，想要消除对精神分裂症的偏见，就必须要了解精神分裂症。

约两年前，重庆大学出版社的编辑邀请我翻译这本书，我出于对话题的兴趣，便接下了这份工作。两年里，我先是和尚凡红、蒋健昌以及牟晓洁合作完成了最初的文字直译。接下来，我统合译稿，逐字逐句复核与润色，并查阅各方资料，确认中文翻译，力求译文准确无误。这个过程相当费时，但很有必要。做完这些后，我又试着从读者的角度再次审视译文，在难以理解的地方做了注释。所以，我对译文质量很有自信，读者大可放心地阅读。

陈　建

2017年10月

于澳大利亚墨尔本市

图书在版编目(CIP)数据

精神分裂症：你和你家人需要知道的 /（美）富勒·托里（E.Fuller Torrey）著；陈建等译. --重庆：重庆大学出版社，2018.5（2023.11重印）
（心理自助系列）
书名原文：Surviving Schizophrenia：A Family Manual
ISBN 978-7-5689-0916-7

Ⅰ.①精… Ⅱ.①富… ②陈… Ⅲ.①精神分裂症--治疗--手册 Ⅳ.①R749.305-62

中国版本图书馆CIP数据核字(2017)第298037号

精神分裂症：你和你家人需要知道的
JINGSHEN FENLIEZHENG：NI HE NI JIAREN XUYAO ZHIDAO DE
[美]富勒·托里 著
陈 建 等译

鹿鸣心理策划人：王 斌
执行编辑：温亚男
责任编辑：陈 力 薛婧媛
责任校对：关德强
责任印制：赵 晟
*
重庆大学出版社出版发行
出版人：陈晓阳
社址：重庆市沙坪坝区大学城西路21号
邮编：401331
电话：（023）88617190 88617185（中小学）
传真：（023）88617186 88617166
网址：http://www.cqup.com.cn
邮箱：fxk@cqup.com.cn（营销中心）
全国新华书店经销
重庆亘鑫印务有限公司印刷
*
开本：720mm×1020mm 1/16 印张：28.75 字数：359千
2018年5月第1版 2023年11月第4次印刷
ISBN 978-7-5689-0916-7 定价：98.00元

Published by arrangement with Harper Perennial, an imprint of HarperCollins Publishers.

版贸核渝字(2015)第357号